핵심마사지
평가와 치료

역자 성 기 석 외

Massage Notes

A Pocket Guide to Assessment & Treatment

Ginger Castle, LMT CKTP

영 문 출 판 사

■ **옮긴이** (가나다 순)

김경애 경희대학교 스포츠의학과 외래교수
김윤숙 문성대학교 재활레저스포츠과 교수
김준동 덕성여자대학교 생활체육학과 교수
김효철 원광디지털대학교 한방미용예술학과 교수
박지현 한국과학마사지협회 교육이사
성기석 경희대학교 체육대학원 겸임교수
송문구 오산대학교 스포츠과학계열 외래교수
전재국 강남우리들병원 척추건강치료실 실장
정병옥 김천대학교 물리치료학과 교수
최동균 오산대학교 스포츠과학계열 외래교수

Massage Notes: A Pocket Guide to Assessment & Treatment

by Ginger Castle, LMT, CKTP

〈알림〉
치료적 중재는 기초적이고 임상적인 연구를 통해서 얻어지는 새로운 과학적 정보에 의해서 변화되어야 합니다. 저자 및 출판사는 이 책을 정확히 기재하도록 가능한 한 최선을 다하고 있습니다. 저자, 편집자, 출판사는 이 책의 인용에 의해서 발생할 수 있는 어떠한 표현의 오류와 결락에 대해서도 그 책임을 지지 않습니다. 또한 이 책에 기재되어 있는 임상실행은 어느 것도 그 적용에 있어서는 각각의 임상상황에 맞춰서 전문가의 규범에 준하여 시행할 필요가 있습니다.

핵심마사지 평가와 치료

2015년 12월 14일 초판인쇄
2015년 12월 21일 초판발행

지은이 : Ginger Castle
옮긴이 : 성 기 석 외
발행인 : 박 병 조
발행처 : 도서출판 영문출판사
등 록 : 1987년 12월 21일 제2-419호
주 소 : 서울시 강남구 삼성동 69-1
전 화 : (02) 514-5590, 776-5590
팩 스 : (02) 756-8943
E-mail : yeongmunsa@empal.com
홈페이지 : www.ymsbook.net
정 가 : 35,000원
ISBN 978-89-7224-377-9 93510

※ 파본은 교환해 드립니다.

핵심마사지 평가와 치료

Massage Notes Assessment & Treatment Pocket Guide

역자서문 (Preface)

최근 들어 마사지와 관련된 서적은 스포츠 마사지를 비롯하여 다양한 종류의 책이 출판되고 있다. 'Massage Notes ; Assessment & Treatment Pocket Guide' 도 Ginger Castle에 의해 저술된 것을 번역한 것이다. 마사지를 처음 배우는 학생들이나 현장에 있는 마사지 트레이너, 테라피스트, 선수트레이너, 물리치료사, 스포츠 지도자 등 관련 분야 종사자들에게 매우 유익하도록 구성되어져 있다.

특히, 효과적인 마사지 방법과 100여개 이상의 평가 및 치료 가이드라인, ROM, 자세, 통증유발점, 통증의 원인을 찾아내서 평가하고, 그것을 효과적으로 치료하는 방법을 소개하고 있다.

모쪼록 'Massage Notes'를 통해 마사지를 과학적으로 이해하고 현장에서 잘 활용되어지길 바라며, 본 역서가 출판되기까지 함께 수고해주신 여러 역자 분들과 영문출판사 박병조 사장님과 직원분들께 감사의 인사를 드립니다.

2015년 11월

역자대표 성 기 석

목차 (Contents)

제 1 장

일반적인 평가 (General Assessment)

평가 개요 (Overview of Assessment)

평가는 클라이언트의 상태에 대하여 필요한 정보를 수집하기 위한 체계적인 과정이다. 평가 과정은 다음 단계에 따라 진행한다.

- 클라이언트의 병력:
- 가동범위 평가:
  - 능동운동
  - 수동운동
  - 도수저항운동
- (문진표 및 치료를 통한) 육안 평가
- 신장 또는 정형외과적 평가

치료사는 본 평가과정을 통하여 다음에 대한 필수적인 정보를 수집하게 된다:

- 클라이언트에게 접촉해도 괜찮은지 여부를 결정한다.
- 타 의료전문가의 평가 필요 여부를 결정한다.
- 효과적인 치료 목표와 치료 계획을 세운다.

필요한 정보

- 금기증: 마사지가 적절하지 않은 상태
- 부상의 심각도
- 부상의 종류
- 주의해서 다루어야 할 신체부위
- 중점적인 치료 부위: 치료가 필요한 근육 부위 파악

평가의 이점

- 클라이언트의 회복기간 단축
- 비용 효율성: 치료사는 조금 더 빠르게 문제 부위를 발견할 수 있다.
- 치료사의 더 용이한 치료 제공
- 치료 시작 부분에 대한 정보 습득
- 회복 단계에 따라 적용해야 하는 적절한 테크닉 파악
- 추후 연구 프로젝트에 대한 문서화 작업
- 치료 경과 확인

이 책은 평가 및 치료 과정을 진행하는데 도움이 될 수 있다. 이 책에는 기본적인 평가 과정에 대하여 단계별로 제시되어 있다. 또한, 치료사들이 클라이언트에게 치료를 제공할 시, 주로 접하게 되는 일반적인 질병에 대한 내용과 그에 대한 치료 옵션도 다루었다. 각 탭 별 부분의 말미에 제시된 평가용 차트는 클라이언트의 상태를 파악하는데 도움이 될 것이다.

일반적인 평가 가이드라인

1. 절대 클라이언트의 상태에 대한 질병 원인을 평가하지 않도록 한다: 평가 과정은 클라이언트를 위한 치료 계획을 작성하는데 도움이 제공하는데 목표로 하고 있다.
2. 가능하다면, 필요한 움직임을 치료사가 먼저 선보이도록 한다.
3. 일반적으로, 영향을 받지 않은 부분을 우선 진단하는 이유는 다음과 같다:
   - 정상 상태를 파악하고, 정상과 비정상 상태를 비교 및 대조
   - 클라이언트가 할 수 있는 동작과 하게 될 동작 파악
   - 통증과 발생할 수 있는 우려 감소
4. 클라이언트가 천천히 움직이게끔 한다.
   - 클라이언트가 불편함을 느끼도록 강요하지 않는다.
   - 이 과정으로 다음과 같은 동작의 정상/비정상 여부를 평가할 수 있다:
     - 경련
     - 보상운동
     - 통증 또는 불편함을 느낄 때의 얼굴 표정
5. 클라이언트가 움직임을 취할 때 다른 감각, 통증, 또는 불편함을 느낀다면, 그 즉시 치료사에게 알리도록 당부한다.
6. 당신이 예상하는 바를 클라이언트에게 말하지 않도록 주의한다.
   - 평가 시 당신이 예상하는 바를 클라이언트에게 표현하는 것은 평가의 결과에 영향을 줄 수 있다.
7. 클라이언트가 통증, 불편함, 또는 다른 감각을 느낀다고 말하였을 때, LID를 파악하기 위하여 다음과 같은 질문을 클라이언트에게 묻도록 한다:
   - 위치: 정확히 어느 부위에서 통증이 발생하는가?
   - 강도: 통증이 가벼운가, 중간 정도인가, 심한가?
   - 설명:
     - 통증을 느낀 부위가 어디인가? 얼마나 오랫동안 통증을 느꼈나?
     - 통증을 치료사에게 자세히 설명할 수 있는가?(필요 시, 날카로운 통증, 관통하는 듯한 통증과 같이 적절한 권장 묘사를 클라이언트에게 제시)

평가를 마치고 중점적인 치료 부위 및 관련 부위를 판단한 후, 치료사가 세운 치료 계획에 대하여 클라이언트가 이해할 수 있는 용어를 사용하면서 클라이언트와 의견을 나누도록 한다.

클라이언트의 병력 (Client History)

클라이언트의 일반적인 병력을 검토하는 것은 치료사가 마사지를 클라이언트에게 제공하는 것이 안전한지 여부와 마사지가 클라이언트에게 도움이 될지를 판단하는데 도움이 된다. 클라이언트가 직접 작성한 문진표를 클라이언트와 함께 검토하면서, 모호한 정보나 놓친 정보가 없는지 확인하도록 한다.

ICAMP 확인

다음의 사항에 대한 각각의 내용을 클라이언트에게 질문하면서, 클라이언트의 응답을 확인한다.

I = 부상 또는 질병 (I = Injuries or Illnesses)

- 최근 부상을 당하거나, 수술을 받거나, 질병을 앓은 적이 있는가?
- 내가 관절을 움직일 때 관절이 불안정한 부위는 어느 것인가요?

C = 신체 순환 상태 또는 피부 상태 (C=Circulatory Issues or Conditions of the Skin)

- 신체 순환 상태:
  - 고혈압이나 저혈압, 또는 정맥류가 있는가?
  - 심박조율기 등을 착용하고 있는가?
- 피부 상태:
  - 피부가 찢어지거나 발진이 발생한 부위가 있는가?

A = 향료, 로션, 또는 오일에 대한 알러지 여부 (A = Allergies to Fragrances, Lotions, or Oils)

- 향료, 로션 또는 오일에 알러지가 있는가? 치료사가 치료 시 사용할 제품이나 재료를 클라이언트에게 보여주도록 한다.

M = 투약 (M = Medications)

- 투약 중이거나, 처방을 받았거나, 복용 중인 약이 있는가?
  - 투약에 대한 내용을 치료사가 알 수 없을 때, 클라이언트에게 확인하도록 한다.
  - 투약과 관련된 부작용을 확인하도록 한다.
  - 당뇨 펌프가 부착된 부위 등과 같은 투약 부위를 피하여 치료를 제공한다.
  - 마사지에 역효과를 보일 수 있는 대표적인 투약 사항은 다음과 같다.
    - 마사지 치료사의 치료를 클라이언트가 느끼기 어려운 경우
    - 신체의 혈액응고 매커니즘을 변경하는 경우
    - 말초순환을 활성화하는 경우 (예. 혈압약)
    - 치료사와 클라이언트가 의사소통을 하기 어려운 경우
    - 잠재된 건강 상의 문제가 발발할 수 있는 경우

P = 의료진의 진료 또는 임신 (P = Physician's Care or Pregnancy)

- 의료진의 진료가 진행 중인 상태인가?
- 임신 중이거나 임신 가능성이 있는가? 만약 그렇다면, 피해야 할 스트로크와 마사지 부위가 있다.

위의 ICAMP에 대한 사항을 클라이언트에게 질문한 후, 다음과 같은 사항 여부를 확인한다:

- 신체 전반적인 금기증
- 신체 국소 부위에 대한 금기증
- 마사지 테크닉 또는 강도에 대한 금기증

원하는 치료 타입

클라이언트가 원하는 치료 타입을 클라이언트에게 문의하도록 한다.

긴장완화 목적의 치료

- 긴장완화 목적의 치료에 대하여 일반적인 마사지 가이드라인에 따라 진행한다.
- 치료가 특별히 필요한 부위에 집중적으로 마사지를 적용한다.
- 클라이언트가 원하는 지압 세기에 따라 마사지를 진행한다.

부상 회복 또는 재활 목적의 치료

- 아래의 OPQRST 포맷에 맞춰서 부상에 대한 추가 정보를 확인한다.
- 필요한 평가를 진행한다.
- 클라이언트의 니즈에 맞춘 치료 계획을 세운다.

부상에 대한 추가 정보 확인을 위한 질문

1.3mm 아래의 OPQRST에 대한 내용을 클라이언트에게 질문하여, 클라이언트의 부상에 대한 정보를 확인하도록 한다.

O = 부상 발생 당시

- 부상을 입은 시기는 언제인가? 어떻게 부상을 입게 되었나?
- 이전에도 부상을 입은 적이 있는가?

P = 부상의 원인

- 부상의 원인이 무엇인가?
- 부상을 입기 전, 활동 (움직임)을 얼마나 하였었나?

Q = 통증의 정도

- 통증을 묘사해보라. (날카로운, 찌르는 듯한, 둔탁한, 쑤시는, 찌릿찌릿한, 타는 듯한)
- 통증의 세기가 상, 중, 하 중 어느 정도인가?

R = 통증 완화

- 통증을 완화하기 위하여 어떤 행동을 취하는가?
- 이와 같은 통증을 이전에도 겪어본 적이 있는가? 만약 그렇다면, 그 당시 통증을 어떻게 치료했는가?

S = 통증 부위

- 정확한 통증 부위가 어디인가?
- 움직일 때, 통증을 느끼는 부위가 어디인가?

T = 통증 시간

- 얼마나 자주 통증을 느끼는가?
  - 지속적으로, 주기적으로, 또는 간헐적으로 느끼는가?
  - 매일 또는 매월 느끼는가?
- 통증을 언제 느끼며, 통증 지속 시간은 어떻게 되는가?
  - 지속적으로, 몇 초 동안, 몇 분 동안, 또는 몇 시간 동안 느끼는가?
- 하루 중 통증이 시작되거나 심해지는 특정 시간이 있는가?

가동범위 평가 (Range-of-Motion Assessments)

가동범위 (ROM; Range of Motion)는 관절이 정상 자세에서 움직일 수 있는 각도를 확인함으로써 관절의 유연성을 측정하는 것이다. 다음은 가동적인 면을 평가하는 세 가지 평가방법을 보여주고 있다. 각각의 평가방법을 통해, 클라이언트의 상태와 치료를 시작하는 부위에 대한 중요한 정보를 확인할 수 있다.

능동가동범위

평가 요소	• 클라이언트가 취할 수 있는 자세의 왼쪽면과 오른쪽면 모두를 살펴보면서 정상 자세를 파악한다. 모든 ROM에 대하여 작동하는 근육 (들)과 작동하지 않는 근육 (들)은 무엇인가? 클라이언트가 어떤 동작을 취했을 때, 통증을 느끼는가?
역할	• **클라이언트:** 모든 동작을 취한다. • **치료사:** 클라이언트의 동작과 반응을 관찰한다.
진단 부위	• 수축조직 (근육, 힘줄) • 동작을 취했을 시 근육이 꼬집었을 경우의 비활성 조직

과정	• 클라이언트가 자발적으로 취하고자 하는 행동이 무엇인지 결정한다. • 치료사가 클라이언트가 취하길 바라는 동작을 클라이언트가 취한다. • 동작의 영향을 받지 않은 신체 면을 우선 진단한다. • ROM 시, 클라이언트가 보이는 동작의 제한사항 및 눈에 띄는 점을 확인한다. • 클라이언트가 느끼는 통증이나 불편함 (LIM)을 확인한다.
LID	• 통증 부위 • 통증 강도 • 통증에 대한 묘사
관찰해야 하는 요소	• 동작의 상계패턴 • 동작을 취할 시 한계점 • 클라이언트가 주저하거나 꺼리는 동작 • 동작의 유동성 • 통증이나 불편함을 나타내는 얼굴 표정 • 부가적인 점증
수집 정보	• 참여 vs 비참여 근육과 같이 움직이는 근육의 차이점 • 통증을 일으키는 동작 패턴 • 통증의 타입 • 동작을 취할 시, 통증이 발생하는 부위 • 동작을 취할 시, 함께 움직이는 근육 • 이차부상의 위험이 있는 보상근육 부위

수동가동범위 (PROM; Passive Range of Motion)

평가 요소	• 회복 단계 (이에 따라 치료를 진행) • 비정상적인 상태에서의 끝느낌 (뒤의 섹션 참고) • 취할 수 있는 관련 자세

역할	• 치료사: 모든 동작을 취한다.
	  • 클라이언트의 근육의 움직임을 느낀다.
	  • 클라이언트의 동작과 반응을 관찰한다.

진단 부위	• 비활성 조직 (인대, 관절주머니) • 수축성 힘줄 (신장의 끝지점에서)

과정	• 영향을 받지 않은 부위를 우선 진단하고, 통증이 가장 심한 부위를 마지막에 진단한다. • 치료의 목적을 클라이언트에게 전달한다. • 가동범위 제한이나 특징을 느끼기 위하여 천천히 움직인다. • 불편함이나 감각에 변화가 있는지를 클라이언트에게 질문한다.
관찰해야 하는 요소	• ROM의 좌 · 우 운동 시 차이점 • 움직임의 유연성 • 움직였을 때 통증을 느낀 부위와 통증의 종류 • 길이 상의 차이 • 통증이나 불편함을 느끼는 클라이언트의 표정 • 작은 문제, 제한 • 끝느낌
PROM 확인사항	**예상원인**
PROM에 어떤 통증도 느껴지지 않음	• 불활성 조직과 무관함
PROM의 통증	• 불활성 조직과 연관되어 있음
PROM에 조기통증이 느껴짐	• 급성단계 • 염증을 나타내는 주요 증상 • 통증 확산 • 휴식 시 느껴지는 통증
PROM 마무리 단계에서의 통증	• 치유의 아급성 단계 • 움직일 때 느껴지는 통증 • 휴식으로 경감하는 통증 • 염증을 나타내는 주요 증상의 완화
스트레칭 시 통증; 특정 지점	• 만성단계 • 특정 움직임을 취할 때만 느껴지는 통증
제한된 움직임	• 완전하게 팽창할 수 있는 근육 확인

끝느낌 (End Feel)

끝느낌 (End Feel)은 치료사가 관절가동범위 측정 시, 제일 마지막에 느끼는 느낌을 뜻한다.

정상 상태 (Normal)

뼈와 뼈가 부딪히는 느낌 혹은 딱딱한 느낌	• 팔꿈치를 팽창할 때처럼 두 개의 뼈가 서로 접촉하여서 관절가동이 멈춘 상태
연부조직이 부딪히는 느낌	• 팔꿈치 굽힘의 가동범위 한계처럼, 연부조직이 가동범위의 한계에 도달하면서 움직임이 멈춘 상태
관절주머니가 당기는 느낌 혹은 팽팽한 느낌	• 가동범위 한계에 도달함 • 움직임이 관절주머니로 인하여 한계에 도달함. 이때, 가죽처럼 질긴듯한 느낌을 받음 • 어깨관절이 가로방향으로 회전할 때와 같이 한계에 도달했을 때 캡슐에 갇힌듯한 느낌은 관절주머니가 가동범위의 일차적인 한계에 도달했을 때 느껴짐

비정상 상태 (Abnormal)

뼈와 뼈가 부딪히는 느낌 혹은 딱딱한 느낌	• 관절 병변, 골절, 뼈돌기 등으로 인하여, 동작 중 예상보다 빠르게 갑작스럽게 멈춤
빈 느낌	• 통증으로 인하여, 한계에 도달하기 전에 운동을 멈춤. 클라이언트는 통증으로 인하여 어떤 움직임도 추가적으로 진행할 수 없음. 어깨의 윤활주머니염 같은 경우, 어떤 저항도 발생하지 않음.
관절주머니가 당기는 느낌 혹은 팽팽한 느낌	• 부종이나 윤활막염 등
근경련	• 관절주머니 염증과 같이 근경련으로 인하여 정상 ROM에 도달하기 전에 움직임을 갑자기 멈추게 되며 통증을 수반함.
스프링과 같이 반동이 일어나는 느낌	• 이 느낌은 가동범위 끝느낌에 도달했을 때와 유사한 기분임. 무릎에 가쪽무릎뼈 발생했을 때와 같이, 움직임이 평상 시의 끝느낌이 아닐 때 발생.

도수저항운동

평가 요소	• 능동 운동과 수동 운동 시 통증 측정 • 운동 시 작용하는 근육이나 근육군 확인 • 신경학적 병변 발생 여부 확인
역할	• 클라이언트: 치료사가 가하는 반대압력에 저항 • 치료사: 저항 적용 • 클라이언트의 얼굴 표정이나 신체반응 확인
진단 부위	• 수축성 조직
과정	• 비교 측정을 위하여, 영향을 받지 않은 부위를 우선 검사한다. • 중간급의 자세에서 관절을 유지하면서 시작한다. • 관절을 움직이지 않도록 한다. • 진단할 근육을 따로 구분시킨다. • 점차 반대압력의 강도를 높인다. • 최소 5-10초 동안 등척성 수축을 유지한다. • 통증뿐만이 아니라 신경전도 저하로 인하여 약해진 부위를 관찰한다. • 필요한 만큼 이를 반복한다.
PROM 확인사항	**예상원인**
강함 & 통증 없음	• 수축성 조직에 어떤 병변도 발생하지 않았다.
강함 & 통증이 있음	• 경미한 병변의 증세이거나, 근육의 힘줄 또는 부착부위 일부를 나타낸다.
약함 & 통증이 없음	• 힘줄 파열 또는 근육 파열의 가능성이 있거나, 신경계의 이상 가능성이 있다.
약함 & 통증이 있음	• 신경뿌리가 압박되었거나 파행되었을 수 있고, 또는 근육 병변을 나타낸다.

추가 평가 사항 및 치료 계획

위의 평가를 마친 후, 클라이언트의 정확한 병세완화를 위하여 세부적인 정형외과 평가를 포함하여 추가적인 평가 진행 여부를 결정하기 위한 모든 평가/검사 정보를 평가한다. 그후, 다음 단계를 진행한다.

1. 평가를 실시한다.
2. 치료계획 및 수집된 정보를 기반으로 치료 목표를 설정한다.

3. 클라이언트가 탈의하기 전에, 클라이언트와 다음 사항을 상담한다:
   - 치료계획에 대한 클라이언트의 구두 동의 획득
   - 세부적인 치료 계획
   - 치료사가 중점적으로 다룰 부위
   - 진단하지 않도록 주의한다.

클라이언트와의 상담 예: 클라이언트의 동의하신다면, 저는 오늘 치료에서는 클라이언트의 오른쪽 어깨, 등 상부, 흉부 전면을 목과 함께 집중적으로 다룰 예정입니다. **(클라이언트의 반응 대기)**

클라이언트가 전체적인 치료계획을 포함한 금일 치료계획은 클라이언트에게 자율적인 권한을 주면서 회복효과를 높이게 된다. 클라이언트와의 명확한 의사소통으로, 치료사는 치료결과가 치료목표에 도달할 수 있는 가능성이 높아진다.

ROM에 관한 금기증 및 주의사항

금기증	주의사항
• 관절의 과운동성 또는 의심되는 불안정 • 관절 종창 • 전이 (일차진료 제공자의 승인이 없을 시) • 손 또는 발의 무감각, 저림 • 급성 염증성 류마티즘 관절염	• 노인 (노약자) • 관절치환술 • 통증 및 근력저하를 수반한 신경학적 증상 • 골다공증 • 척추동맥 징후 • 임신 • 척추수술, 척주관협착증, 척추골절

육안평가 (Visual Assessment)

다음은, 비정상 뼈대 여부를 판단하기 위하여 육안 평가를 실행한다. 육안 평가를 실행할 때, 다음의 사항을 촉진하도록 한다:

- 몸 양쪽 방향에서의 차이점
- 비정상 부분
- 흉터나 부상의 징후
- 과긴장 상태의 근육 (상호억제를 우선 활용하여, 과긴장 조직을 먼저 치료하도록 함)

자세

머리 (Head)

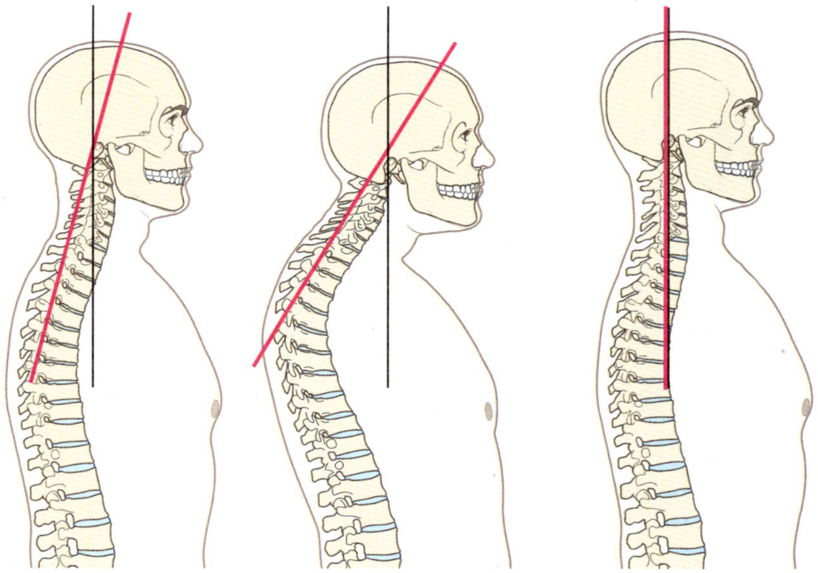

정상 (Normal) | 머리가 앞으로 나온 자세 (Head forward posture) | 일자목 (Military neck)

척추 (Spine)

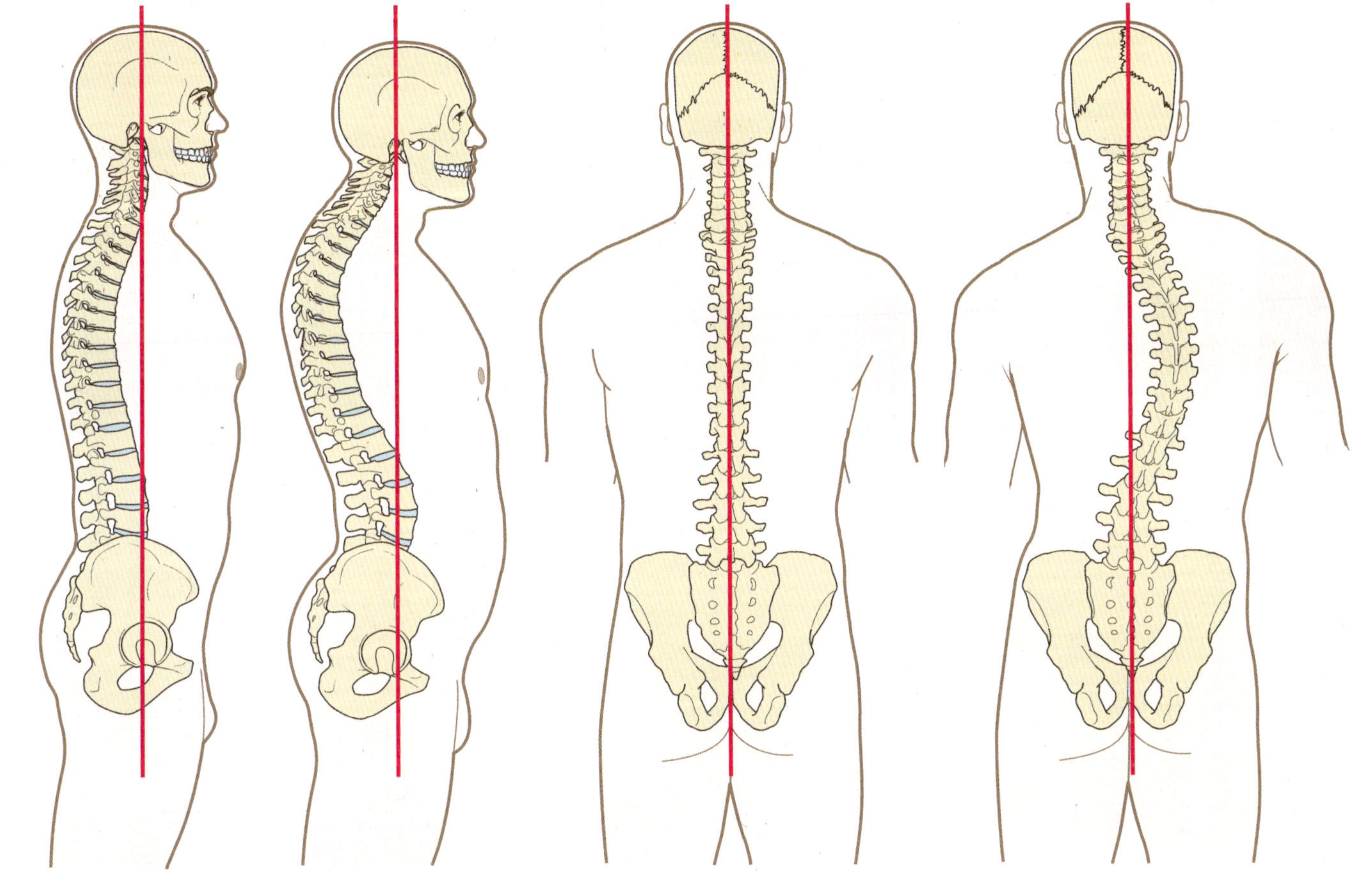

정상적인 만곡
전굴 & 후굴
(Normal curvature
Lordotic & kyphotic)

비정상적인 만곡
척추 전만 & 후만
(Abnormal curvature
Lordosis & kyphosis)

정상적인 만곡
(Normal curvature)

비정상적인 만곡
척추 측만
(Abnormal curvature
Scoliosis)

골반 (Pelvis)

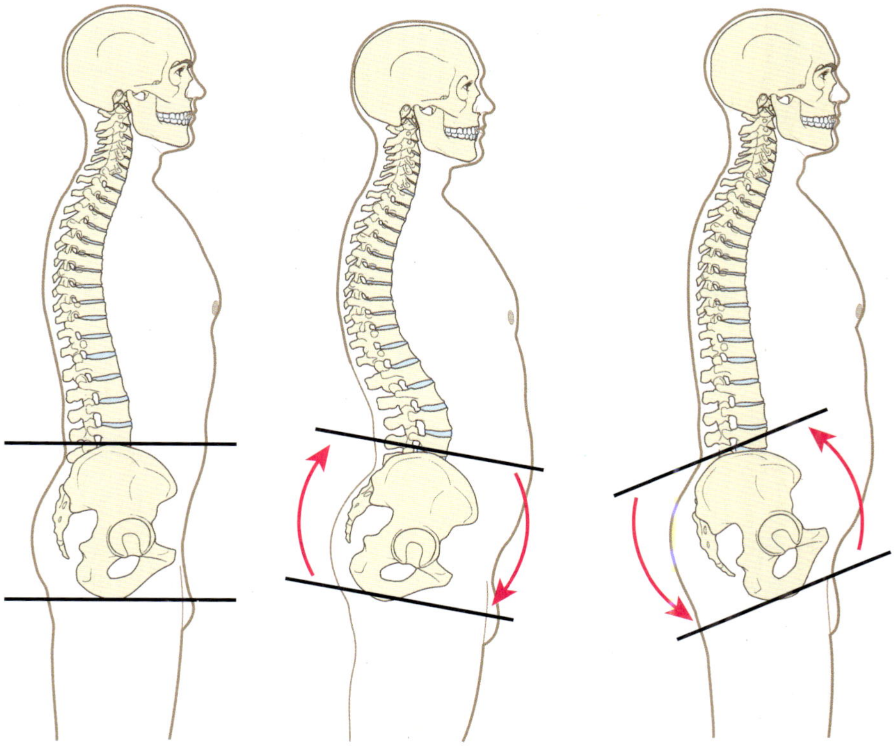

정상적인 골반
(이상적인 정렬)
Normal pelvis
(ideal alignment)

골반의 전방경사
(Anterior pelvic tilt)

골반의 후방경사
(Posterior pelvic tilt)

몸통 자세

- 이상적인 자세
- 척추 전만/후만 자세
- 굽은등 (Swayback)
- 군인자세 (Military Posture)
- 편평등 자세

이상적인 자세 정렬 (Ideal Alignment)

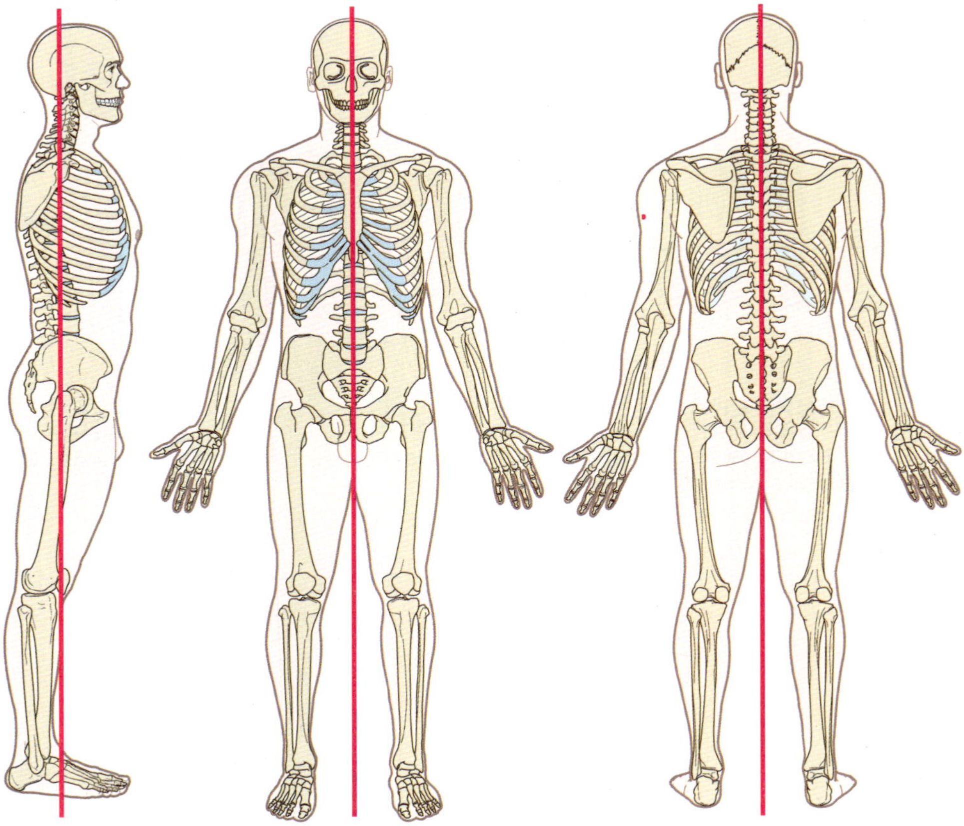

측면
(Lateral)

전면
(Frontal)

후면
(Posterior)

척추 전만/후만 자세 (Lordosis / Kyphosis Posture)

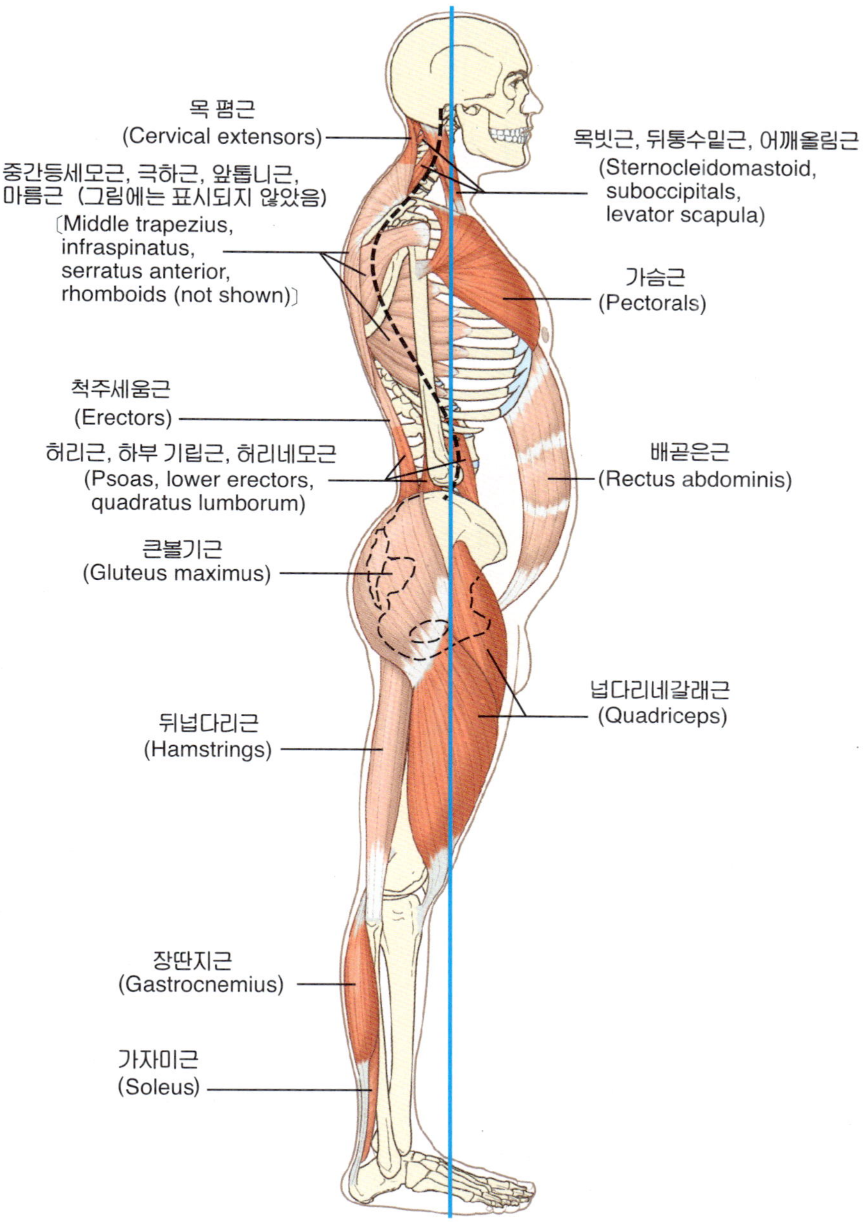

굽은등 (Swayback)

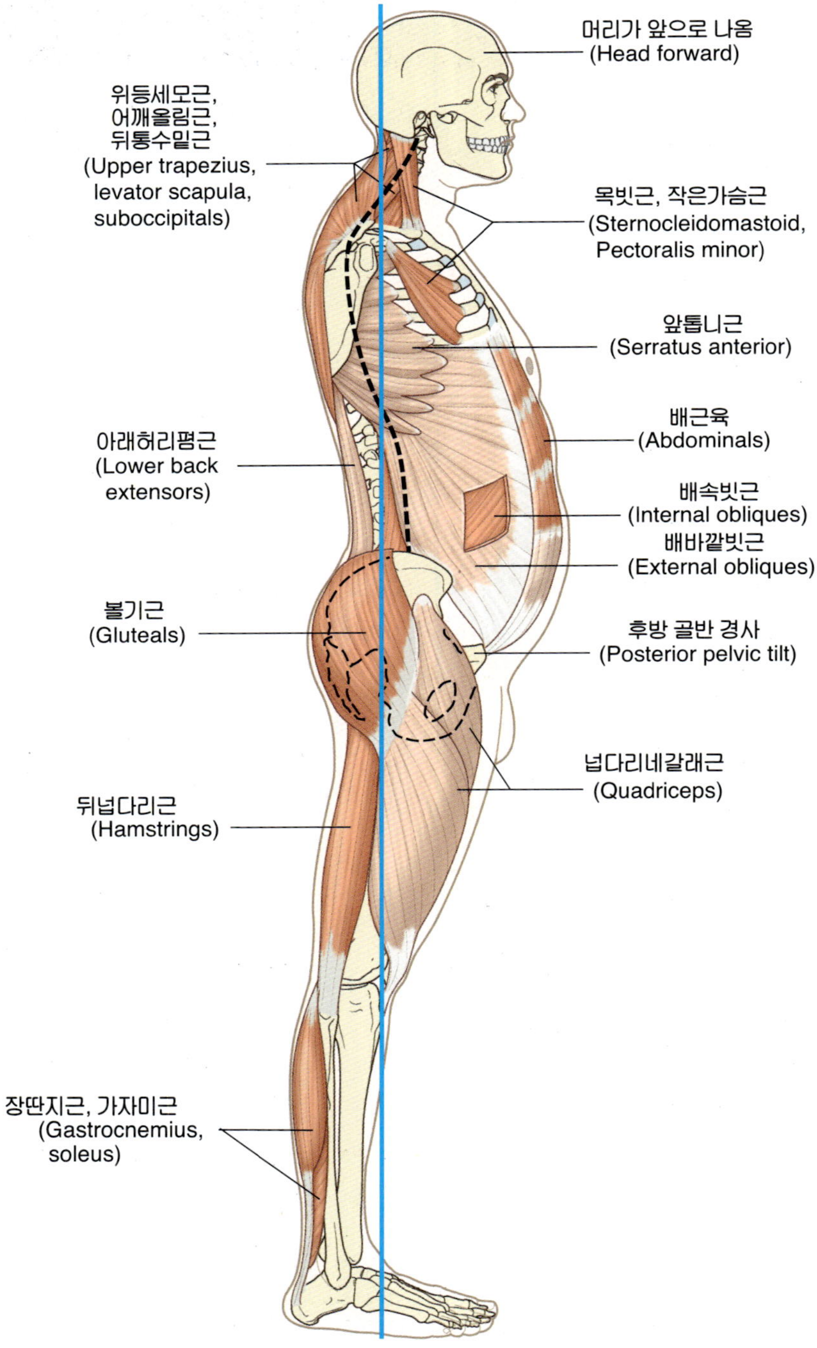

군인자세 (Military Posture)

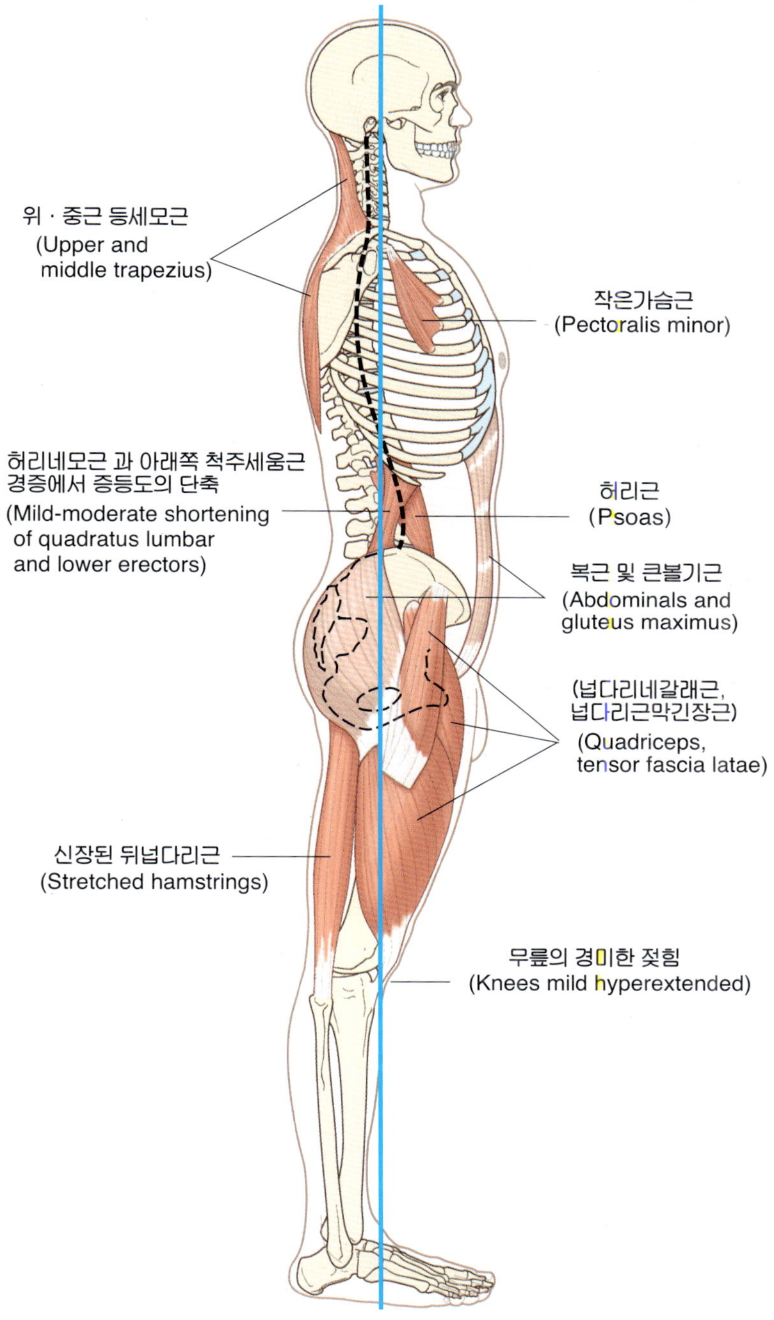

편평등 자세 (Flat Back Posture)

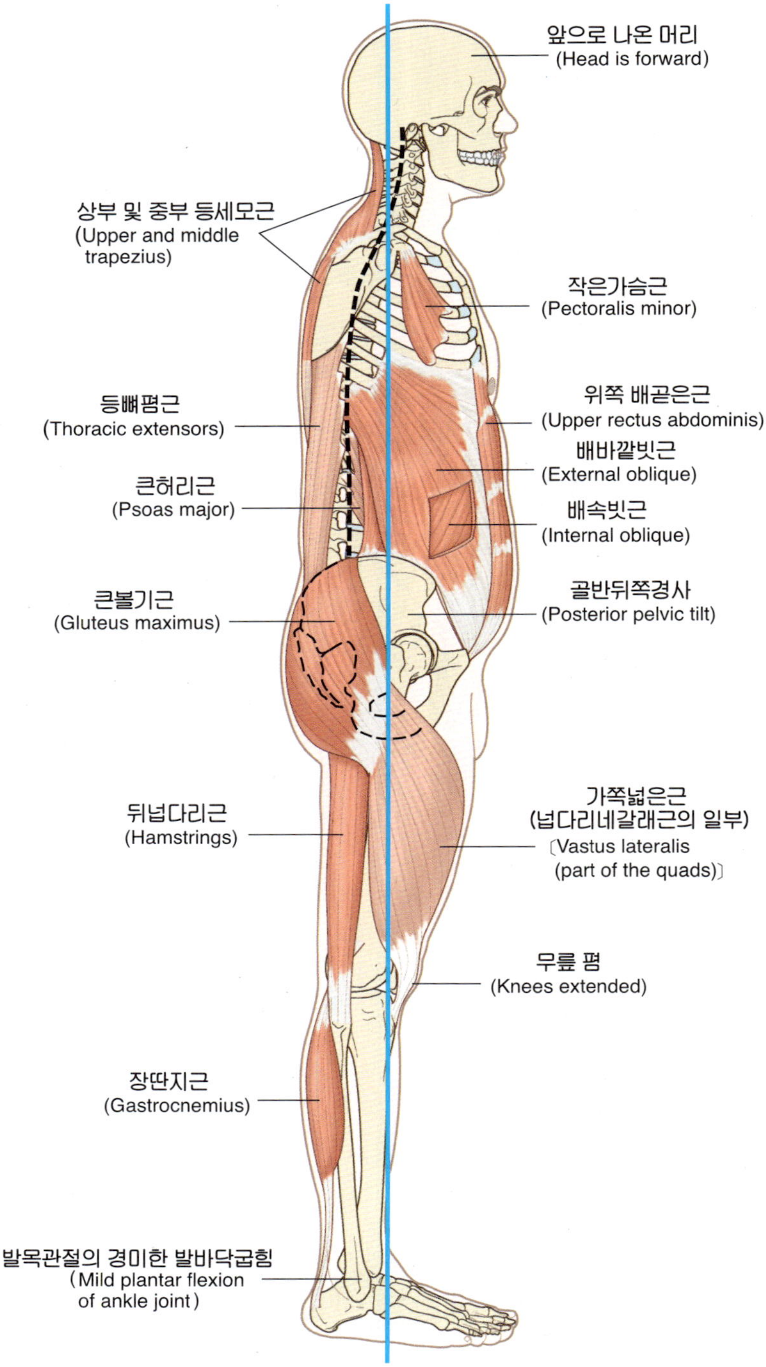

자세 평가: 전면, 측면, 후면에서의 진단

전면 (Anterior View)

다림줄을 치골결합부위의 중심에 위치시킨다.

주요 평가 부위 (Landmarks to Assess)	
신체부위	정상적인 상태
머리	• 머리를 돌리지 않고 정면을 응시한 상태에서 수평을 이룬다. • 어깨 사이의 중간에 머리가 온다. • 귓구멍 • 손가락을 귀 안에 넣는다. 오른쪽과 왼쪽의 높이를 비교한다. 한쪽 귀가 다른 쪽 귀보다 앞으로 나와있거나 높게 위치하고 있는지를 확인한다.
어깨	• 봉우리돌기 동일한 높이를 이루고 있다. • 빗장뼈가 동일한 높이를 이루고 있다. (복장빗장관절의 높이 측정)
팔, 손	• 몸통에서 동일한 길이를 가지고 있으며, 엄지손가락이 앞을 향하고 있다.
몸통	• 회전되지 않았다. (허리를 기준으로 비교 및 대조한다.)
골반	• 양쪽 골반 끝의 높이가 같다 • ASIS (골반 높이를 대조한다.)
발, 발 아치	• 발가락이 앞을 향하고 있고, 발활의 높이가 동일하다.

육안을 통한 비정상적인 자세진단	예상 원인
머리가 회전되어 있고, 측면이 구부러져 있다.	• 뒤통수뼈 아래, 목빗근, 목갈비근, 가로가시근의 과긴장
높이가 다른 어깨	• 위등세모근 & 어깨올림근의 과긴장; 돌림근띠 손상; 어깨관절 병리학적 병변
손바닥이 앞을 향한 상태에서 안쪽으로 굽은 어깨	• 어깨밑근, 큰가슴근의 과긴장
비틀어진 몸통	• 허리네모근, 허리근, 척주세움근, 배바깥빗근 과긴장
골반 전면의 기울어짐	• 허리근, 깊은 아래쪽척주세움근, 허리네모근, 대퇴직근, 넙다리근막긴장근 과긴장

육안을 통한 비정상적인 자세진단	예상 원인
다른 높이의 무릎뼈	• 외반족 또는 내반족 염좌 • 균형 잡히지 않은 Q각, 안쪽빗넓은근 섬유의 약화 가능 • 엉덩정강띠 경직 • 넙다리네갈래근의 불균형
바깥쪽으로 회전된 양발	• 궁둥구멍근, 허리근, 대내전근의 과긴장; 모음으로 인한 발활 무너짐

측면 (Lateral View)

연추선을 귀, 오목위팔관절, 목뼈와 허리뼈의 척추몸통, 그리고 복사뼈 바로 앞과 바깥쪽에 위치 시 민다.

주요 평가 부위	
신체부위	**정상적인 상태**
귀	• 어깨 위에 직접적으로 위치한다.
어깨	• 귀와 나란히 위치하고 있다.
척추 만곡	• 전만된 목, 후만된 요추, 후만된 목뼈 만곡
골반 회전	• ASIS에서 PSIS까지의 균형
무릎	• 발 위에 이완된 상태로 있다.
양발	• 발 앞에서 뒤까지 체중이 고르게 분산되어 있다.

육안을 통한 비정상적인 자세진단	예상 원인
귀 전면에서 어깨까지	• 앞으로 튀어나온 머리 • 목빗근 (SCM), 뒤통수밑근의 과긴장 • 깊은목굽힘근의 약화 및 활동저하
턱을 아래쪽으로 당김 ↓목뼈 만곡	• 일자목 • 깊은목굽힘근의 과긴장 • 거북목증후군

육안을 통한 비정상적인 자세진단	예상 원인
어깨 전인 (프로트랙션; protraction)/ 후인 (리트랙션; retraction)	• 가슴근 & 어깨밑근의 경직, 거북목증후군
척추만곡: ↑상태의 척추 전만 만곡	• 허리근, 허리네모근, 넙다리네갈래근, 아래쪽 척주세움근 과긴장; 거북목증후군
척추만곡: ↓상태의 척추 전만 만곡	• 큰볼기근, 뒤넙다리근, 복근, 약화된 엉덩이 굽힘근의 과긴장
척추만곡: 후만곡의 증가	• 복근, 약한 등뼈 폄근, 엉덩이 굽힘근의 과긴장
골반: 후면 장골극보다 낮은 전상장골극 (ASIS)	• 허리근, 아래쪽 척주세움근, 엉덩근의 과긴장; 거북목증후군
골반: 전면 장골극보다 낮은 후상장골극 (PSIS)	• 큰볼기근, 뒤넙다리근, 복근의 과긴장 • 엉덩이 굽힘근, 아래쪽 척주세움근의 약화
무릎의 과신장	• 골반전방경사, 인대 이완, 거북목증후군

후면 (Posterior View)

주요 평가 부위	
신체부위	**정상적인 상태**
머리	• 균형을 이루며 정면을 응시하고 있다.
어깨	• 양쪽 어깨가 균형을 이룬다. • 상부 승모군의 윤곽이 균형을 이룬다.
어깨뼈	• 오른쪽에서 왼쪽 어깨뼈까지 열각균형을 이룬다. • 척추와 어깨뼈 안쪽 경계면 사이의 거리가 동일하다.
몸통	• 회전되지 않은 상태이다.
척추	• 곧은 상태이다.
팔	• 몸통에서 동일한 거리를 이룬다.
골반	• PSIS, 볼기근과 균형을 이룬다.
무릎	• 아킬레스힘줄과 균형 및 일직선을 이룬다.

육안을 통한 비정상적인 자세진단	예상 원인
머리: 바깥쪽으로 굽거나 회전된 상태	• 뒤통수밑근, SCM, 목갈비근, 가로가시근, 어깨올림근의 과긴장; 사경
어깨: 불균형한 높이, 상부 등세모근의 고르지 않은 윤곽	• 위등세모근, 어깨올림근의 과긴장, 견관절 돌림근띠 손상
어깨: 손바닥이 후면을 향한 상태에서, 어깨가 안쪽으로 굽어짐	• 어깨밑근, 큰가슴근의 과긴장
어깨뼈: 한쪽이 다른 한쪽보다 높음, 날개견갑 형태를 보임	• 앞톱니근의 약화: 하부 등세모근, 마름근, 앞톱니근; 회전되어 있거나, 어깨올림근, 상부 등세모근, 작은가슴근의 과긴장 • 척추측만증
척추가 좌 · 우로 구부러져서 S또는 C자 형태를 보임	• 척추측만증 예상: 기능장애가 발생한 경우, 기능/골격적인 부분에 따라, 단기 경직/장기 경직이 발생; 다리길이 불일치 • 추가적인 진단이 필요하다.
몸통: 회전되어있거나 측방이동	• 과긴장: 허리네모근, 허리근, 척추직립근, 배바깥빗근

치료 사후관리

치료를 진행한 후, 다음을 실시한다:

- 클라이언트의 피드백 수용: 효과가 있었는가?
- 클라이언트가 한 회의 AROM을 실시하게끔 변화가 있는지 확인한다.
- 치료 이후, 클라이언트가 약간의 쓰라림과 같은 통증이 없는지 확인한다. 필요 시, 치료 후 24-36시간 이상 유지되지 않아야 한다는 것을 설명한다.

클라이언트서비스 힌트: 해당 치료사에게 처음 치료를 받은 클라이언트라면, 치료를 마친 후 1-2일 이내에 클라이언트에게 유선으로 상태를 확인한다.

육안 평가 차트
(Visual Assessment Charting)

아래의 범례를 활용하여, 클라이언트에게서 확인할 수 있는 모든 편차를 그리고 측정한다.

전면 및 후면 차트

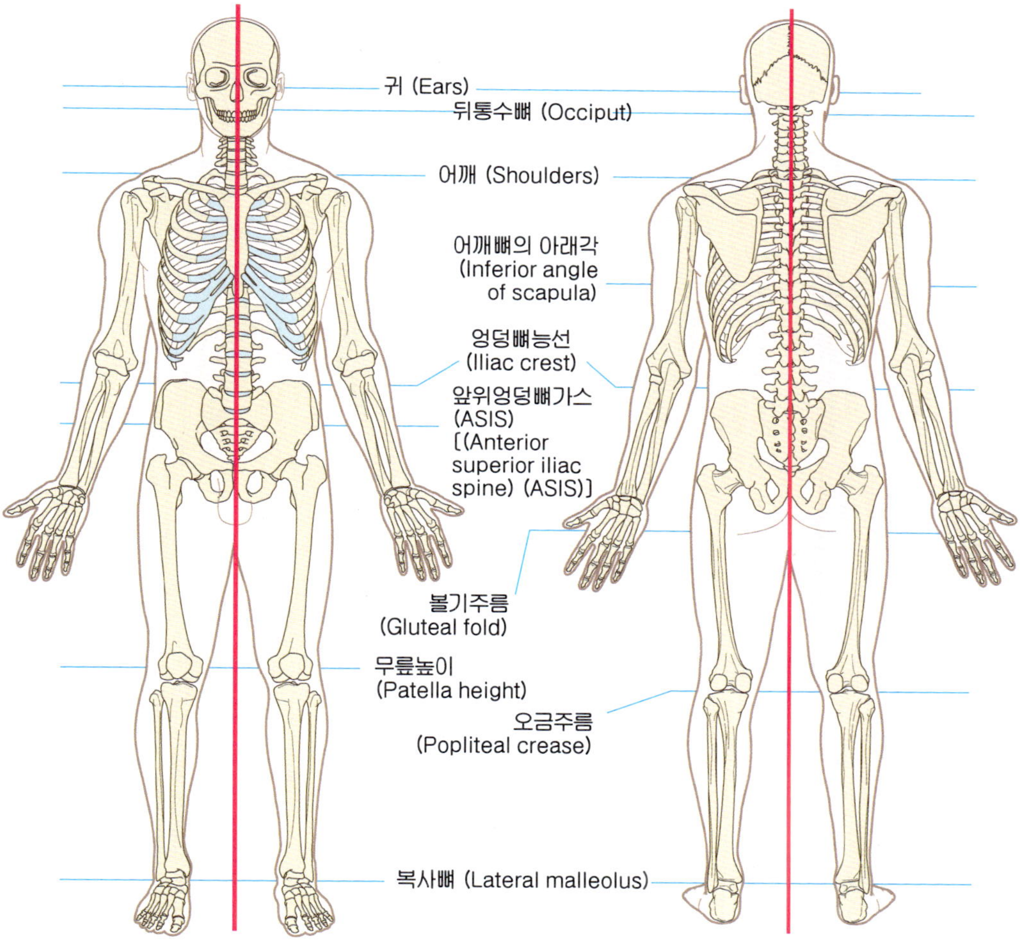

L = 경증, M = 중등, S = 중증 ↻ = 회전 ⇨ = 왼쪽 ⇦ = 오른쪽, ⇔ = 공간 증가,
/ = 높이 상승

측면 차트

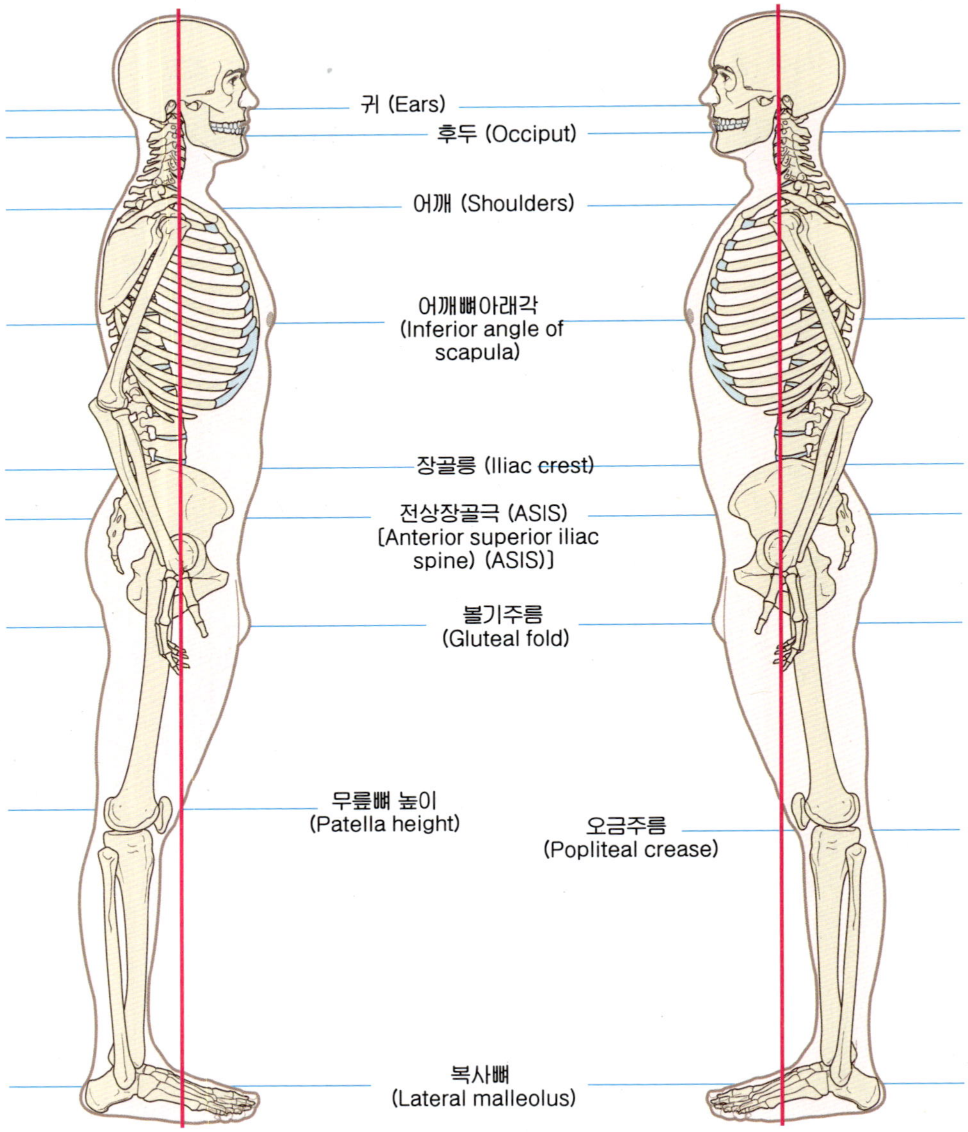

L = 경증, M = 중등, S = 중증 ↻ = 회전 ⇨ = 왼쪽 ⇦ = 오른쪽, ⇔ = 공간 증가,
/ = 높이 상승

제 2 장

머리와 목 (Head and Neck)

머리와 목의 근육 (Muscles of the Head and Neck)

전면 (Anterior View)

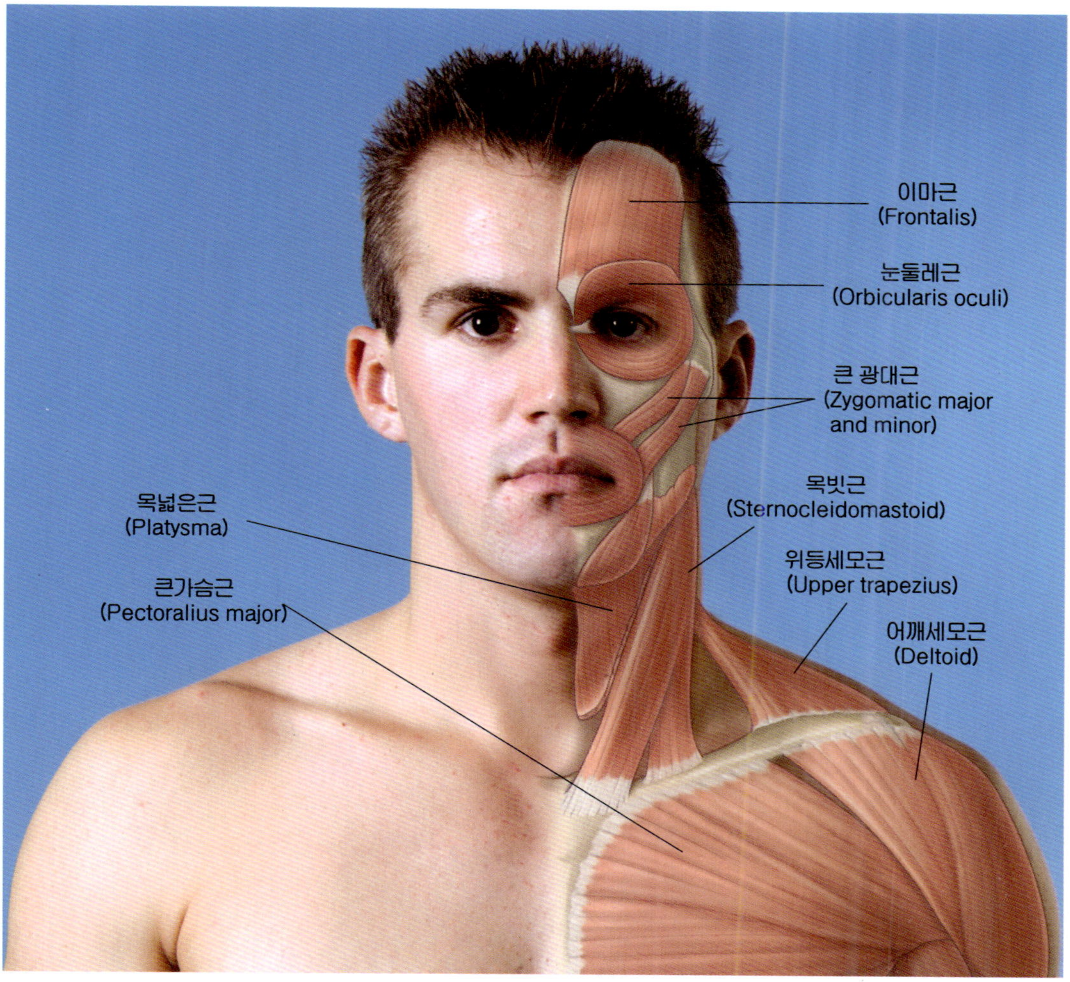

측면 (Lateral View)

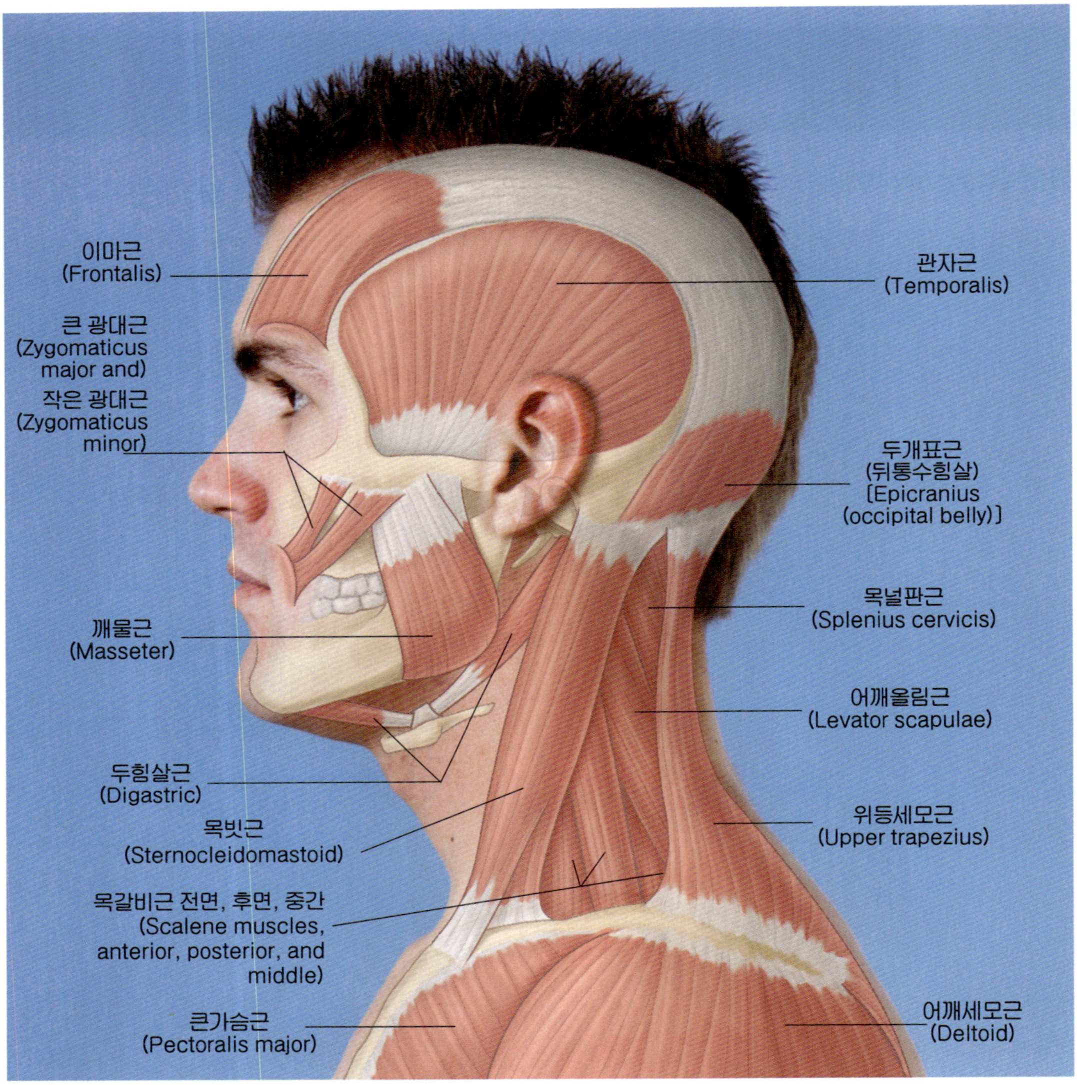

후면 (Posterior View)

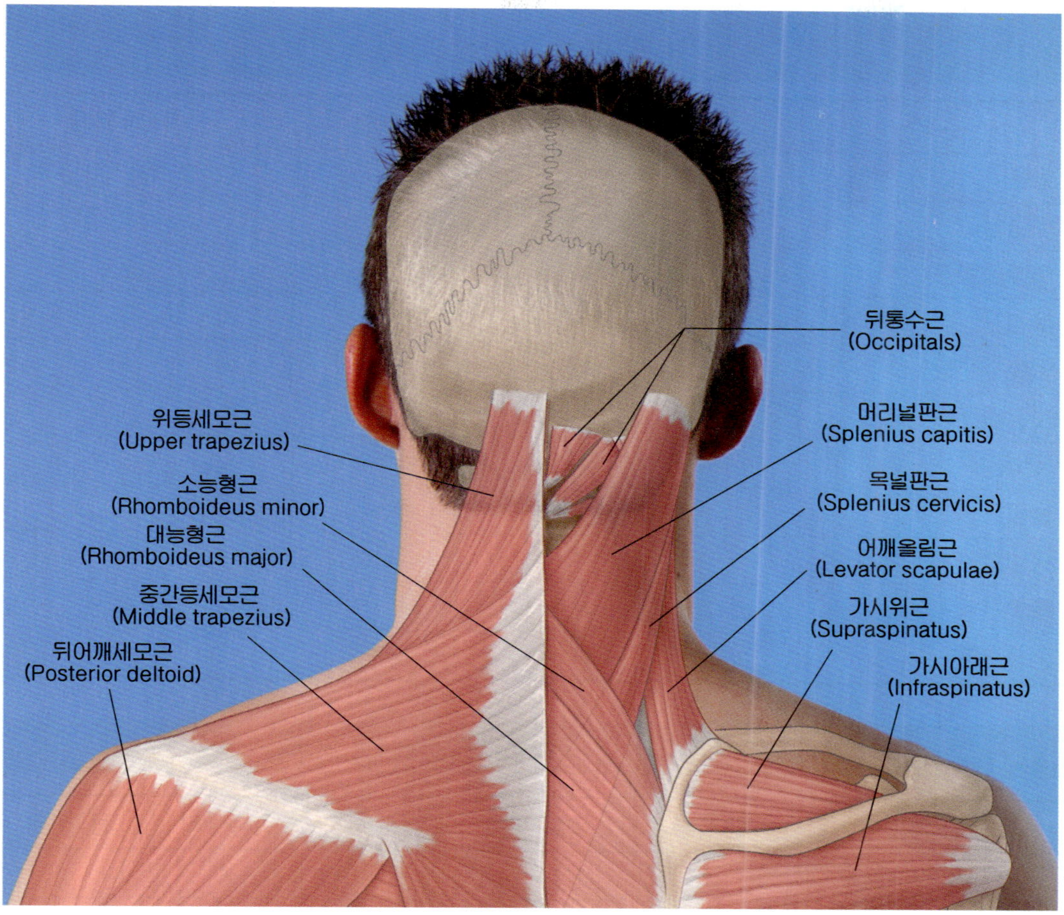

통증유발점 연관 가이드 (Trigger Point Referral Patterns)

목의 통증유발점 패턴

근육	목 전면	목 후면	목 바깥쪽
볼근	X		
두힘살근	X		X
어깨올림근		X	X
목긴근	X		
안쪽 날개근	X		X
뭇갈래근		X	
목넓은근	X		
돌림근		X	
목널판근		X	
목빗근	X		X
등세모근		X	

두통의 통증유발점 패턴

근육	관자부	이마부	정수리	뒤통수부	등 상부
두힘살근				X	
이마근		X			
어깨올림근					X
목갈비근					X
머리반가시근	X	X		X	
두피상근			X		
목널판근	X			X	
목빗근	X	X	X	X	
뒤통수밑근	X			X	
관자근	X			X	
등세모근	X			X	X
광대근		X			

턱관절장애 (TMJ)의 통증유발점 패턴

근육	귀&TMJ	눈 통증	목구멍통증	치통	혀	부비강
볼근			X	X		
두힘살근			X			
가쪽날개근						X
목긴근			X			
깨물근	X	X		X		X
내측 날개근			X	X	X	
턱목뿔근					X	
뒤통수근		X				
눈둘레근		X				X
목넓은근			X			
목널판근		X				
뒤통수밑근		X				
목빗근	X	X	X		X	X
관자근		X		X		
등세모근	X	X				
광대근						X

통증유발점 연관 차트

목갈비근 (Scalenes)

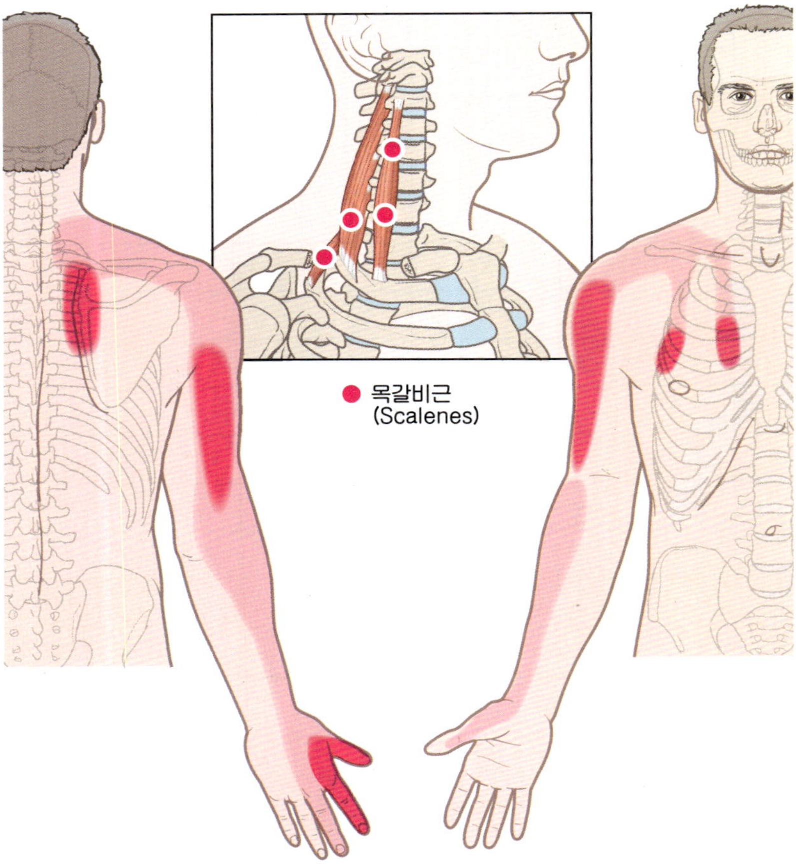

목빗근 (Sternocleidomastoid)

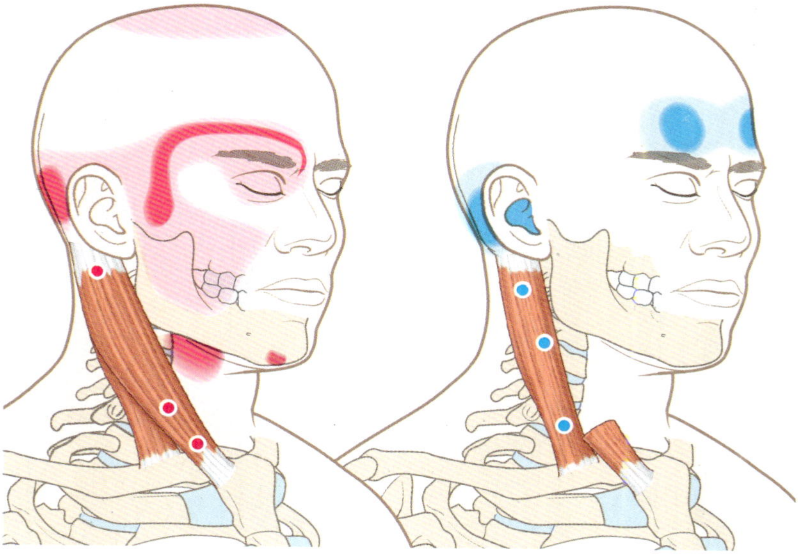

● 목빗근, 복장갈래 (Sternocleidomastoid, sternal division)

● 목빗근, 빗장갈래 (Sternocleidomastoid, clavicular division)

깨물근 및 익상근 (Masseter and Pterygoid)

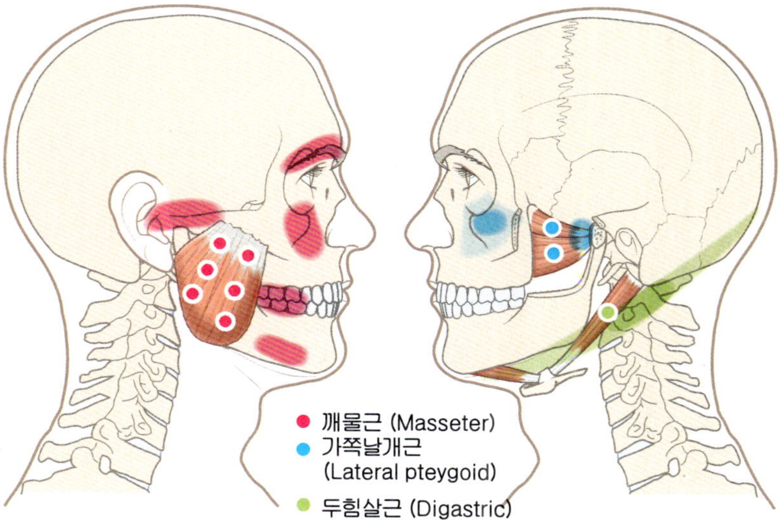

널판근 (Splenius)

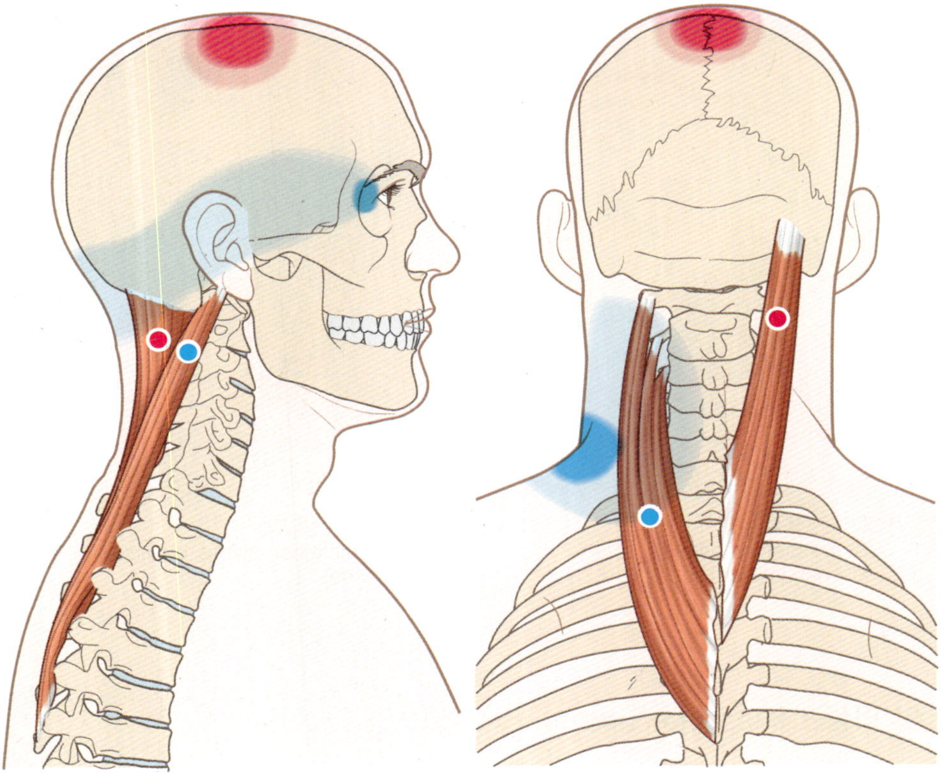

● 머리널판근 (Splenius capitis)
● 목널판근 (Splenius cervicis)

등세모근 (Trapezius)

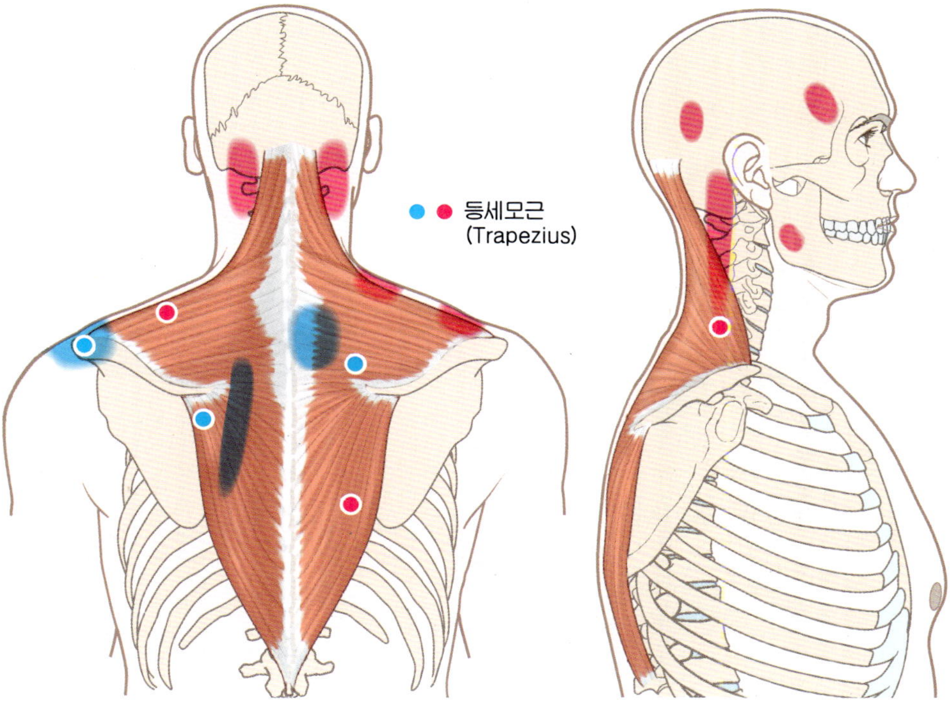

목긴근 (Longus Colli)

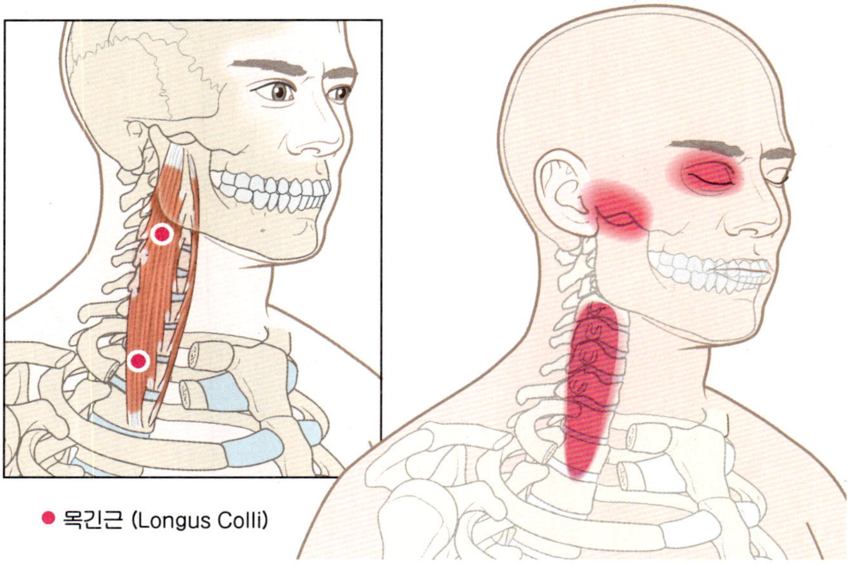

● 목긴근 (Longus Colli)

관자근 (Temporalis)

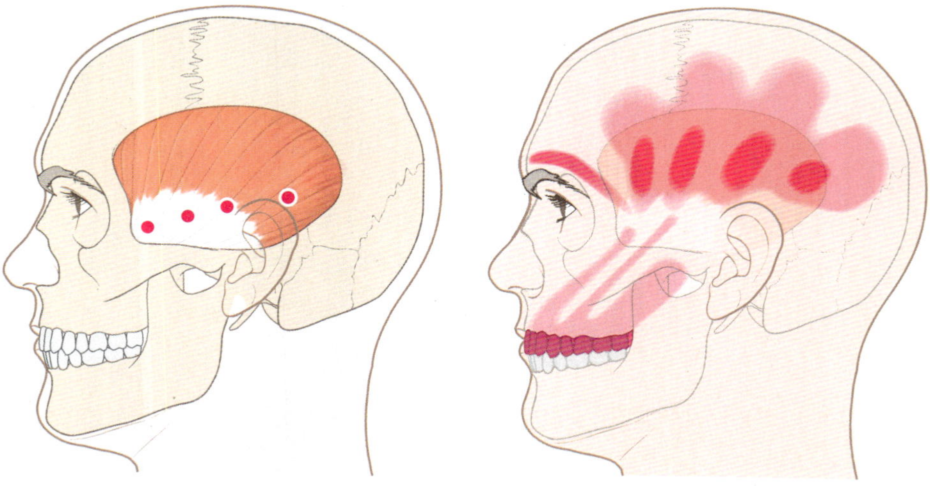

● 관자근 (Temporalis)

머리반가시근 (Semispinalis Capitis)

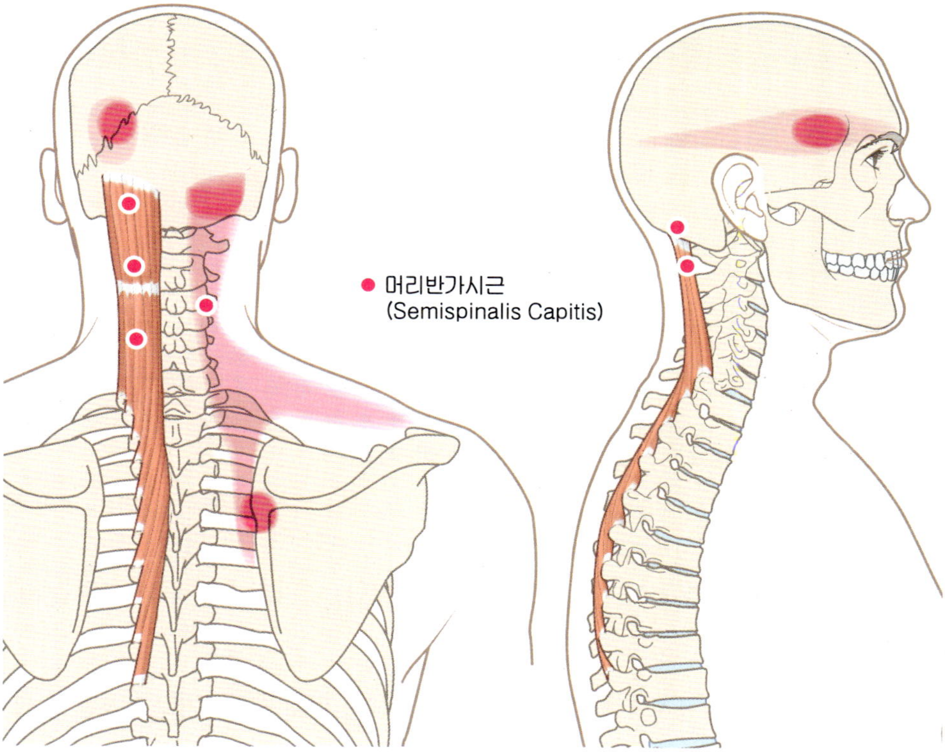

가동범위 평가 (Range-of-Motion (ROM) Assessments)

능동가동범위 (AROM)

동작	정상 AROM, 목뼈 부위
굽힘	45°–50°
폄	75°–80°
옆굽힘	40°–45°
돌림	90°

목뼈의 움직임 (Actions of the Cervical Vertebrae)

- 고리뒤통수관절은 굽힘과 폄, 옆굽힘이 가능하며 일정한 범위 내에서 돌림이 가능하다.
- 고리중쇠관절은 가장 많이 돌릴 수 있는 부위이다.
- C3에서 C7까지는 굽힘과 폄이 자유자재로 가능하지만, 옆굽힘과 돌림의 범위는 제한되어 있다.

다음과 같은 AROM 검사 동작을 치료사가 클라이언트에게 먼저 시연하거나 거울을 통해서 선보일 수 있도록 한다:

목적	• 목뼈 부위의 AROM 평가 • 수축성 조직 평가
클라이언트	• 앉은 상태 또는 등을 대고 반듯이 누운 상태
치료사	• 클라이언트의 앞에 선 자세
양성반응	• 제한적인 ROM은 인대나 막의 손상, 과긴장 근육조직, 신경압박, 척추사이관절 자극 또는 관절염의 가능성을 나타낸다.

폄 (Extension)

목 폄은 추간관절과 척추사이구멍을 닫으며, 다음과 같은 통증을 나타낼 수 있다:

- 국부적으로 날카로운 통증: 추간관절 고착 또는 관절주머니의 자극
- 뒤통수부 아래 부분의 미미한 통증: 뒤통수밑근의 압박 또는 목뼈 전면의 통증
- 어깨 윗부분 또는 어깨뼈 부분까지의 연관 통증: 관절의 자극
- 팔, 머리까지 신경을 따라 발생하는 연관 통증: 신경포착의 가능성

굽힘 (Flexion)

굽힘 동작은 척추 측면을 열어서 관절 이상을 완화하는 역할을 한다. 후면 근육이 부상을 당했거나 과긴장 상태일 경우 통증이 발생할 수 있다.

돌림 (Rotation)

과긴장, 통증 유발점, 근력의 감소 또는 관절고착으로 인하여 ROM이 감소할 수 있다.

옆굽힘으로 굽힘 (Lateral Flexion)

- 움직이는 방향과 동일한 부분에 발생하는 통증은 관절의 자극을 나타낸다.
- 반대 방향에 발생하는 통증 또는 긴장은 근육의 부상이나 과긴장을 나타낸다.
- 이 움직임은 동일한 면의 측면 및 추간구멍을 닫는다.
- 분산된 형태의 연관 통증이 어깨 윗부분 또는 어깨뼈 부분에 나타난다.
- 이 동작은 피절에 날카로운 통증 및 팔과 손의 무감각 또는 얼얼함이 신경뿌리 자극을 야기할 수 있다.
- 만성적인 형태의 제한된 ROM은 퇴행성 관절질환 또는 섬유화를 나타낸다.

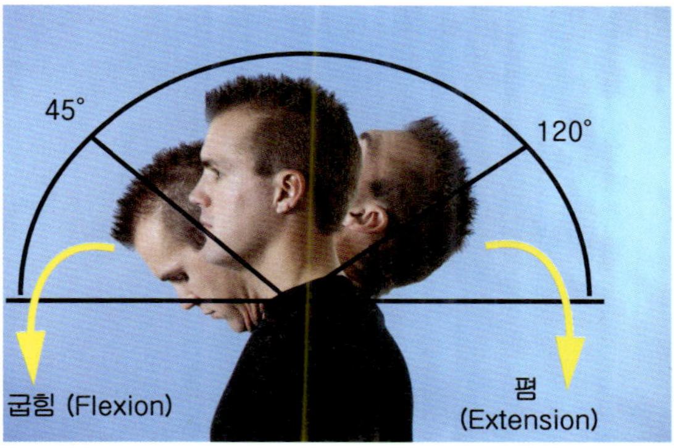

과정 (Procedure)

폄 (Extension)

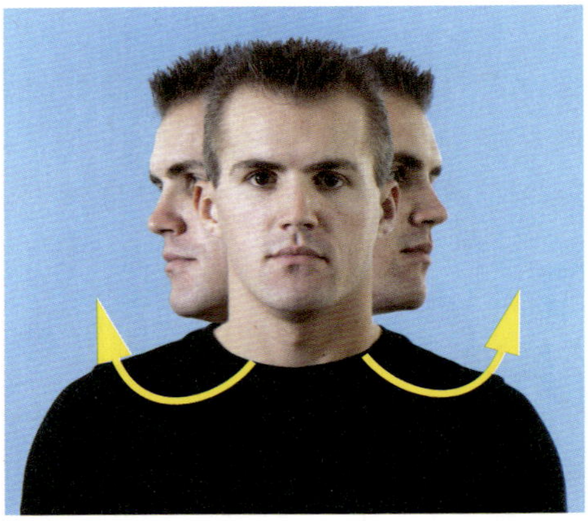

- 클라이언트가 입을 느슨하게 한 채로 머리를 뒤로 젖히게끔 한다.
- 클라이언트가 편안한 상태로 천장을 볼 수 있어야 한다.
- 폄 동작의 적절한 각도는 약 60° 이다.

굽힘 (Flexion)

- 클라이언트의 볼을 가슴 방향으로 내리게끔 한다.
- 정상적인 굽힘 동작은 볼과 가슴 사이에 손가락 두 개 정도가 들어갈 수 있어야 한다.

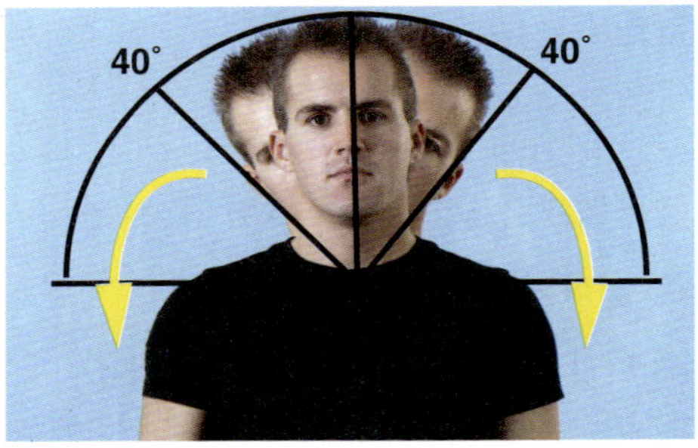

돌림 (Rotation)

- 클라이언트가 머리를 바깥쪽으로 구부리지 않고 머리를 어깨 너머로 돌릴 수 있어야 한다.
- 돌림 동작의 적절한 각도는 약 70° 이다.

바깥쪽으로 굽힘 (Lateral Flexion)

- 클라이언트가 머리를 돌림하지 않거나 어깨를 올리지 않고 귀를 어깨 방향으로 내릴 수 있어야 한다.
- 바깥쪽으로 굽힘의 적절한 각도는 40° 정도로 어깨와 머리 사이의 절반 정도의 간격으로 굽힘할 수 있어야 한다.

수동가동범위 (PROM)

PROM에서 치료사는 모든 동작을 클라이언트에게 직접 적용해야 한다. 정확한 결과를 위하여 PROM을 측정하는 동안 클라이언트는 반드시 수동적인 상태로 머물러있어야 한다.

목적	• 말단 및 비활성 조직 평가 • 치유 단계 평가
클라이언트	• 정면으로 반듯하게 누워있는 자세
치료사	• 클라이언트 뒤에 서있거나 앉아있는 자세
양성반응	• 정상적인 말단 조직: 팽팽하거나 신장된 조직 • PROM: 정상적인 동작 > AROM • 급성 통증은 PROM에서 더 빨리 느껴진다. • 아급성 통증은 PROM 끝지점 근처에서 느껴진다. • 만성 통증은 신장 시 느껴진다.

과정 (Procedure)

굽힘 (Flexion)

- 수동적으로 천천히 클라이언트의 턱을 가슴 방향으로 움직인다.

폄 (Extension)

- 머리가 테이블을 벗어나서 자유롭게 움직일 수 있도록 자세를 잡는다.
- 수동적으로 머리가 아래 방향으로 늘어날 수 있게끔 한다.

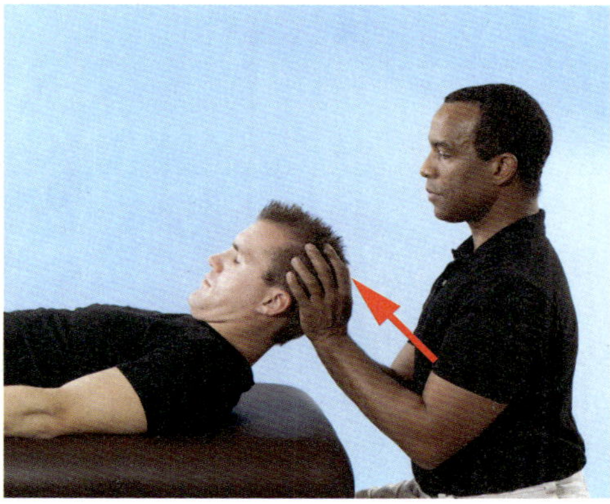

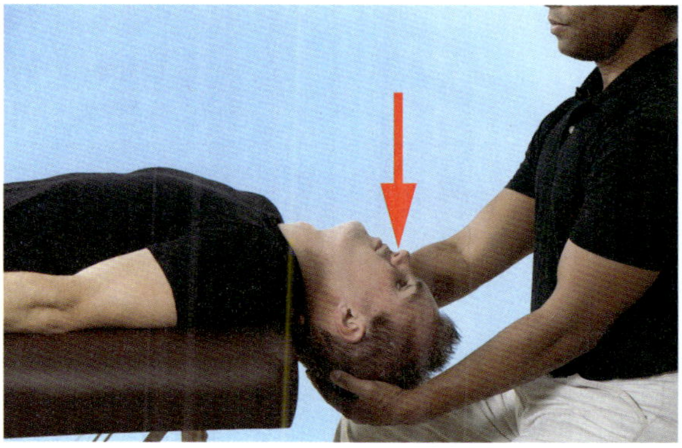

바깥쪽으로 굽힘 (Lateral Flexion)

- 수동적으로 클라이언트의 귀를 어깨 방향으로 움직이게끔 한다.
- 힌트: 클라이언트의 코가 천장을 향한 상태를 유지하도록 한다.
- 반대 방향에도 똑같이 동작을 적용한다.

돌림 (Rotation)

- 수동적으로 클라이언트의 머리를 한 방향으로 돌림시킨다.
- 힌트: 클라이언트의 코가 횡단면 방향으로 유지할 수 있게끔 한다.

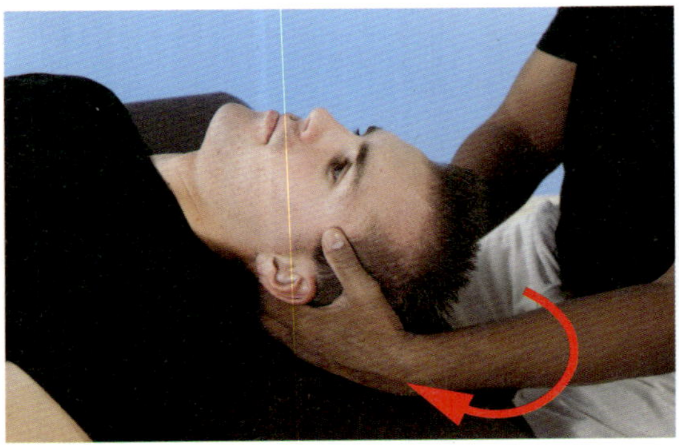

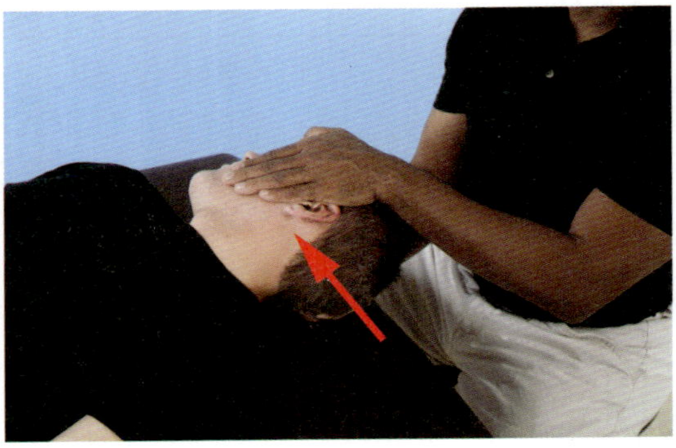

도수저항운동 (MRT)

근육의 등척성 검사 시 치료사가 저항력을 점차 높여가면서 그 동작을 최소 10초 가량 유지할 수 있도록 한다.

목적	• 부상 조직의 근력을 평가하고 반대 방향의 조직과 비교한다. • 부상 근육이나 근육군을 확인할 수 있다.
클라이언트	• 머리를 중립적인 상태로 두고, 정면을 보고 누운 자세
치료사	• 테이블의 머리 방향에 앉는다. • 한 손은 안정화를 위해 사용한다. • 다른 한 손은 저항력을 적용할 때 사용한다.
양성반응	• 근력 약화 그리고/또는 통증은 피로한 상태를 나타낸다. • 반사 근육의 저항을 받지 않는다. • 근육 힘줄 섬유의 손상을 나타낸다. • 염좌, 통증 유발점의 가능성 또는 신경뿌리병리를 나타낸다. • 과긴장 근육의 압박으로 인하여, 말초신경증의 가능성이 있다.

과정 (Procedure)

굽힘 (Flexion)

- 저항력을 적용한다. 손을 클라이언트의 이마 위에 두도록 한다.
- 다른 한 손은 클라이언트의 등에 두어서 안정화시킨다.

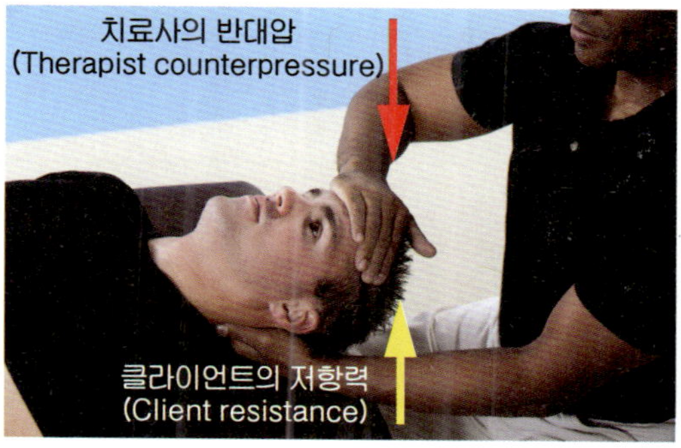

폄 (Extension)

- 저항력을 적용한다. 한 손은 클라이언트의 뒤통수에 위치시킨다.
- 다른 한 손은 클라이언트의 가슴 위에 두어서 안정화시킨다.

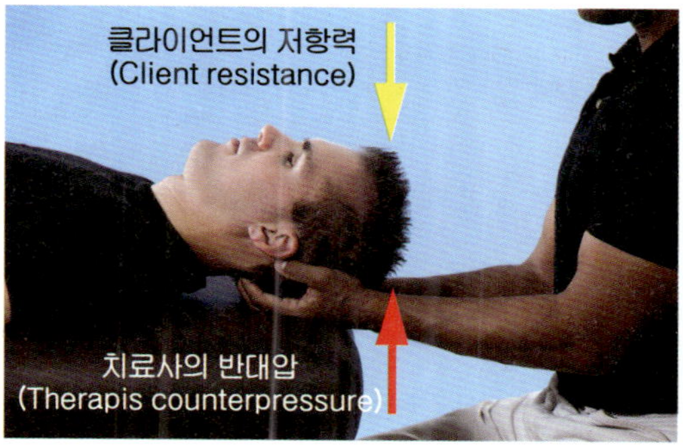

돌림 (Rotation)

- 저항력을 적용한다. 한 손은 클라이언트의 볼 위에 두도록 한다.
- 다른 한 손은 어깨 위에 두어서 안정화시킨다.

바깥쪽으로 굽힘 (Lateral Flexion)

- 저항력을 적용한다. 한 손은 클라이언트의 귀 바로 위의 머리 부분에 두도록 한다.
- 다른 한 손을 어깨 위에 두어서 안정화시킨다.
- 클라이언트의 귀가 어깨로, 다시 어깨에서 귀로 오게끔 움직인다.
- 힌트: 앞서 설명한 동작 모두 근육의 완전 수축을 유발한다.

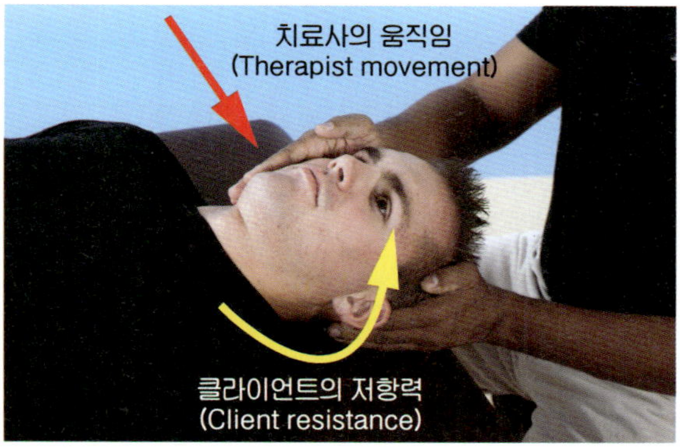

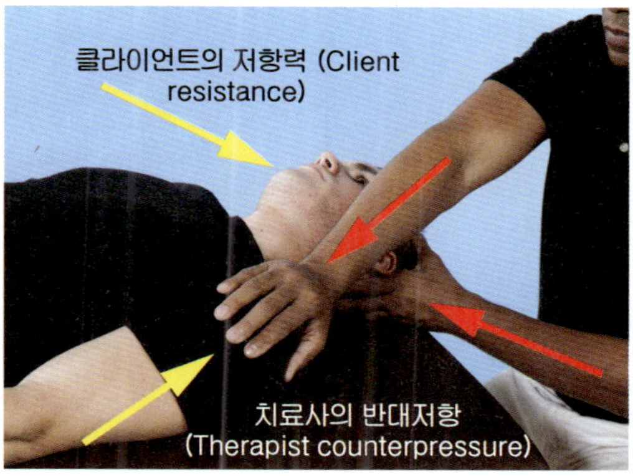

MRT 참고 차트: 목뼈근육					
근육	폄	굽힘	바깥쪽으로 굽힘	동측성 돌림	반대쪽 돌림
목엉덩갈비근	X				
가시사이근	X				
어깨올림근	X			X	
머리가장긴근	X		X	X	
목가장긴근	X				
머리긴근		X	X		
목긴근		X	X		X
뭇갈래근	X		X		X
아래머리빗근	X		X	X	
위머리빗근	X		X		
앞머리곧은근		X			
가쪽머리곧은근		X			
큰뒤통수곧은근	X		X	X	
작은뒤통수곧은근	X		X		
목돌림근	X				X
목갈비근		X	X	X	X
머리반가시근	X		X		X
목반가시근	X				X
목가시근	X				
머리널판근	X		X	X	
목널판근	X		X	X	
목빗근		X	X		X
등세모근 (상부)	X		X		X

다른 협동근과 마찬가지로 당기기의 각도가 다르기 때문에, 목갈비근은 동측성 및 반대쪽 돌림에서 다른 근원으로 명기되어 있다.

MRT 근력저하 및 신경관여		
근육	신경관여	동작
목엉덩갈비근	C4-T3	폄
목가시사이근	C3-C8	폄
어깨올림근	C3-C4, C5	폄
머리가장긴근	C3-C8	폄
목가장긴근	C3-T3	폄
머리긴근	C1-C3	굽힘
목긴근	C2-C6	굽힘
아래머리빗근	C1	동측성 돌림
위머리빗근	C1	폄
전두직근	C1-C2	굽힘
가쪽머리곧은근	C1-C2	바깥쪽으로 굽힘
큰뒤통수곧은근	C1	폄
소후두직근	C1	폄
목돌림근	C3-C8	반대쪽 돌림
앞목갈비근	C4-C6	굽힘
중간목갈비근	C3-C8	바깥쪽으로 굽힘
뒷목갈비근	C6-C8	바깥쪽으로 굽힘
머리반가시근	C2-T1	폄
경반극근	C2-T5	폄
목가시근	C3-T1	폄
머리널판근	C2-C6	폄
목널판근	C4-C8	폄
목빗근	피부신경 XI C2-C3	반대쪽 돌림
등세모근 (상부)	C3-C4 피부신경 XI	폄

평가 참조 차트: 머리와 목

평가	디스크 병리학	후관절 증후군	과긴장 근육	인대 부상	염좌	근력저하	방사통	사경	TOS	통증유발점 통증	혈관	편타성 손상
AROM	X	X		X	X							X
PROM	X	X		X	X							X
MRT					X	X				X		X
알렌 검사							X		X			
전면 목뼈 굽힘근력			X		X	X		X				X
전외측 목뼈 굽힘												
압박	X	X					X					X
신연검사	X	X					X					
손가락 굽힘										X		
늑쇄골증후군 검사									X			
후측방 목뼈 굴곡		X	X		X	X				X		
목갈비근 조임 검사										X		
목갈비근 이완 검사									X	X		
스펄링 검사	X							X				
TMJ/쓰리 너클 검사			X		X					X		X
척추골동맥 검사											X	X
라이트 벌림검사								X	X			

머리와 목 평가 (Head and Neck Assessments)

알렌 검사 (Allen's Test)

목적	• 신경혈관 압박의 가능성을 평가한다.
클라이언트	• 앉아있는 상태 • 팔꿈치와 어깨는 90° 로 구부러져 있다. • 어깨는 바깥쪽으로 돌림시킨다. • 클라이언트가 머리를 반대 방향으로 돌린다.
치료사	• 진단할 부위의 방향에서 클라이언트의 두에 서있는 상태 • 진단할 팔의 손목을 잡는다. • 노동맥의 맥박을 관찰한다.
양성반응	• 양성: 노동맥의 맥박이 약해지거나 사라진다. • 앞목갈비근으로 인하여 가슴문증후군의 증상이 나타난다.

과정 (Procedure)

- 클라이언트의 노동맥 맥박을 찾는다.
- 맥박 감소를 느껴본다.

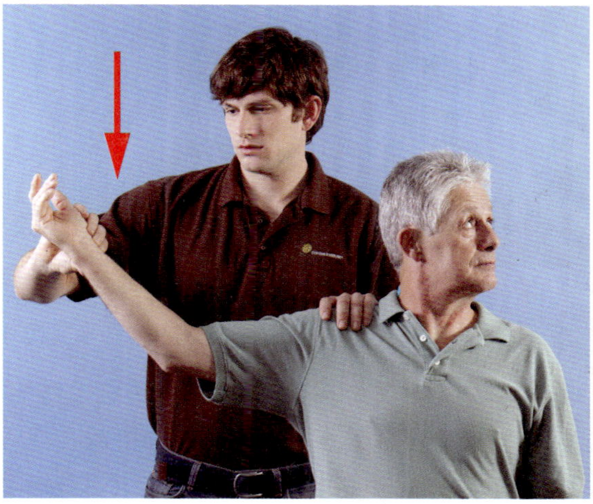

전면 목뼈 굴곡근력

목적	• SCM, 전목갈비근, 목뿔위근 & 목뿔아래근, 머리긴근, 목긴근의 근력을 평가한다.
클라이언트	• 정면을 보고 반듯이 누운 자세 • 팔은 90° 로 외전시키고 팔꿈치는 구부린 상태를 유지한다 • 손등이 테이블과 맞닿도록 한다.
치료사	• 클라이언트의 측면에 선 상태
양성반응	• 보통의 근력 저하 시 양성반응 — 클라이언트는 중력에 대응할 수 없는 상태 • 약간의 근력 저하 시 양성반응 — 클라이언트가 치료사가 가하는 압박을 견딜 수 없는 상태

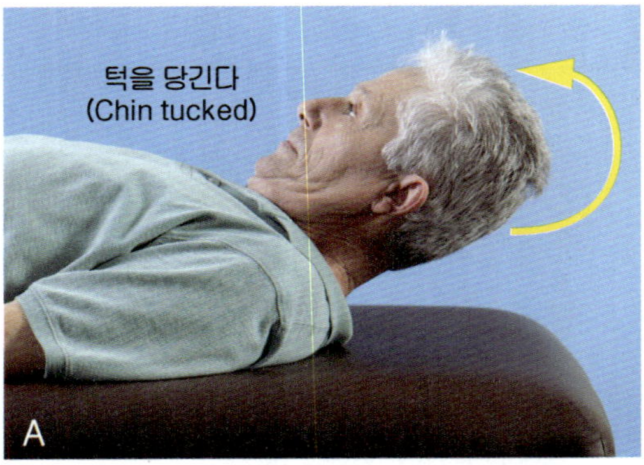

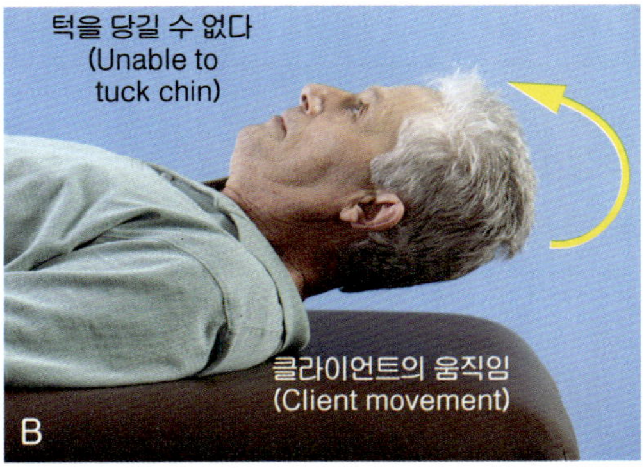

과정 (Procedure)

- 클라이언트가 턱과 머리를 당기고 테이블에서 머리를 들어올린다.
- 클라이언트가 이 자세를 유지하고, 치료사는 부드럽게 클라이언트의 이마에 저항을 가한다. 클라이언트는 이 자세를 그대로 유지한다.

앞가쪽 목뼈 굽힘

목적	• SCM과 목갈비근의 한쪽만 근력을 진단한다.
클라이언트	• 클라이언트가 정면을 보고 누운 자세에서, 팔은 90° 로 외전하고 팔꿈치는 구부린 상태 • 손등과 테이블이 맞닿은 상태
치료사	• 진단하려는 근육의 방향에서 클라이언트의 측면에 서있는 상태 • 손을 클라이언트의 어깨 위에 두고 안정화시킨다.
양성반응	• +M 저하 중력에 대하여 머리를 유지하고 있을 수 없다. • +L 저하 치료사의 저항력에 대응할 수 없다.

과정 (Procedure)

- 클라이언트가 머리를 들고 목을 구부린다.
- 만약 클라이언트가 이 자세를 유지할 수 없다면, 치료사는 비스듬하게 외측 후면 방향으로 저항을 가해서 진단하고 있는 방향에서 관자부를 멀어지게끔 한다.

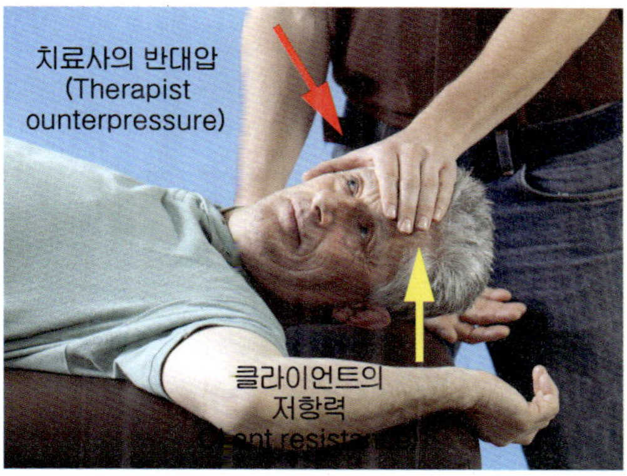

압박 (Compression)

목적	• 방사성 통증을 유발하는 목뼈신경뿌리에 위치한 공간점유변을 진단한다. • 추간관절의 자극으로 인한 통증을 진단한다.
클라이언트	• 클라이언트가 앉아있는 자세에서 머리는 편안하게 둔 상태
치료사	• 클라이언트의 뒤에 선 상태 • 손은 클라이언트의 정수리 위에 둔다.
양성반응	• +반응: 클라이언트는 해당 방향의 팔에 방사성 통증 또는 신경증상 신경뿌리압박의 가능성이 있다. • +반응: 목이나 어깨의 국부적인 부위게 남아있는 통증 디스크 병리학의 가능성이 있다. • 만약 검사 결과가 양성이라면, 일차진료를 할 수 있는 의료진의 진료를 받도록 한다.

과정 (Procedure)

- 치료사가 클라이언트의 정수리에서 아래 방향으로 저항을 가하면서 이 상태를 유지한다.

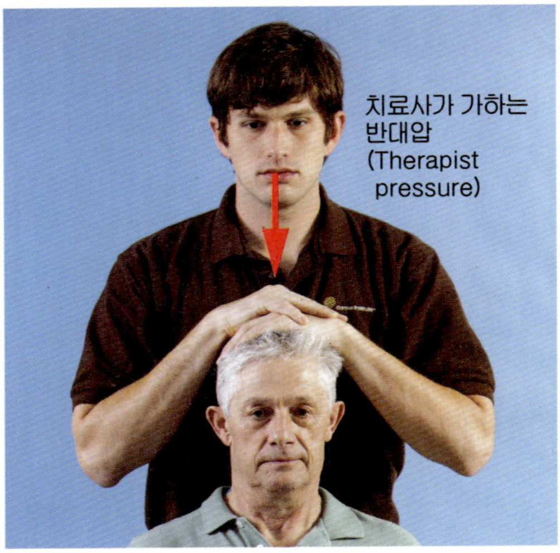

신연검사 (Distraction)

목적	• 방사성 통증을 유발하는 목뼈신경뿌리에 위치한 공간점유성 병변을 진단한다. • 추간관절의 자극으로 인한 통증을 진단한다.
클라이언트	• 앉아있는 상태 또는 정면을 보고 똑바로 누운 자세 • 머리는 편안하게 한 자세를 유지한다.
치료사	• 클라이언트의 뒤에 선 상태 • 손은 클라이언트의 뒤통수부 및 관자놀이 부분에 위치시킨다.
양성반응	• 양성: 통증의 경감 • 방사성 통증의 완화: 신경뿌리 압박의 가능성 • 목이나 어깨의 국부적인 통증 경감은 추간관절 자극이나 디스크 병리학의 가능성을 나타낸다.

과정 (Procedure)

- 천천히 클라이언트의 머리를 위쪽으로 들어올린다.
- 들어올리는 동작을 최소 30초 동안 유지한다.

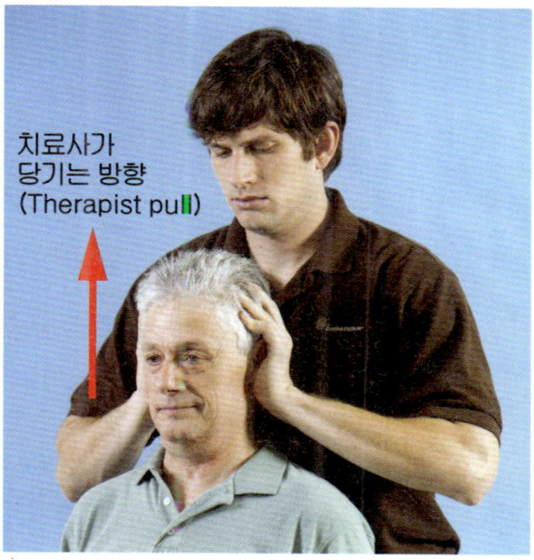

손가락 굽힘 (Finger Flexion)

목적	• 목갈비근 부위에서 활성화된 통증유발점을 평가한다.
클라이언트	• 서있거나 앉아있는 상태
치료사	• 서있는 자세로 클라이언트의 손을 관찰한다
양성반응	• 양성: 네 개의 손가락 끝이 모두 중수수지관절에 닿지 못한다. • 활성화된 통증유발점을 나타낸다.

과정 (Procedure)

- 클라이언트에게 마디사이관절을 구부리게끔 한다.
- 클라이언트가 손허리손가락관절을 손가락 끝으로 닿을 수 있게끔 한다.

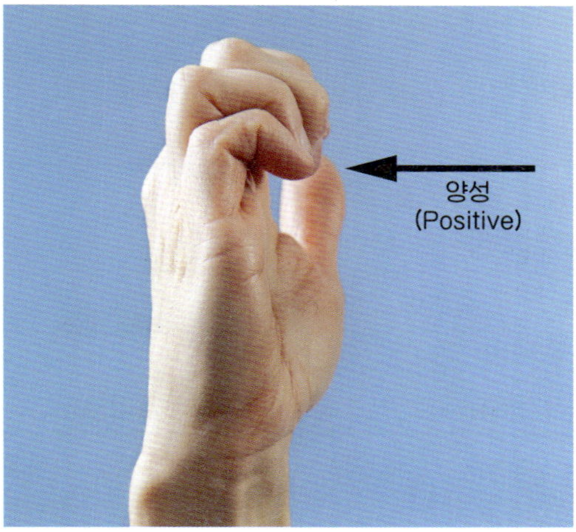

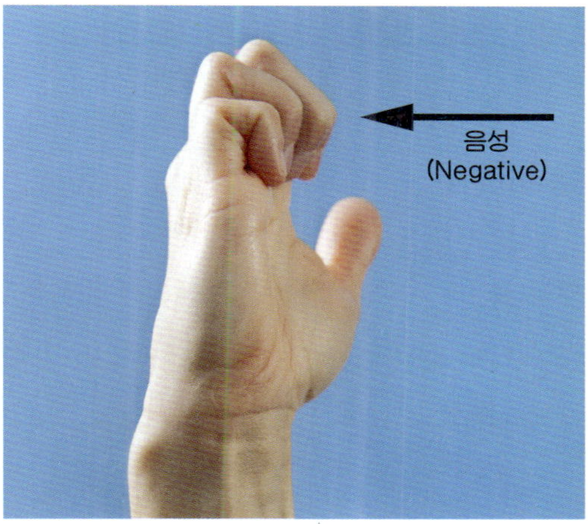

늑쇄골증후군 (Military Brace)

목적	• 갈비뼈와 빗장뼈 사이의 팔신경얼기의 압박을 진단한다.
클라이언트	• 서있는 자세
치료사	• 클라이언트의 앞에 서있는 자세
양성반응	• *가슴문증후군* 증상 유발: 날카롭고 찌르는 듯한 통증, 그리고/또는 무감각, 온도에 민감하게 반응함, 자신경신경통로에서 아래 방향으로 5번째와 4번째 손가락까지 느껴짐. • 자신경신경포획: 빗장뼈와 갈비뼈 사이의 공간이 충분하지 않음

과정 (Procedure)

- 클라이언트가 어깨뼈를 함께 외전하거나 움츠리게끔 한다.
- 팔은 바깥쪽으로 돌림시킨다.
- 이 자세를 30초 동안 유지한다.
- 어깨는 아래로 떨어뜨린다.

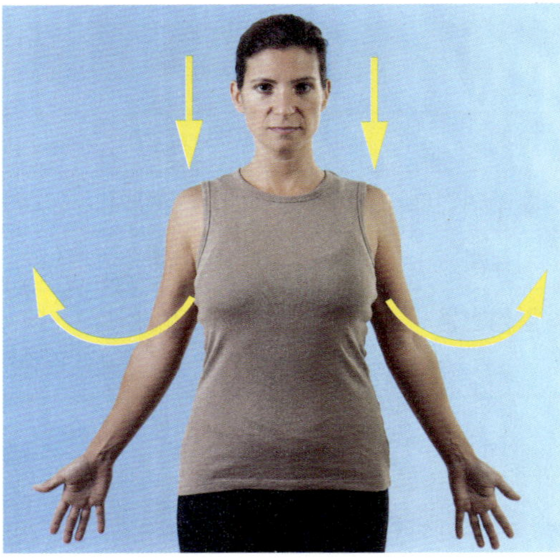

후측방 목뼈 굴곡

목적	머리널판근 & 목널판근, 머리반가시근 & 경반극근, 목척주세움근의 근력을 평가한다.
클라이언트	• 배를 대고 엎드린 자세로 발은 90° 로 외전한다. • 팔꿈치는 구부린 상태로 양손바닥은 테이블 위에 둔다.
치료사	• 측정하고자 하는 부위의 방향 측면에 선다.
양성반응	• 목 후면의 바깥쪽 근육의 근력 저하 • 클라이언트가 진단하고 있는 자세로 머리를 유지할 수 없다.

과정 (Procedure)

- 클라이언트가 목 폄 동작을 하게끔 한다.
- 목을 진단하고자 하는 방향으로 돌림시킨다.
- 중력을 저항력으로 적용하여 동작을 유지한다.

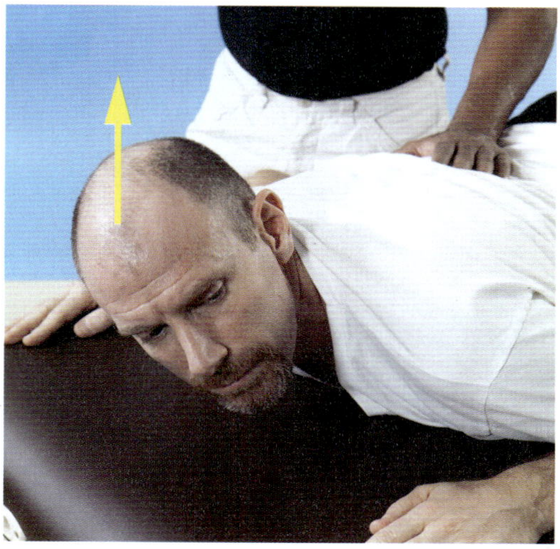

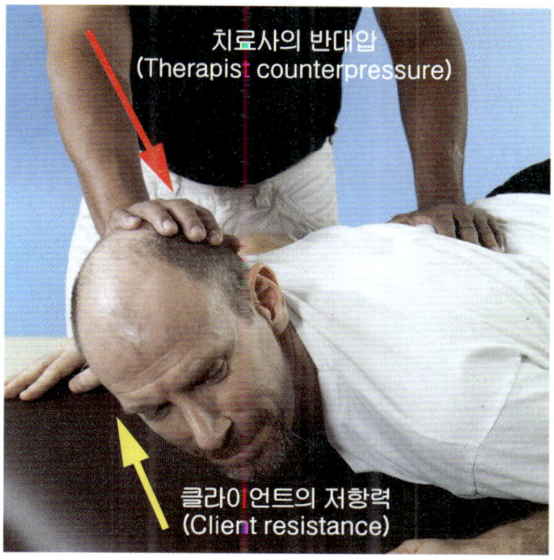

진단을 성공적으로 마친 후 (After Successful Completion)

- 치료사는 진단한 방향의 어깨를 안정화시킨다.
- 머리의 후측방 부위에 저항을 가한다.
- 진단한 부위에서 사선 방향으로 머리 전면부를 누른다.

목갈비근 조임 검사 (Scalene Cramp)

목적	• 목갈비근의 통증유발점을 평가한다.
클라이언트	• 앉은 자세
치료사	• 클라이언트의 앞에 선 자세
양성반응	• 진단한 방향의 목갈비근 내에서 양성 통증 또는 경련 • 목갈비근의 연관부위 내에서 연관 통증 • 통증유발점을 나타낸다.

과정 (Procedure)

- 클라이언트가 영향을 받은 부위 방향으로 머리를 돌림하면서 해당 부위의 빗장갈래를 향해 아래로 턱을 당기도록 한다.
- 이 자세를 30초동안 유지한다.

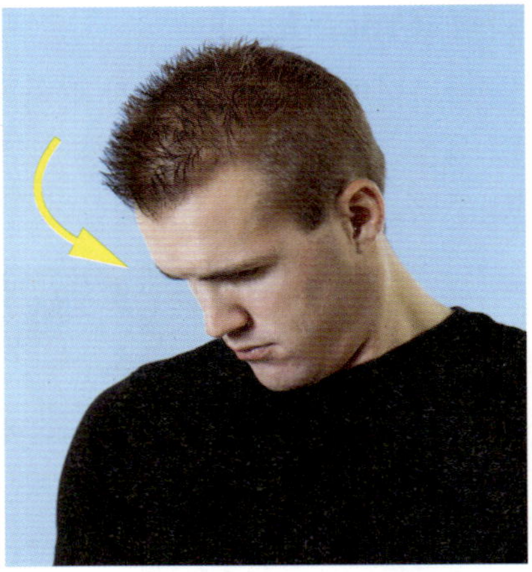

목갈비근 이완 검사 (Scalene Relief)

목적	• 팔을 따라서 손가락까지 나타나는 연관통증을 진단한다. • 앞목갈비근증후군의 가능성을 진단한다.
클라이언트	• 앉은 자세나 누운 자세
치료사	• 클라이언트의 앞에 선 자세
양성반응	• 수분 이내에 아래 방향으로 양성 통증이 나타난다. • 목갈비근 통증유발점을 나타낸다. • 목갈비근 신경의 압박 • 빗장뼈 옆의 통증유발점의 압박

과정 (Procedure)

- 클라이언트가 영향을 받은 방향의 팔뚝을 이마를 가로질러 위치시킨다.
- 클라이언트는 어깨를 들어올리고 내뻗도록 한다.

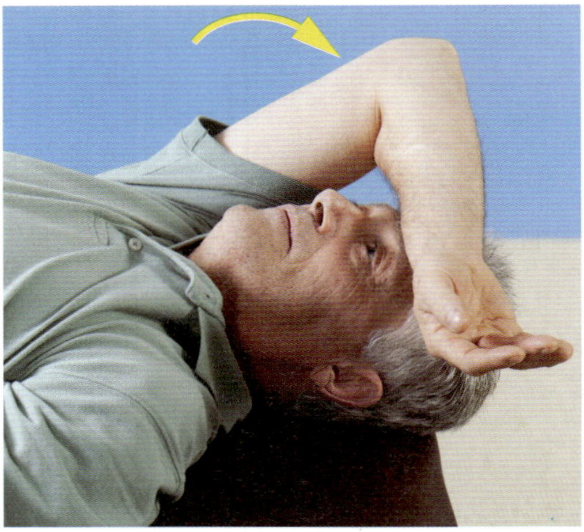

스펄링 검사 (Spurling's Assessment)

목적	• 목뼈신경뿌리의 신경포착이나 빗장뼈 하부의 후관절 자극을 평가한다. • 추간공 협착증을 진단한다. • 방사형 증상과 날카로운 국부통증을 진단한다.
클라이언트	• 앉은 자세
치료사	• 클라이언트의 뒤에 서서 클라이언트의 머리 위에 머리를 위치시킨다.
양성반응	• + 증상 : 신경뿌리통증 또는 신경증상이 영향을 받은 팔에 나타난다. • + 증상 : 통증이 국부적으로 남아있다. (목 또는 어깨) • 신경뿌리통증: 신경뿌리 압박의 가능성이 있다. • 국부적인 목/어깨의 통증: 후관절 자극의 가능성이 있다. • 반대 방향의 통증은 근육통 및 편타손상과 연관된 장애로 인하여 근경련을 나타낸다.

과정 (Procedure)

- 클라이언트가 천천히 머리를 늘리고, 바깥쪽으로 구부리고, 영향을 받은 방향으로 돌림시키게끔 한다.
- 치료사는 클라이언트의 머리 위에서 아래 방향으로 부드럽게 저항을 가한다.

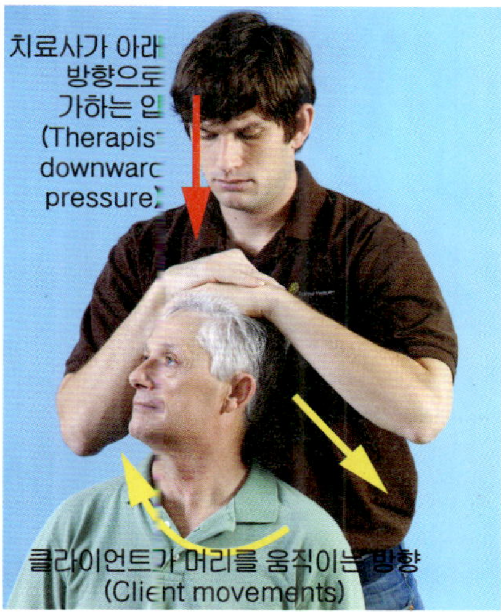

TMJ AROM

목적	• 동작 시 경로를 벗어나거나 움직임의 제한이 있는지 진단한다.
클라이언트	• 앉거나 바로 누운 자세
치료사	• 클라이언트의 앞에 선 자세
양성반응	• 입이 C자형으로 벌어지는 것은 탈선된 부위의 관절이 운동범위저하를 나타낸다. • 입이 S자형으로 벌어지는 것은 근육 불균형이나 피막염의 가능성이 있다.

과정 (Procedure)

■ 클라이언트가 입을 벌리고 닫게끔 한다.

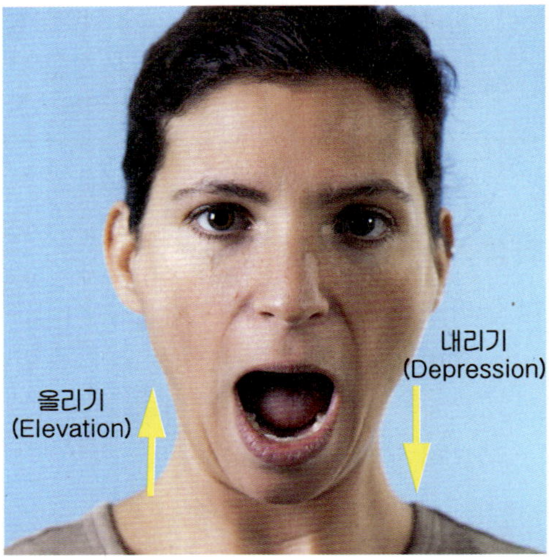

TMJ 추적 (TMJ Tracking)

목적	• TMJ의 비정상적인 움직임 경로를 평가한다.
클라이언트	• 누운 자세
치료사	• 클라이언트의 머리 쪽에 앉는다. • 집게손가락을 클라이언트의 외이도반사 (양쪽 귀)에 위치시킨다. • 부드럽게 위쪽 방향으로 압을 가한다.
양성반응	• + 증상: 턱이 아래-위 움직임 경로에서 벗어나서 움직인다. • 입을 벌릴 때, 턱 측면의 HT 깨물근이 경로에서 벗어난다. • 피막염이 나타날 수 있다.

과정 (Procedure)

- 클라이언트가 천천히 입을 완전하게 열고 닫도록 한다.
- 치료사가 턱의 움직임을 관찰한다.
- 치료사가 아래턱의 양쪽 아래턱융기가 동일하게 움직이는지를 느껴본다

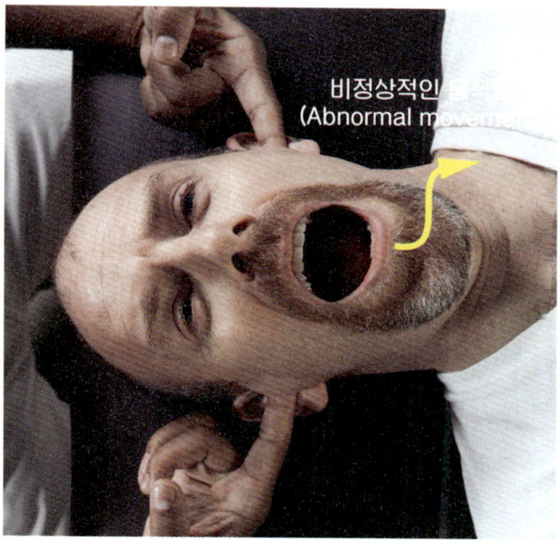

쓰리 너클 검사 (Three-knuckle Assessment)

목적	• 깨물근의 길이를 평가한다.
클라이언트	• 누운 자세
치료사	• 클라이언트의 측면에 선 자세
양성반응	• 만약 클라이언트가 평가를 실시할 수 없다면 깨물근의 과긴장에 대한 양성반응을 나타낸다. • M-S 과긴장일 경우, 1-1/2개의 손가락 관절이 들어간다. • L-M 과긴장일 경우, 2-1/2개의 손가락 관절이 들어간다.

과정 (Procedure)

- 클라이언트가 사용하지 않은 손을 사용하게끔 안내한다.
- 주먹을 쥐어서 3개의 손가락 관절을 윗니와 아랫니 사이에 위치시키도록 한다.

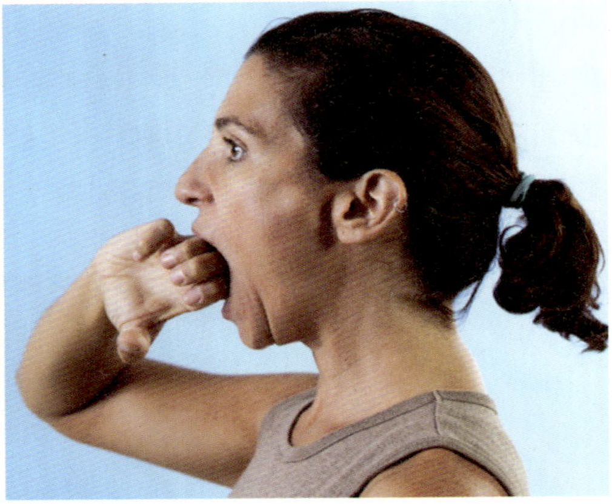

척추동맥 검사

목적	• 척추동맥 손상을 진단한다. PCP를 참고하여 목이 움직이지 않도록 한다.
클라이언트	• 누운 자세에서 목과 머리는 테이블에서 떨어지게끔 한다.
치료사	• 테이블 머리 쪽에 앉아서 클라이언트의 머리를 손으로 받쳐서 지지한다. • 클라이언트의 눈을 바라본다.
양성반응	• 15초 내에 한쪽 눈 또는 양쪽 눈의 동공이 펌한다. • 기본적인 질문에 응답할 수 없고 혼란스러워 한다.

과정 (Procedure)

- 과도하게 늘어진 클라이언트의 목을 테이블에서 떨어뜨린다.
- 15초 동안 이 자세를 유지한다.
- 치료사는 클라이언트의 눈에서 한쪽 눈 또는 양쪽 눈의 동공이 수축하는지를 관찰한다.
- 클라이언트에게 이름, 현재 있는 위치와 같은 기본적인 질문을 묻는다.

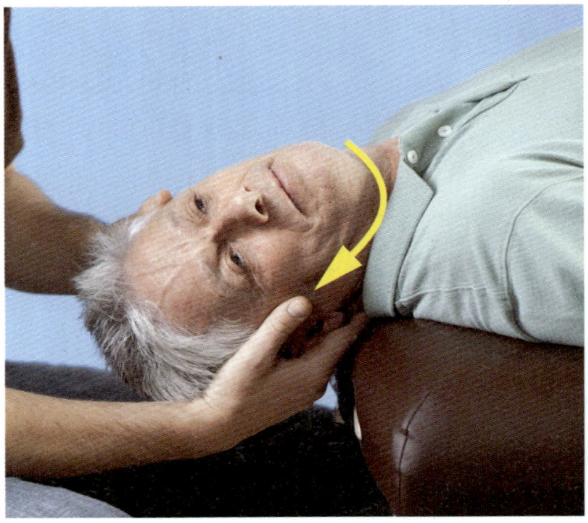

라이트 벌림(외전)검사 (Wright' s Abduction Test)

목적	• 작은가슴근 증후군을 평가한다.
클라이언트	• 앉은 자세
치료사	• 클라이언트의 앞에 선 자세
양성반응	• 30초 이내에 ↑ 증상이 나타난다. • 과긴장 작은가슴근으로 인하여 상완신경총의 압박이 나타날 수 있다. • 자신경포획: 팔꿈치가 구부러지고 손목이 펴된다. • 팔꿈치와 손목이 완전이 펼쳐진 상태에서의 정중신경 • 기본적인 질문에 응답할 수 없고 혼란스러워 한다.

과정 (Procedure)

- 클라이언트가 최대한 팔을 외전시킨다.
- 자신경: 팔꿈치가 구부러지고 손목이 펴된 상태로 만든다.
- 정중신경: 팔꿈치가 펼쳐지고 손목이 구부러진 상태로 만든다.

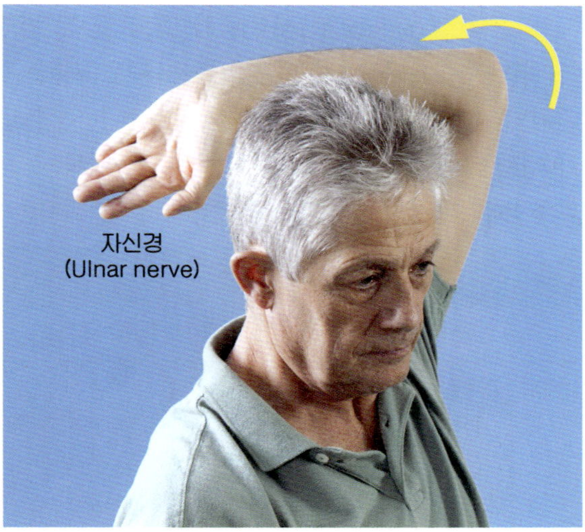

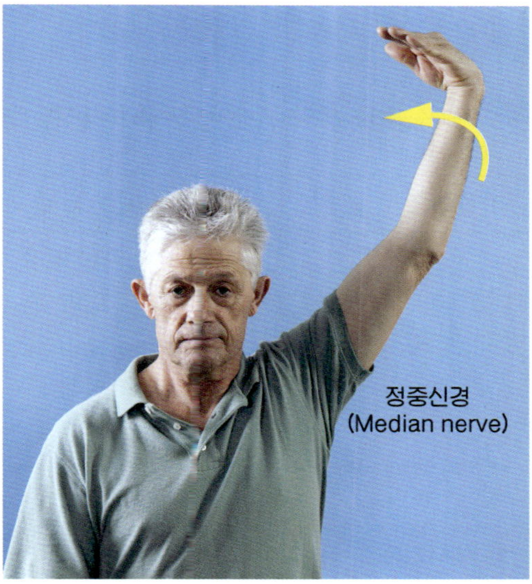

평가차트 (Assessment Charts)

진단 결과에 해당하는 기호나 약어에 동그라미를 친다.

↑ = 증가; ↓ = 감소; L = 경증; M = 중등도; S = 중증; WNL = 정상; + = 양성, − = 음성

AROM			
동작	방향	ROM 결과	통증 정도
굽힘	R / L	↓ ↑ L M S WNL	L M S
폄	R / L	↓ ↑ L M S WNL	L M S
돌림시키기	R / L	↓ ↑ L M S WNL	L M S
바깥쪽으로 굽힘	R / L	↓ ↑ L M S WNL	L M S

PROM			
동작	방향	ROM 결과	통증 정도
굽힘	R / L	↓ ↑ L M S WNL	L M S
폄	R / L	↓ ↑ L M S WNL	L M S
돌림시키기	R / L	↓ ↑ L M S WNL	L M S
바깥쪽으로 굽힘	R / L	↓ ↑ L M S WNL	L M S

MRT			
동작	방향	근력 결과	통증 정도
굽힘	R / L	↓ ↑ L M S WNL	L M S
폄	R / L	↓ ↑ L M S WNL	L M S
돌림시키기	R / L	↓ ↑ L M S WNL	L M S
바깥쪽으로 굽힘	R / L	↓ ↑ L M S WNL	L M S

특수검사		
진단법	진단/ROM 결과	통증/무감각도
알렌 검사: R/L	+/− L M S WNL	L M S
전면 목뼈 굽힘근	↓ ↑ L M S WNL	L M S
전외측 목뼈 굽힘	↓ ↑ L M S WNL	L M S
압박	+/−	L M S
신연검사	+/−	L M S
손가락 굽힘	+/−	L M S
늑쇄골증후군 검사	+/−	L M S
후측방 목뼈 굽힘	+/− L M S WNL	L M S
목갈비근 조임	+/−	L M S
목갈비근 이완	+/−	L M S
스펄링 검사	+/−	L M S
위등세모근 수동	+/− L M S WNL	L M S
척추동맥검사	+/− L M S	L M S
라이트 외전	↓ ↑ L M S WNL	L M S

TMJ Assessments		
진단법	진단/ROM 결과	통증/무감각도
왕복성 관절음	+/− WNL	L M S
쓰리 너클 검사	+/− L M S WNL	L M S

제 3 장

어깨관절 근육 (Muscles of the Shoulder Joint)

어깨관절 근육 (Muscles of the Shoulder Joint)

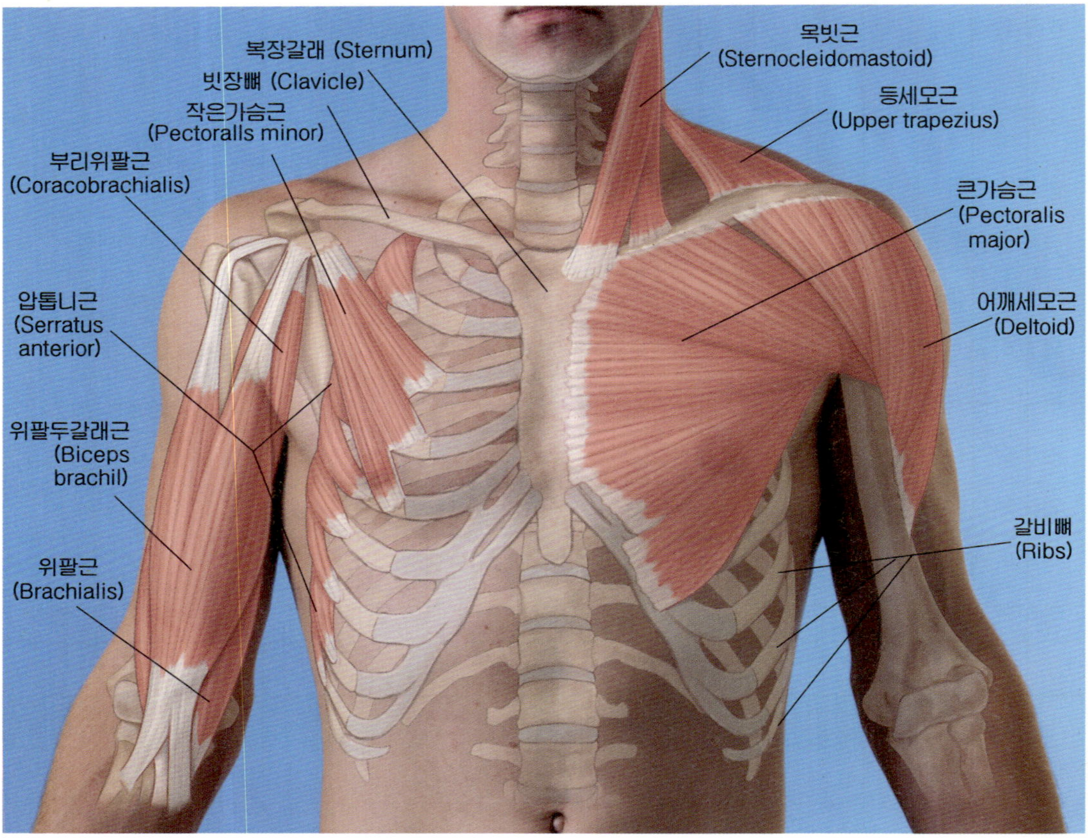

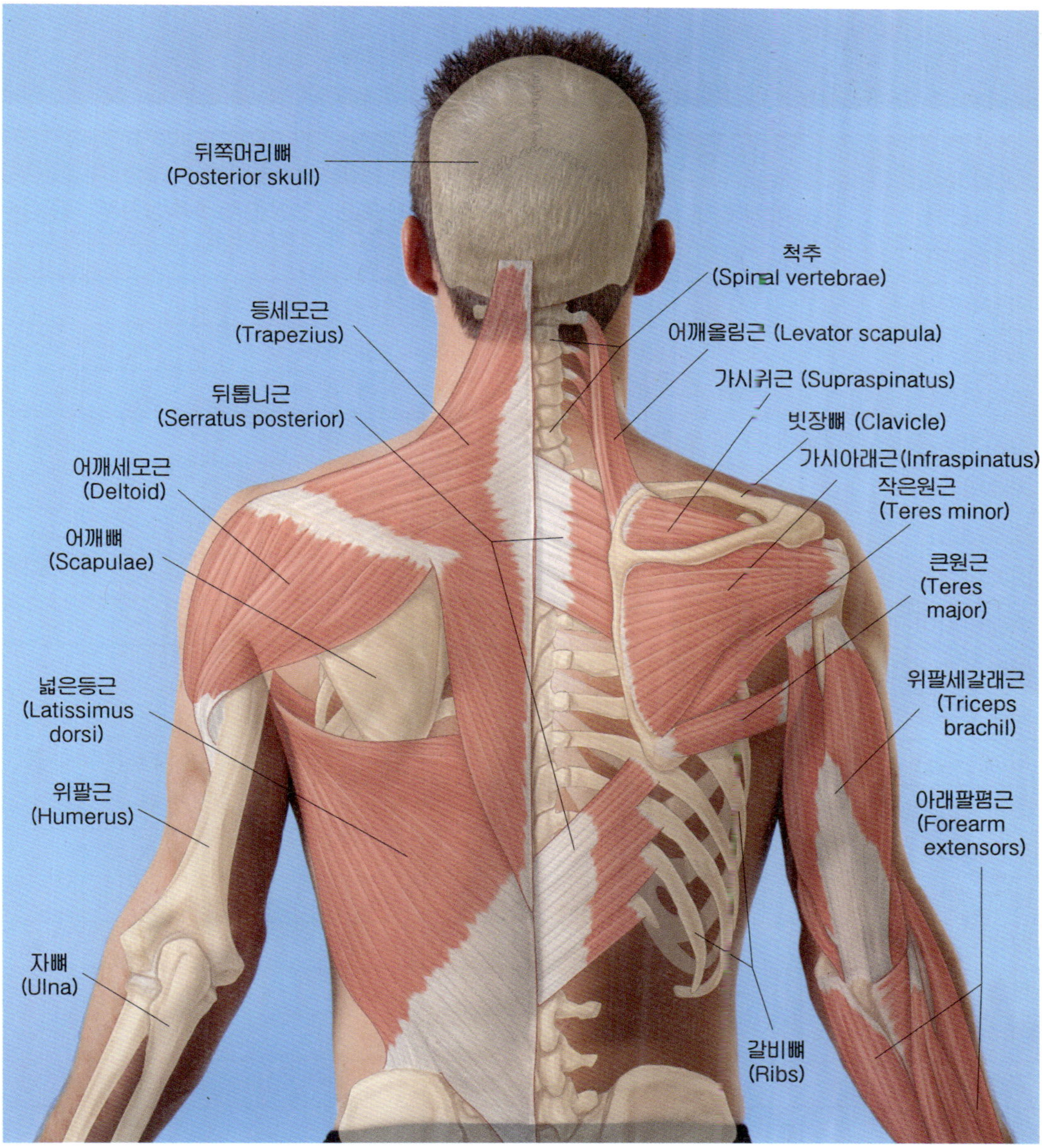
뒤쪽머리뼈
(Posterior skull)
척추
(Spinal vertebrae)
등세모근
(Trapezius)
어깨올림근 (Levator scapula)
가시위근 (Supraspinatus)
뒤톱니근
(Serratus posterior)
빗장뼈 (Clavicle)
어깨세모근
(Deltoid)
가시아래근(Infraspinatus)
작은원근
(Teres minor)
어깨뼈
(Scapulae)
큰원근
(Teres
major)
넓은등근
(Latissimus
dorsi)
위팔세갈래근
(Triceps
brachil)
위팔근
(Humerus)
아래팔폄근
(Forearm
extensors)
자뼈
(Ulna)
갈비뼈
(Ribs)

통증유발점 연관 가이드 (Trigger Point Referral Guide)

어깨의 통증유발점 연관 패턴

근육	어깨 전면	어깨후면	어깨 측면	가슴근	전상완부	후상완부	등 상부
앞어깨근	X				X		
위팔두갈래근	X				X		
위팔근					X		
부리위팔근	X					X	
깊은척추근							X
가로막				X			
척주세움근				X			X
가시아래근	X		X		X		X
속갈비사이근				X			
가쪽어깨세모근			X				
넓은등근	X	X				X	X
어깨올림근						X	X
큰가슴근, 작은가슴근	X						X
뒤어깨세모근		X				X	
배곧은근				X			
마름근							X
목갈비근	X	X	X	X	X	X	X
앞톱니근							X
뒤톱니근		X				X	X
가슴근				X			
목빗근					X		
빗장밑근	X				X		
가시위근	X	X	X		X	X	X
큰원근		X				X	
작은원근		X				X	
등세모근		X					X
위팔세갈래근					X	X	

통증유발점 연관 차트

어깨세모근 (Deltoid)

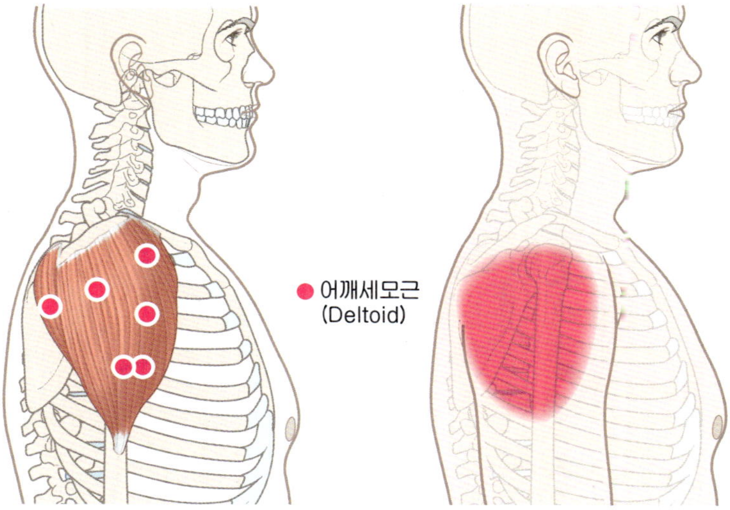

위팔두갈래근 (Biceps Brachii)

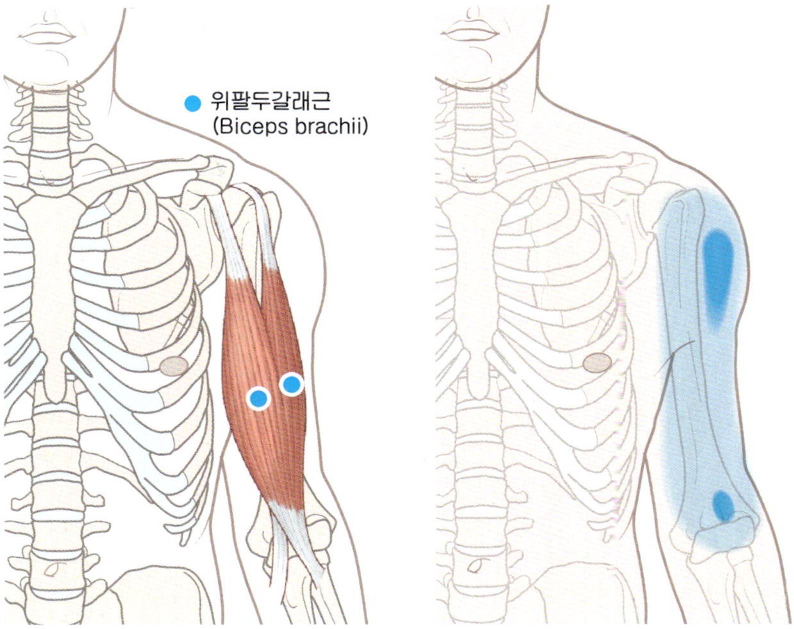

위팔근 (Brachialis)

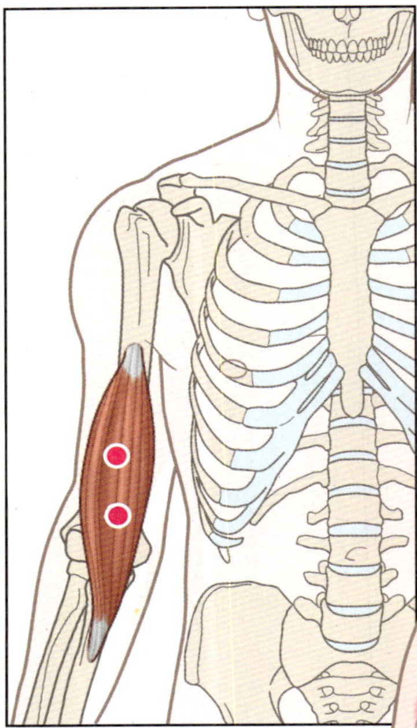

● 위팔근 (Brachialis)

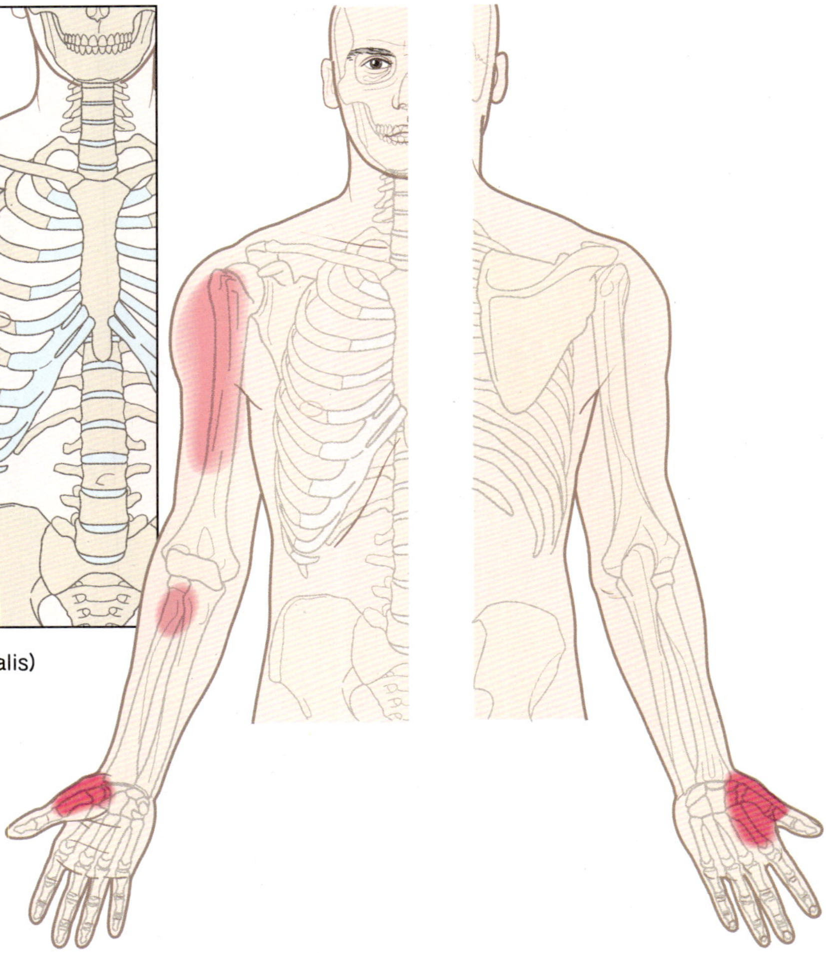

부리위팔근 (Coracobrachialis)

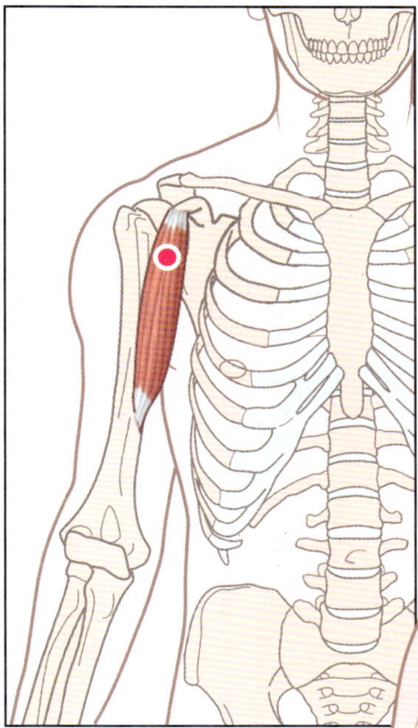

● 부리위팔근
(Coracobrachialis)

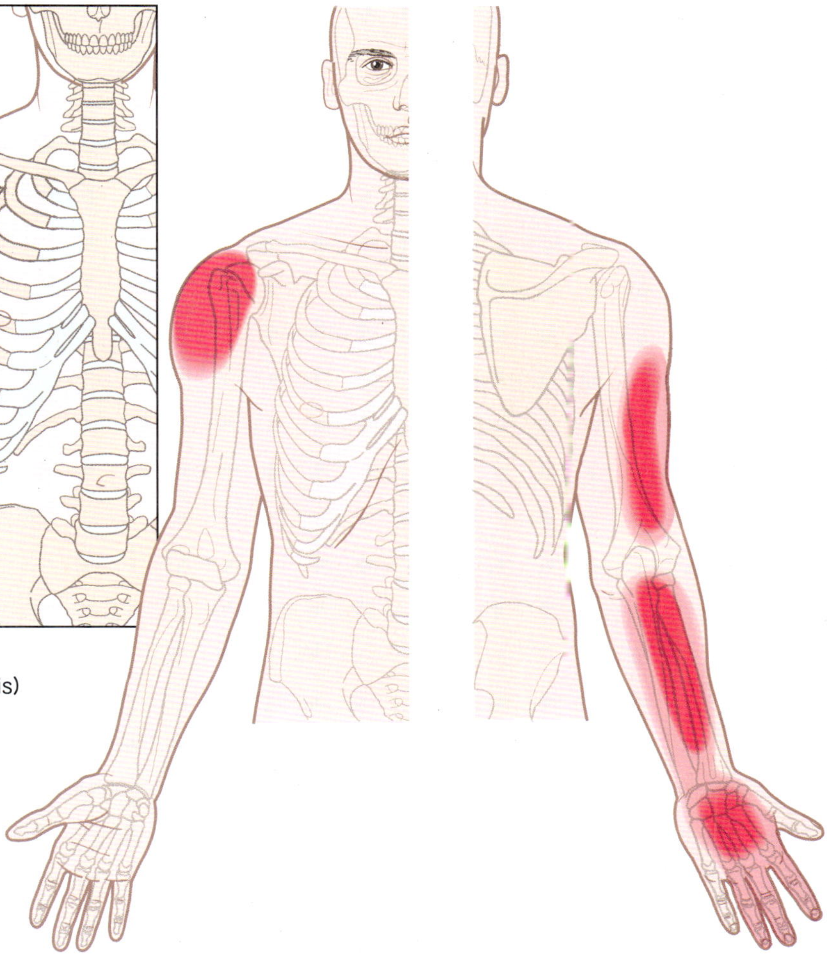

작은원근과 큰원근 (Teres Minor and Major)

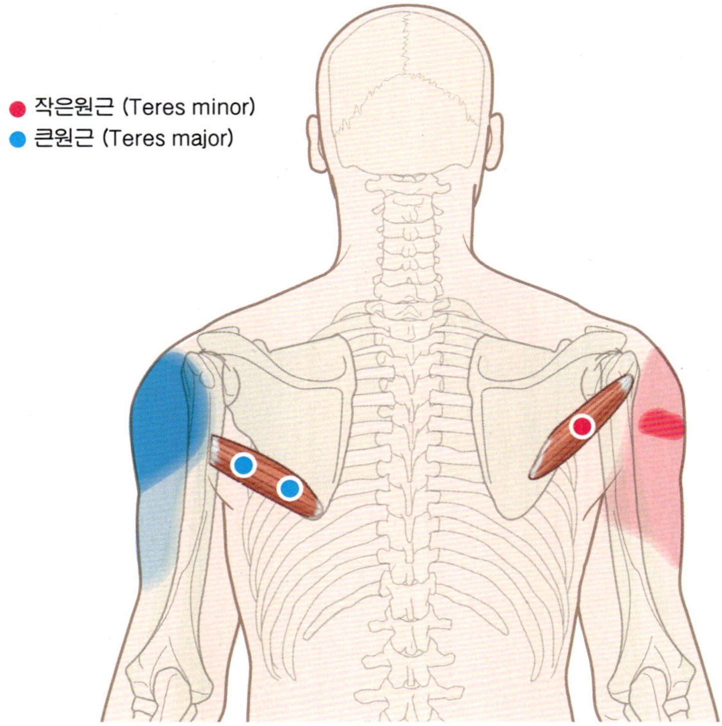

가시위근과 위팔세갈래근 (Supraspinatus and Triceps Brachi)

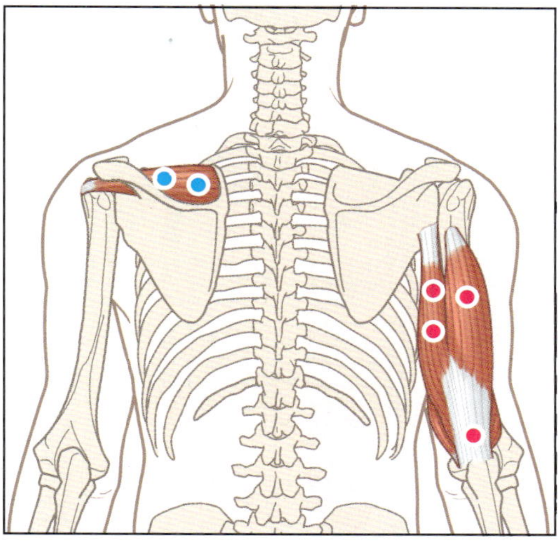

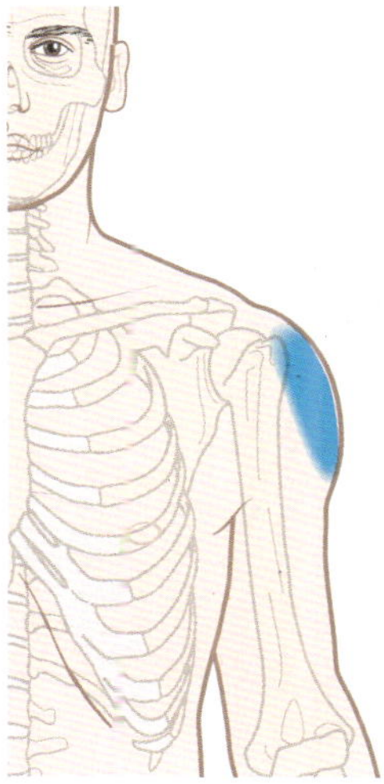

● 삼두근 (Triceps)
● 가시위근 (Supraspinatus)

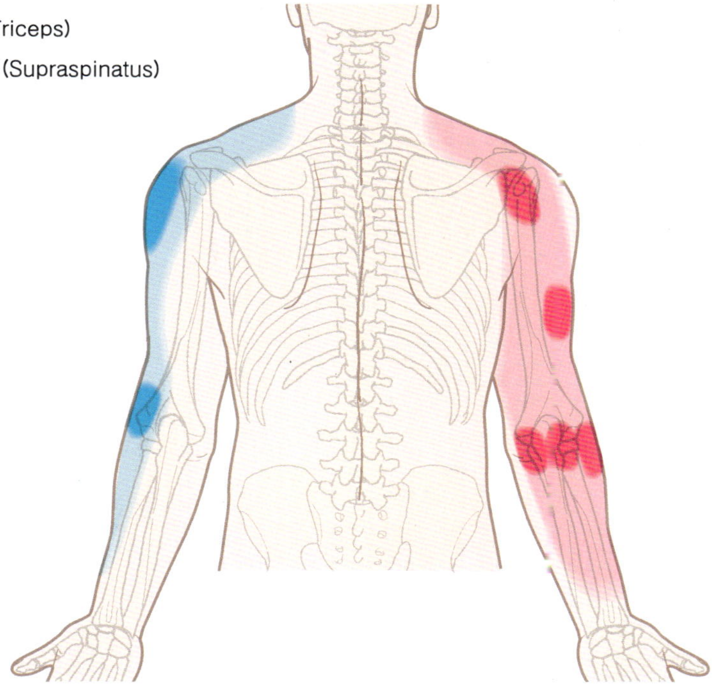

어깨밑근 (Subscapularis)

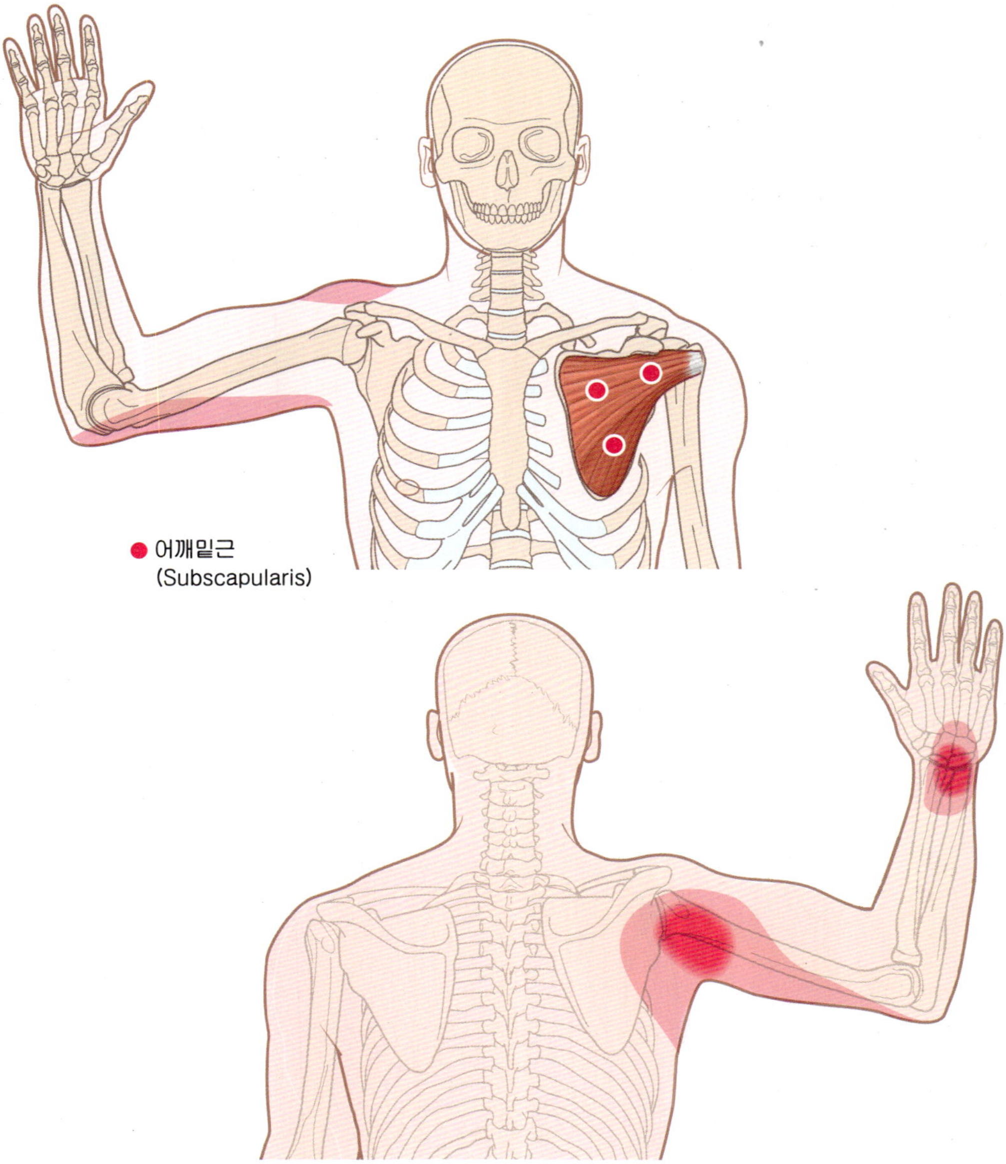

어깨올림근, 가시아래근 (Levator Scapulae, Infraspinatus)

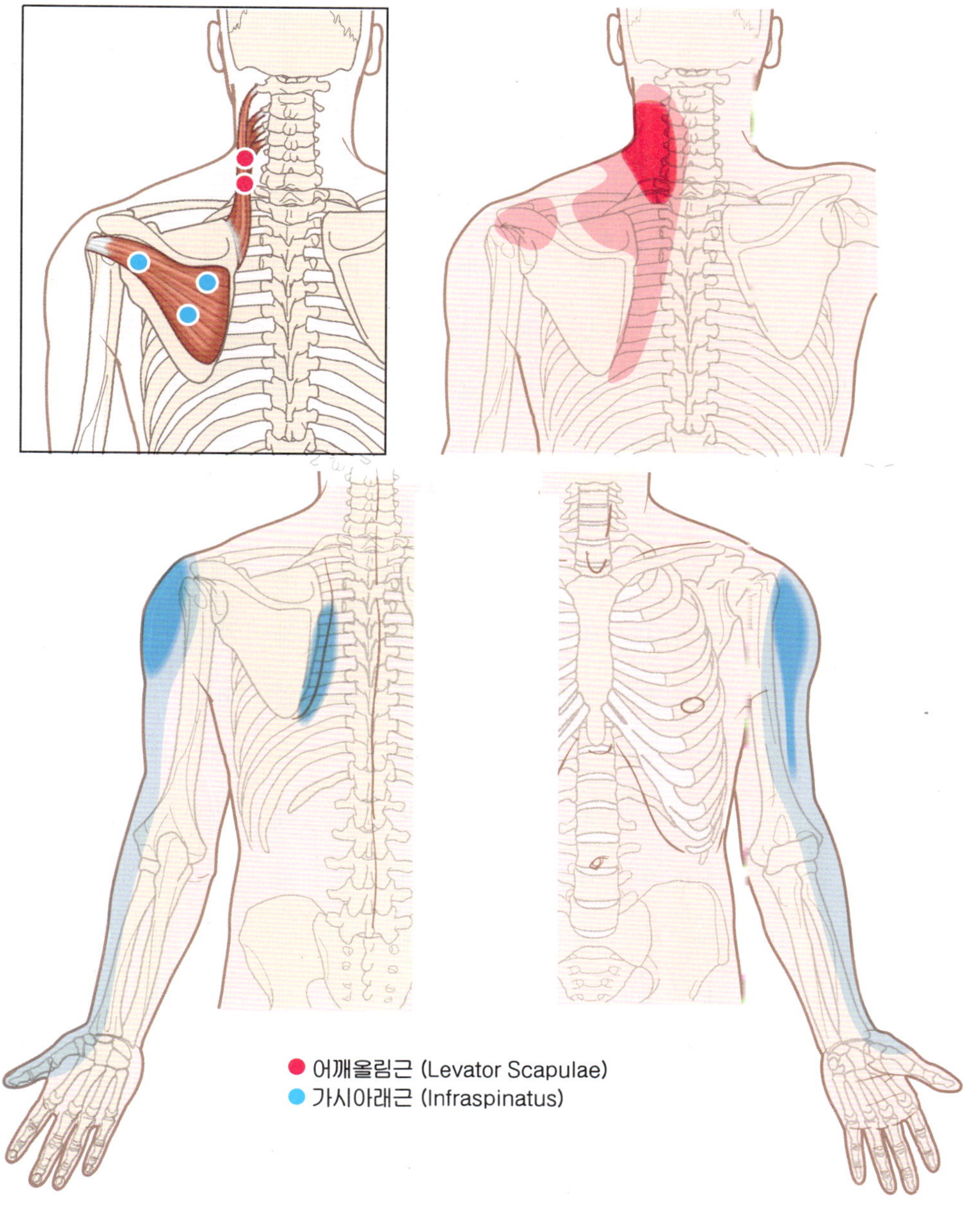

큰가슴근 & 작은가슴근 (Pectoralis Major & Minor)

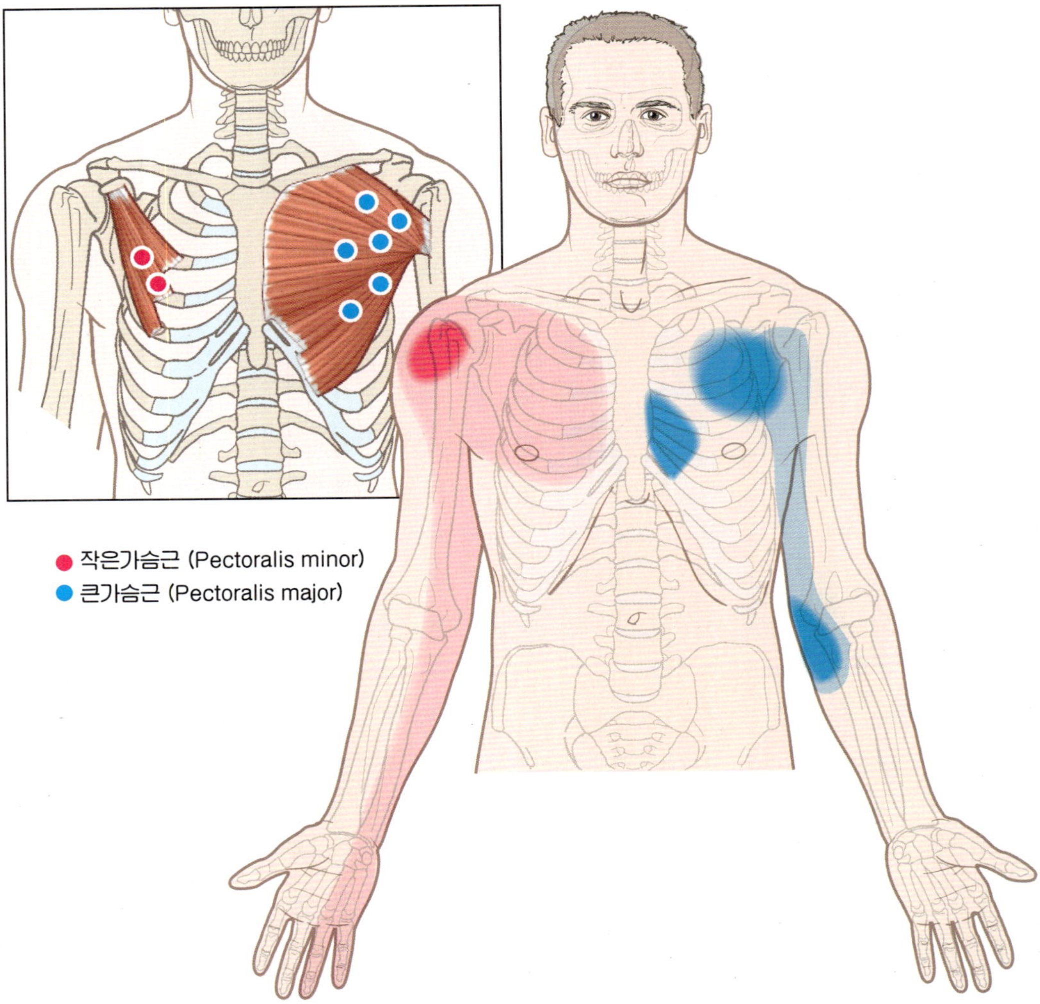

가동범위(ROM) 평가 (Range-of-Motion (ROM) Assessments)

능동가동범위(AROM)

동작	정상 AROM
굽힘	180°
폄	45°
벌림	150°
모음	신체 전면으로 45° 로 굽힘
안쪽돌림	90°
가쪽돌림	90°
가로벌림	45°
가로모음	135°

목적	• 어깨관절의 AROM을 평가한다 • 수축성 조직을 평가한다. • 통증, 보상, 작용 한계 & 동작의 질을 확인한다.
클라이언트	• 앉아있거나 누운 자세
치료사	• 클라이언트의 앞에 서있는 자세
양성반응	• 동작 시 발생하는 통증은 비활성 조직 그리고/또는 수축성 조직과 연관되어 있음을 나타낸다. • 근력저하에 대한 비정상 근육동원 형태를 확인한다. • 50°–120° 벌림 운동 시 통증은 돌림근과 연관되어 있을 수 있음을 나타낸다.

과정 (Procedure)

굽힘 (Flexion)

- 클라이언트 팔을 앞으로 뻗고 손을 천장 방향으로 들어올리게끔 한다.

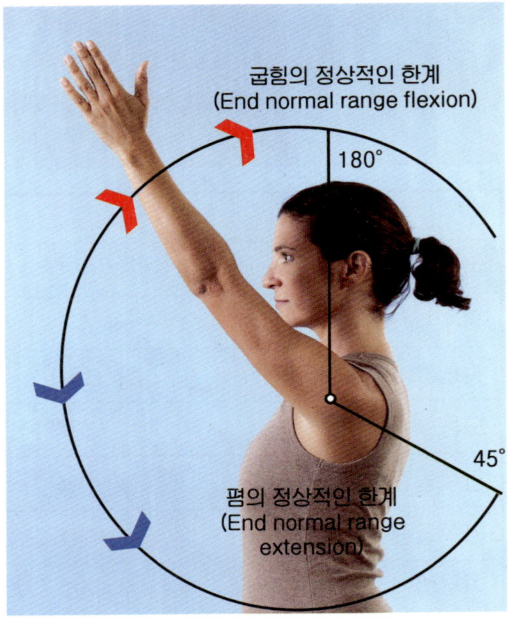

폄 (Extension)

- 클라이언트 굽힘 동작을 역으로 하여 팔을 등쪽으로 뻗게끔 한다.

벌림 (Abducion)

- 클라이언트 팔을 신체의 정중선에서 멀리 뻗게끔 한다.

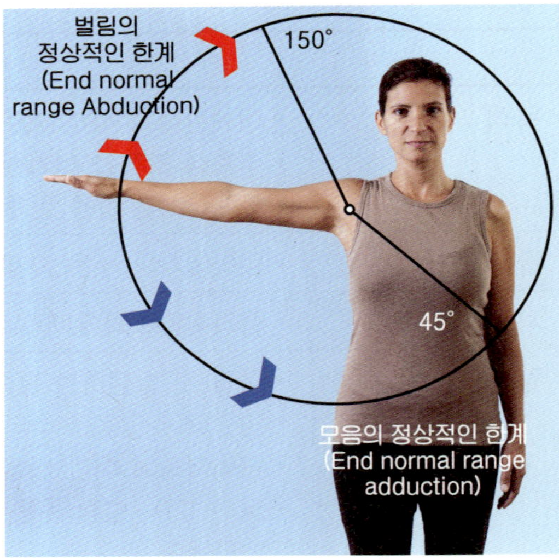

모음 (Adduction)

- 클라이언트 팔을 신체의 정중선에서 등쪽으로 뻗게끔 한다.

가로벌림 (Horizontal Abduction)

- 클라이언트가 팔을 90° 로 들어올리게끔 한다.
- 클라이언트가 팔을 정중선에서 수평 방향으로 움직이게끔 한다.

가로모음 (Horizontal Adduction)

- 클라이언트가 팔을 90° 로 들어올리게끔 한다.
- 클라이언트가 팔을 정중선에서 신체 전면으로 움직이게끔 한다.

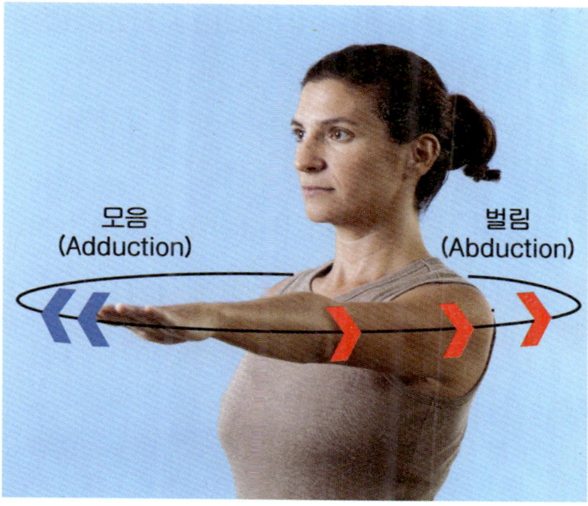

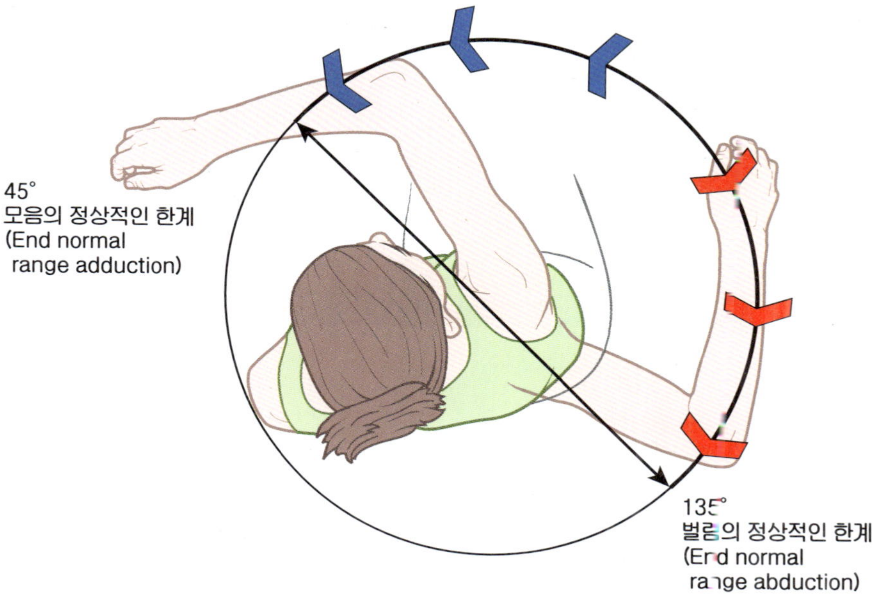

안쪽돌림 〔Internal (medial) Rotation〕

- 클라이언트가 팔꿈치를 90° 로 구부리고, 팔뚝은 중립자세로 둔 후 몸통에 붙이도록 한다.
- 클라이언트가 손바닥을 신체 정중선 앞으로 움직이게끔 한다.

가쪽돌림 〔External (lateral) Rotation〕

- 팔 자세는 안쪽돌림과 동일하다.
- 클라이언트가 팔을 신체의 정중선에서 멀리 움직이게끔 한다.

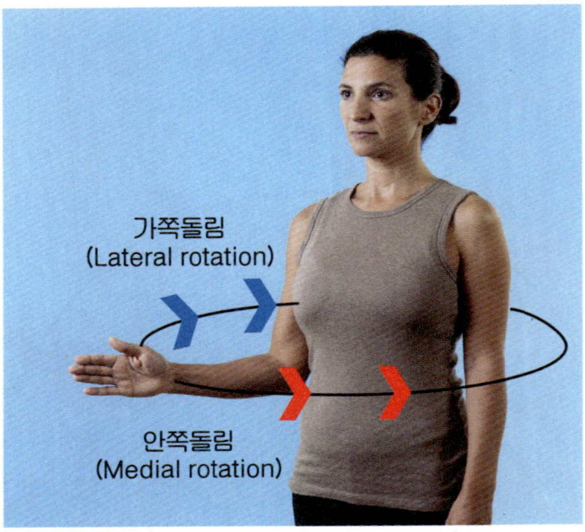

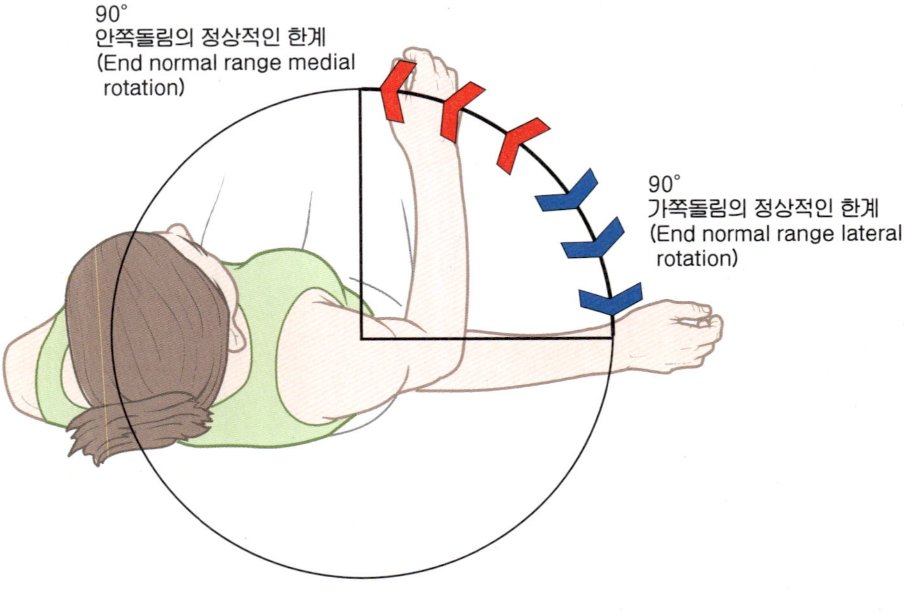

수동가동범위 (PROM)

목적	• 통증이 발생하는 AROM 동작을 평가한다. • 비활성 조직 관여의 가능성을 평가한다. • 치유 단계를 확인한다. • 비정상적인 끝느낌 (end-feel)을 평가한다.
클라이언트	• 서있는 자세
치료사	• 클라이언트의 측면에 서있는 자세 • 진단하는 팔을 지지하고 있는 자세
양성반응	• ROM 상태에서 통증의 원인이 될 수 있음; 섬유성 흉터 조직 제한, 관절주머니 부상, 연조직 충돌 (예. 멍), 신경 및 인대 부상, 퇴행성관절염, 근경련 • 오른쪽에서 왼쪽까지 ROM 상태에서의 차이 비교 • 비활성 조직 관여의 가능성 • 통증 가능성을 동반한 병리학적 끝느낌 (end-feel) • 초기의 통증 급성 또는 초기 치유 단계 • 말단 범위의 통증 아급성 • 신장 시의 통증 만성 또는 원숙기; 단축성 운동 시 수동운동과 반대로 움직이는 근육이 관여되어있을 수 있다.

과정 (Procedure)

굽힘 (Flexion)

■ 클라이언트의 팔이 천장을 향하거나 말단 범위에 도달할 때까지 앞으로 움직인다.

폄 (Extension)

■ 굽힘 자세에서 팔을 말단 범위에 도달할 때까지 뒤로 움직인다.

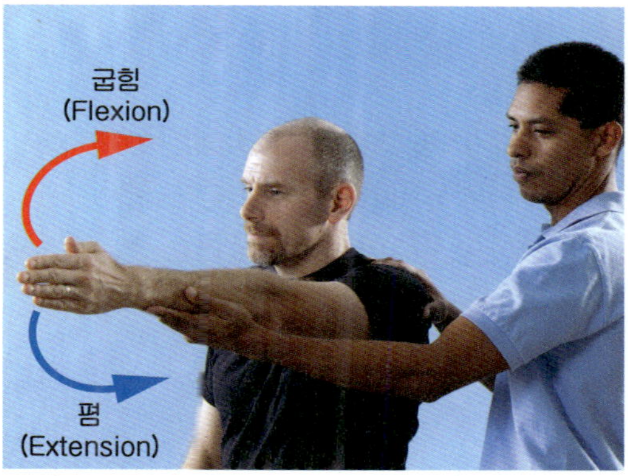

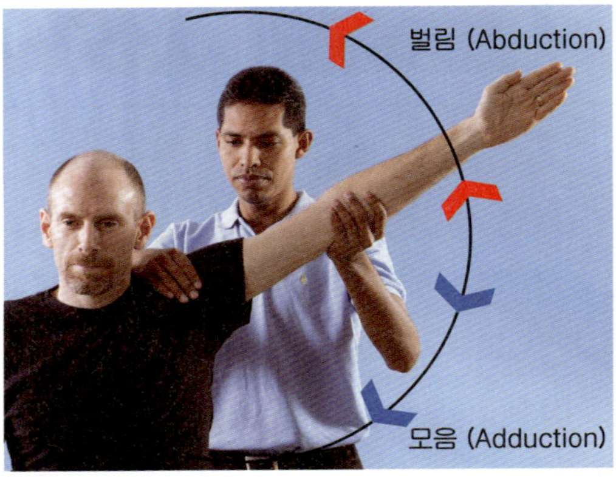

벌림 (Abducion)

- 팔이 말단 범위에 도달할 때까지 신체에서 멀리 움직인다.

모음 (Adduction)

- 벌림 자세에서 팔을 신체 전면을 가로질러서 말단 범위에 도달할 때까지 신체 방향으로 움직인다.

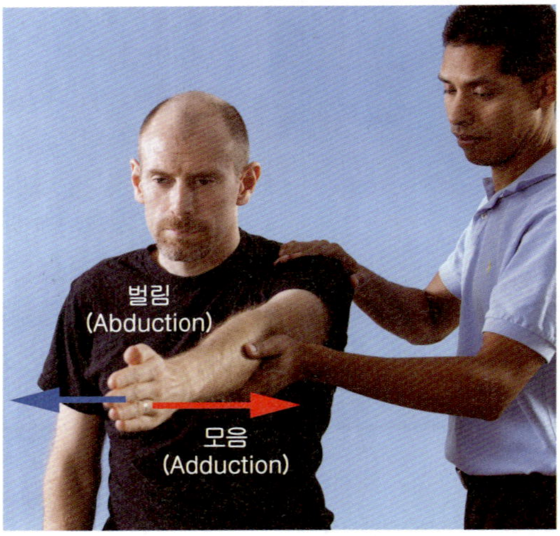

가로벌림 (Horizontal Abduction)

- 클라이언트의 팔을 90° 로 굽힌다.
- 클라이언트의 팔을 말단 범위에 도달할 때까지 신체의 정중성에서 멀리 움직인다.

가로모음 (Horizontal Adduction)

- 클라이언트의 팔을 90° 로 굽힌다.
- 클라이언트의 팔을 신체 전면을 가로질러서 정중선 방향으로 움직인다.
- 말단 범위에 도달할 때까지 이 자세를 진행한다.

안쪽돌림 〔Internal (medial) Rotation〕

- 클라이언트의 신체에 대하여 팔꿈치를 고정하여 지지하고, 팔꿈치는 90° 로 구부린 후, 손목과 팔뚝이 말단 범위에 도달할 때까지 신체 방향으로 움직인다.

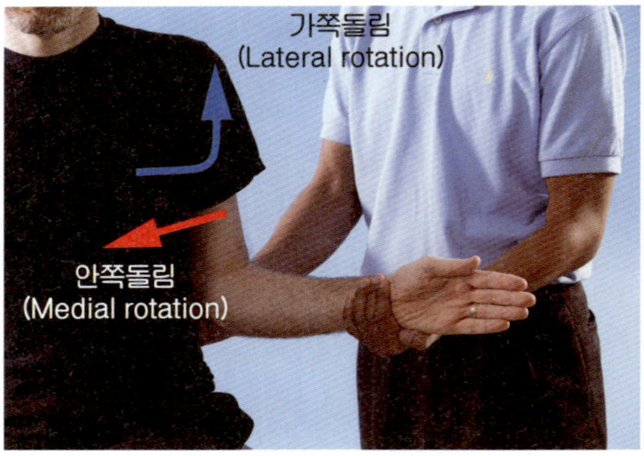

가쪽돌림 〔External (lateral) Rotation〕

- 클라이언트의 신체에 대하여 팔꿈치를 고정하여 지지하고, 팔꿈치는 90° 로 구부린 후, 손목과 팔뚝을 신체에서 멀리 움직인다.

도수저항운동 (MRT)

목적	• 수축성 조직의 기능 및 통합성을 평가한다. • AROM & PROM 결과를 통합하여 사용한다. • 운동신경의 기능을 평가한다.
클라이언트	• 팔을 중립상태 또는 측면에 둔 후, 서거나 앉은 자세 • 치유 단계에서 성숙기 시, 팔을 완전히 신장한 상태로 두고 이 진단을 실시한다.
치료사	• 진단하고자하는 팔의 측면에 서있는 자세 • 한 손으로 어깨를 고정하고, 다른 손으로 저항력을 적용한다.
양성반응	• 도수저항검사 시, 근력 약화 신경압박의 가능성을 나타낸다. • 통증 진단 시, 관여된 근육 내 통증유발점이 있을 수 있음을 나타낸다. • 통증은 근육, 근건 접합 또는 건골막부 내 병변의 가능성을 나타낸다. • 강한 근력을 동반한 통증은 근육/힘줄 단위의 부상을 나타낸다. • 약한 근력을 동반한 통증은 좌상 또는 조직 손상의 가능성을 나타낸다. • 통증의 강도는 부상의 강도를 나타낸다.

과정 (Procedure)

굽힘 (Flexion)

- 손을 팔꿈치에서 먼 쪽의 팔뚝 위에 둔다.
- 클라이언트가 팔을 구부릴 때 저항력을 가한다.

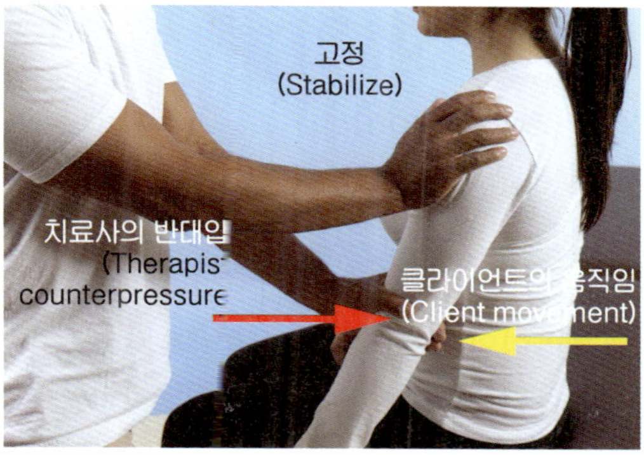

폄 (Extension)

- 손을 팔꿈치에서 먼 쪽의 팔뚝 위에 둔다.
- 클라이언트가 팔을 늘일 때 저항력을 가한다.

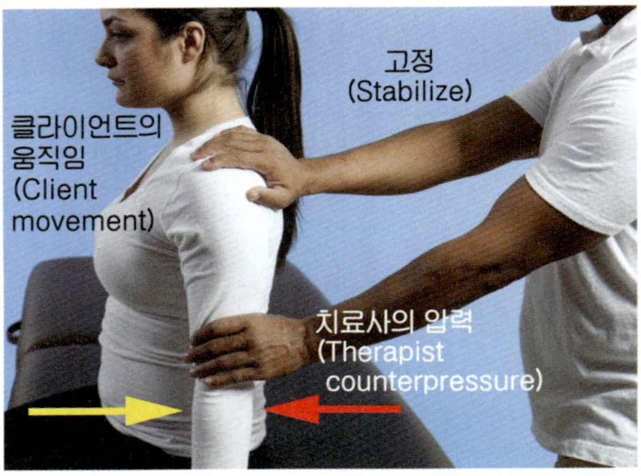

벌림 (Abducion)

- 한 손으로 클라이언트의 반대편 어깨를 고정시키고, 팔꿈치에서 먼 쪽의 팔뚝 위에 다른 한 손을 위치시킨다.
- 팔을 10° 로 벌림하고, 클라이언트가 팔을 벌림할 때 치료사가 저항력을 가한다.

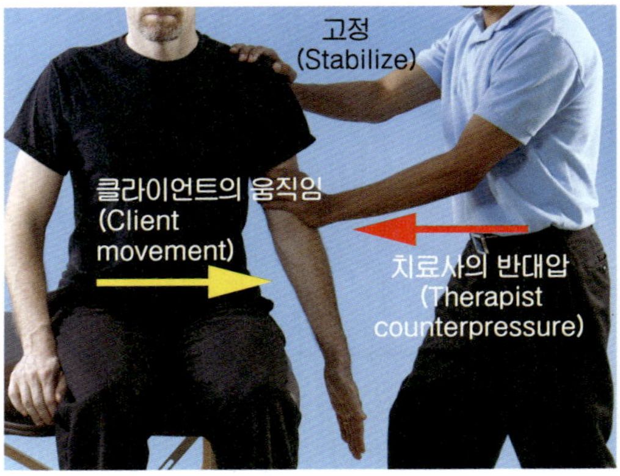

모음 (Adduction)

- 한 손으로 클라이언트의 어깨 (진단하고자 하는 어깨의 측면)를 고정시키고, 손목 위에 다른 한 손을 위치시킨다.
- 클라이언트가 팔을 모음할 때 치료사가 저항력을 가한다.

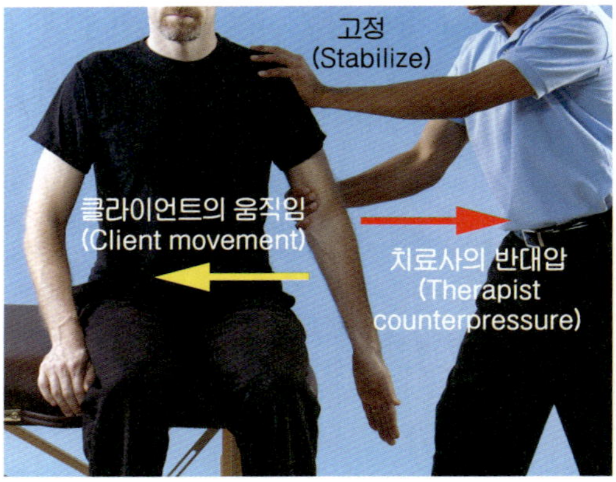

가로벌림 (Horizontal Abduction)

- 클라이언트의 팔꿈치를 늘인다.
- 팔을 90°로 구부리고, 한 손으로 어깨를 고정시킨다.
- 클라이언트가 팔을 벌림 할 때, 다른 한 손으로 저항력을 가한다.

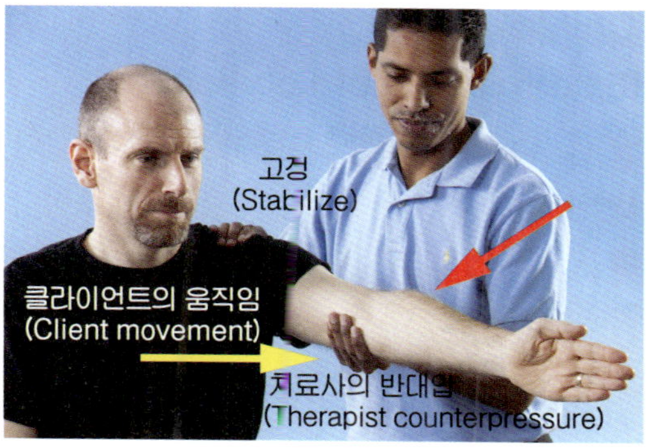

가로모음 (Horizontal Adduction)

- 클라이언트의 팔꿈치를 늘인 상태에서 팔을 90°로 구부린다.
- 한 손으로 어깨를 고정시킨다.
- 클라이언트가 팔을 모음 할 때, 다른 한 손으로 저항력을 가한다.

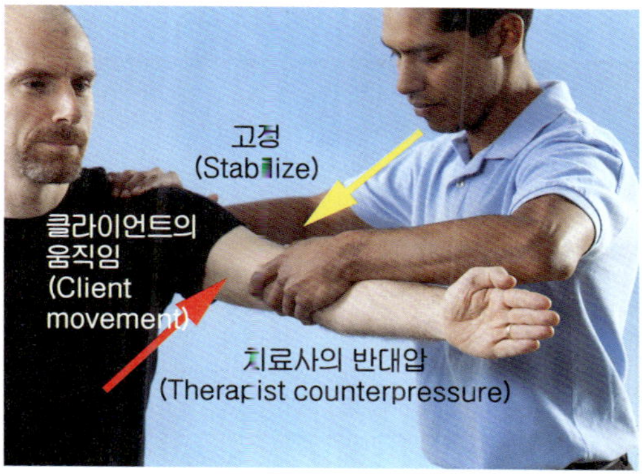

내쪽/안쪽 돌림 (Internal/Medial Rotation)

- 클라이언트의 팔꿈치를 90°로 구부린다.
- 한 손으로 팔꿈치 안쪽에 두어서 고정시킨다.
- 클라이언트가 어깨를 안쪽으로 움직이고자 할 때, 다른 한 손으로 클라이언트의 손목에 저항력을 가한다.

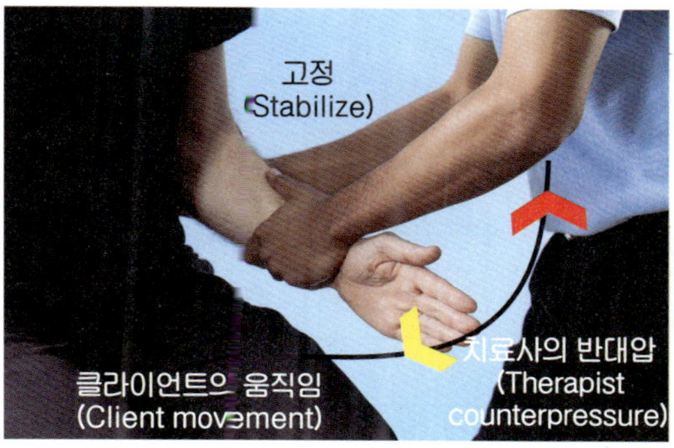

외/바깥쪽 돌림
(External/Lateral Rotation)

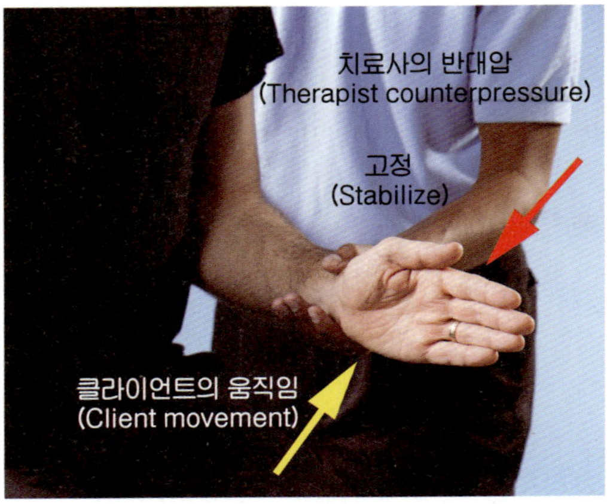

- 클라이언트의 팔꿈치를 90°로 구부린다.
- 한 손으로 팔꿈치 안쪽에 두어서 고정시킨다.
- 클라이언트가 어깨를 바깥쪽으로 움직이고자 할 때, 다른 한 손으로 클라이언트의 손목에 저항력을 가한다.

MRT 연관 차트 : 어깨 관절

근육	모음	벌림	폄	굽힘	안쪽 돌림	가쪽 돌림	수평 모음	수평 벌림
모든 섬유 어깨세모근		X						
전면 어깨세모근					X		X	
위팔두갈래근				X				
부리위팔근	X			X				
가시아래근	X		X			X		X
넓은등근	X		X		X			
어깨올림근								
큰가슴근	X				X			
큰가슴근 ↓ 섬유			X					
큰가슴근 ↑ 섬유				X			X	
작은가슴근								
후면 어깨세모근			X			X		X
어깨밑근					X			
가시위근		X						
큰원근	X				X			
작은원근	X		X			X		X
등세모근								
위팔세갈래근	X		X					

MRT 근력저하 및 신경관여		
근육	신경관여	동작
부리위팔근	C5-C7	굽힘
어깨세모근	겨드랑이 C5-6	굽힘, 폄, 안쪽/가쪽 돌림, 벌림
가시아래근	C5-C6	가쪽돌림
넓은등근	C3-C8	폄
어깨올림근	C3-T3	폄
큰가슴근	C1-C3	굽힘
작은가슴근	C2-C6	굽힘
대능형근	C1	동측성 돌림
소능형근	C1	폄
어깨밑근	C1-2	굽힘
가시위근	C1-2	옆굽힘
큰원근	C1	폄
작은원근	C1	폄
등세모근 ↓ 섬유	C3-8	반대쪽 돌림
등세모근 중간 섬유	C4-6	굽힘
등세모근 ↓ 섬유	C3-8	옆굽힘

MRT 연관 차트: 견갑흉곽관절								
동작	견갑거근	소흉근	대능형근	소능형근	전거근이는곳고정	승모근↓섬유	중간승모근	승모근↑섬유
벌림				X	X			X
모음		X					X	
내림		X			X	X		
↓ 안쪽돌림	X		X					
올림	X		X	X				X
↑ 가쪽돌림						X		X

평가 참고차트: 어깨관절

평가	AC 분리	급성, 아급성, 만성부상	전면 어깨 통증	이두박근 건증	윤활낭염 (어깨)	ROM↓	오십견	바깥쪽 어깨 통증	후면 어깨 통증	회전근개 부상	어깨 충돌 증후군	건염/건증	TP 연관 통증	어깨 높이 불균형	불안정한 견갑 안정근
벌림, 어깨					X		X	X							X
AC 압박	X														
유착성 관절주머니 벌림 진단			X			X	X	X							
아플리 긁기						X									
AROM		X			X	X	X	X	X			X		X	
드롭 암			X					X		X					
빈 깡통 비우기			X					X		X	X			X	
호킨스/케네디 검사											X			X	X
가시아래근 근력			X					X	X				X		
마우스 랩						X				X		X	X		

(계속)

평가 참고차트: 어깨관절

평가	AC 분리	급성, 아급성, 만성부상	전면 어깨 통증	이두박근 건증	윤활낭염 어깨	ROM ↓	오십견	바깥쪽 어깨 통증	후면 어깨 통증	회전근개 부상	어깨 충돌 증후군	건염/건증	Tp 연관 통증	어깨 높이 불균형	불안정한 견갑 안정근
MRT		X			X			X					X	X	
어깨 충돌 징후								X			X			X	
작은가슴근 길이															X
PROM		X			X			X					X		
어깨뼈 안정근							X								
어깨 모음 길이							X								
스피드 검사			X	X		X						X			
어깨밑근 근력/리프트 오프									X	X					
요르가손 검사			X	X											

어깨 평가 (Shoulder Assessments)

어깨 벌림

목적	• 위등세모근과 어깨올림근의 근육불균형을 평가한다.
클라이언트	• 앉아있거나 서있는 자세 • 팔은 해부학적 자세로 두고, 손바닥은 전면이 보이게 둔다.
치료사	• 클라이언트의 앞에 선 자세 • 클라이언트가 움직임을 취할 때, 어깨 윗면을 관찰한다.
양성반응	• 벌림 초기 단계 어깨가 귀 방향으로 기울어지는 것은 등세모근과 어깨올림근이 과긴장 상태라는 것을 나타낸다. • 또한 근력이 저하된 등세모근, 압톱니근, 가시우근을 나타낸다. • 이러한 종류의 근육 불균형은 충돌 증후군을 야기한다.

과정 (Procedure)

■ 클라이언트가 팔을 벌림하게끔 한다.

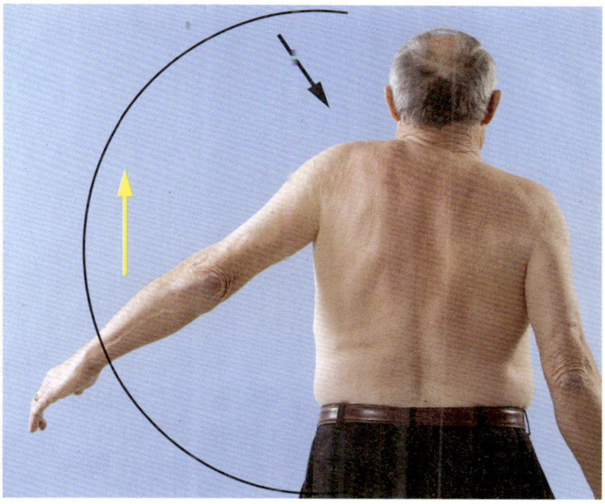

AC압박

목적	• 견봉쇄골관절 (AC joint; acromioclavicular joint)의 상태를 평가한다.
클라이언트	• 앉거나 선 자세
치료사	• 클라이언트의 측면에 서서 양손으로 어깨를 감싼 자세 • 손바닥으로 바깥쪽 빗장뼈 & 어깨뼈골 척추 부위를 누른다.
양성반응	• AC 관절에 통증이 있을 시, 양성반응 • AC 관절의 비정상적인 움직임이 있을 시, 양성반응

과정 (Procedure)

- 치료사는 손바닥으로 어깨를 감싸는 동시에 여러 차례 어깨를 쥐어짜듯이 누른다.
- AC 관절의 비정상적인 움직임을 관찰한다.

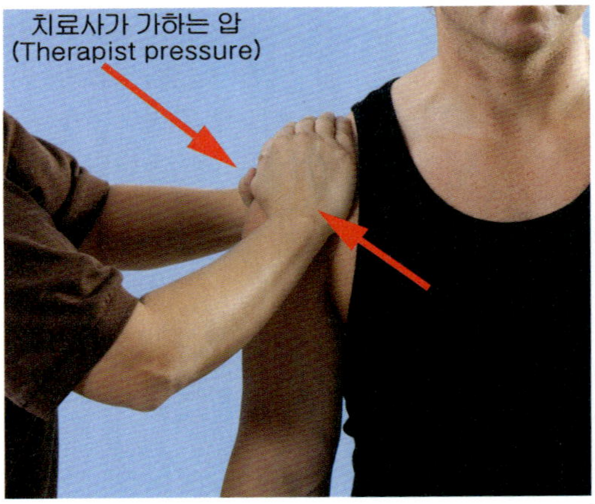

유착성관절주머니 벌림 진단

목적	• 오목위팔관절 관절과 연관된 ROM의 오작동이나 어깨뼈의 제한된 움직임을 평가한다.
클라이언트	• 앉거나 선 자세
치료사	• 클라이언트 뒤에 서서, 한손을 어깨뼈의 아래 각도로 둔 채로 다른 손은 클라이언트의 팔을 잡고 몸 중심부 쪽으로 이동하여 팔꿈치로 향한다.
양성반응	• 어깨뼈가 80˚ 벌림 전에 움직일 시, 양성반응 • 80˚ 벌림 이전에 통증, 당기는 듯한 엔드필을 느낀다. • 섬유증이나 완전한 ROM을 예방하는 관절주머니의 유착 등으로 인한 것일 수 있다.

과정 (Procedure)

- 치료사는 수동적으로, 느리게 클라이언트의 팔을 벌림시킨다.
- 팔을 벌림시키면서, 이 동작과 관련된 클라이언트의 어깨뼈 하각 움직임을 파악하도록 한다.

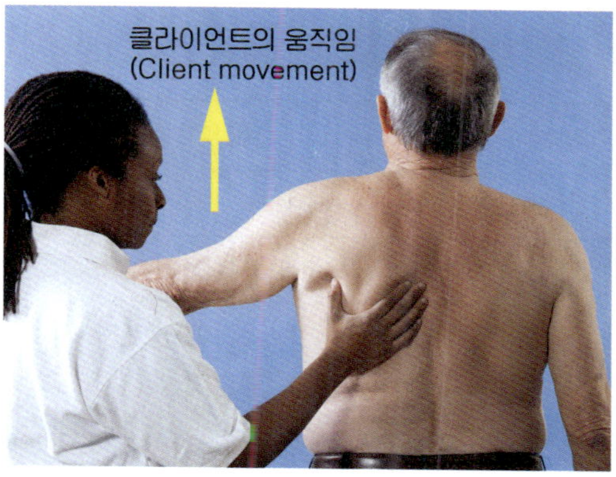

아플리 긁기 (Apley Scratch)

목적	• 견갑대의 여러 움직임 패턴을 평가한다. • 왼쪽에서 오른쪽 ROM의 범위를 비교한다.
클라이언트	• 앉거나 선 자세
치료사	• 관찰을 위하여 클라이언트의 앞과 뒤를 왔다 갔다 움직인다.
양성반응	• ↑ 팔이 안쪽으로 돌림하며 어깨가 벌림한다. • ↓ 팔이 바깥쪽으로 돌림하며 어깨가 모음한다.

과정 (Procedure)

- 클라이언트가 팔을 머리 넘어 등으로 넘긴 후, 등 아래를 향하게 하고 손바닥은 등을 향하게끔 한다.
- 동시에, 클라이언트의 다른 팔을 등 뒤로 넘긴 후, 안쪽으로 돌림시키면서 모음한다.
- 이 손의 손등은 클라이언트의 등과 맞닿게끔 하고, 엄지손가락은 위를 향하게끔 한다.
- 클라이언트가 등 뒤에서 양 손을 잡으려고 시도하게끔 한다. 이를 반복한다.

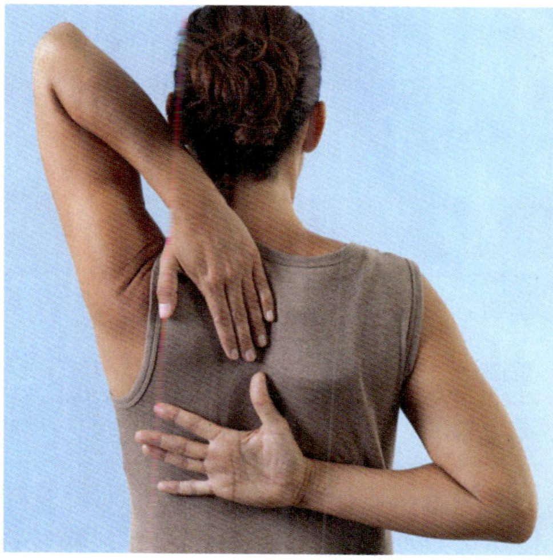

드롭 암 (Drop Arm)

목적	• 돌림근개의 상태를 평가한다.
클라이언트	• 서거나 앉은 자세
치료사	• 클라이언트의 앞과 뒤에서 해당부위를 관찰한다.
양성반응	• 클라이언트가 자세를 유지하거나 팔을 부드럽게 낮출 수 없을 때 양성반응 • 움직임을 취할 때, 견봉과 어깨 위쪽에 통증이 있다. • 변형 형태: 치료사가 클라이언트의 가시위근을 가볍게 두드렸을 때, 클라이언트의 가시위근에 신장성 수축에 지장을 주고, 팔이 클라이언트의 측면으로 내려간다.

과정 (Procedure)

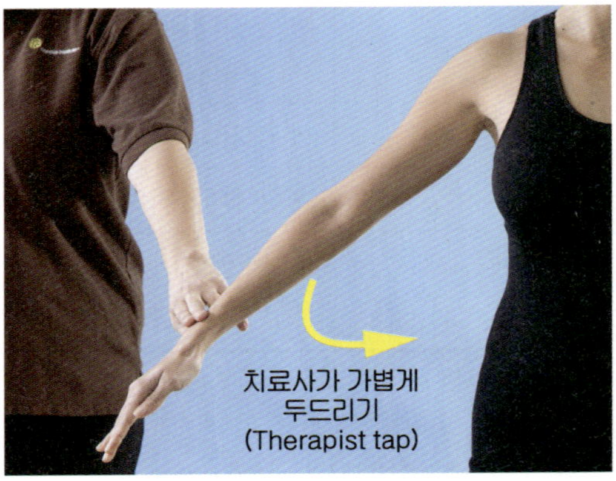

- 클라이언트가 팔을 90°로 모음한 뒤 이 자세를 유지하게끔 한다.
- 치료사는 클라이언트의 앞쪽에서 이 동작을 관찰한 뒤, 클라이언트의 뒤쪽에서 동일하게 이 동작을 관찰한다.
- 클라이언트가 팔을 천천히 측면 아래로 내리게끔 한다.
- 변형: 클라이언트가 위의 동작을 반복하게끔 한다.
- 팔이 클라이언트의 측면 (약 25–30°)에 닿기 직전에, 클라이언트의 손목을 가볍게 두드린다.

빈 깡통 비우기 검사 (Empty Can)

목적	• 가시위근건 충돌 가능성을 평가한다.
클라이언트	• 선 자세
치료사	• 클라이언트의 앞에 위치
양성반응	• 어떤 움직임을 취하든지, 봉우리돌기 아래 그리고/또는 어깨 바깥쪽에 통증이 발생하는 것은 충돌증후군의 가능성을 나타낸다. • 등척성 수축 시, 봉우리돌기 아래 그리고/또는 어깨 바깥쪽에 통증이 발생하는 것은 가시위근과 관련된 증상임을 나타낸다.

과정 (Procedure)

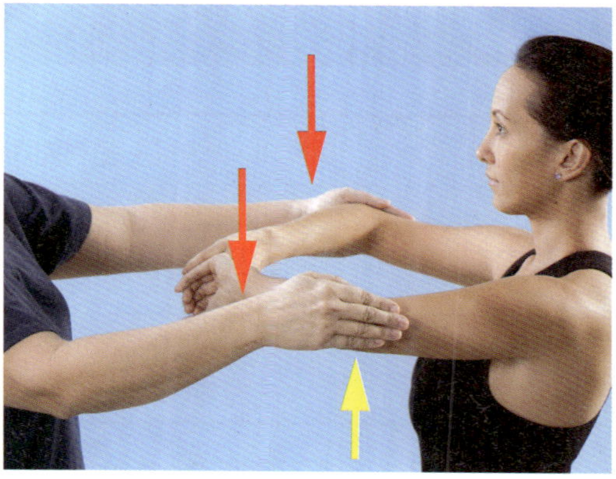

- 클라이언트가 양팔을 각각 바깥쪽 90°로 벌림시키도록 한다.
- 클라이언트가 팔꿈치를 약간 구부린다.
- 큰 나무기둥을 감싸고 있는 것처럼 팔을 약 30°로 구부린다.
- 클라이언트가 각각의 손에 깡통을 잡고있는 듯한 모양을 취하게끔 한다.
- 클라이언트가 깡통을 찌그러트리는 것처럼 손모양을 취하게끔 한다. (손목 모음)
- 치료사의 손이 팔꿈치에서 떨어진 곳에 위치하도록 한다.
- 치료사가 아래쪽으로 저항을 가하면서 클라이언트에게 현재 자세를 유지하게끔 한다.

호킨스/케네디 검사 (Hawkins / Kennedy Test)

목적	• 어깨관절충돌증후군의 가능성을 평가한다.
클라이언트	• 선 자세
치료사	• 클라이언트과 마주본 자세
양성반응	• 양성반응: 봉우리돌기 아래에 통증이 발생한다. • 통증은 해당조직의 충돌증후군의 가능성을 나타낸다.

과정 (Procedure)

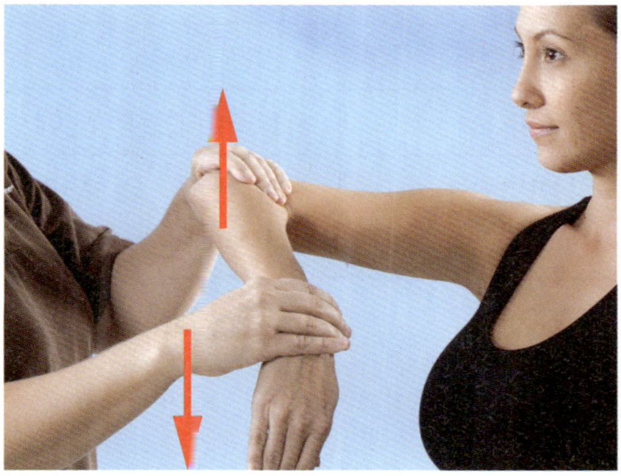

- 클라이언트의 팔이 안쪽 90°로 구부려서 수동적으로 움직이게끔 한다.
- ROM 말단에 도달할 때까지 안쪽으로 수동돌림 시킨다.

가시아래근 근력

목적	• 가시아래근 근력저하, 힘줄염, 또는 좌상을 평가한다.
클라이언트	• 앉거나 전면을 보고 누운 자세
치료사	• 클라이언트의 측면에 선 자세
양성반응	• 가시아래근을 따라 통증이나 근력저하가 나타날 때. • 어깨를 바깥쪽으로 돌림시키면서, 작은원근과 연관되어 있을 수 있다.

과정 (Procedure)

- 클라이언트가 팔을 90° 로 벌림시키게끔 한다.
- 팔꿈치를 90° 로 구부린다.
- 치료사가 클라이언트의 손목에 저항력을 주어서, 클라이언트의 어깨가 안쪽으로 돌림하게끔 한다.
- 클라이언트가 치료사가 가하는 힘에 저항하게끔 지시한다.

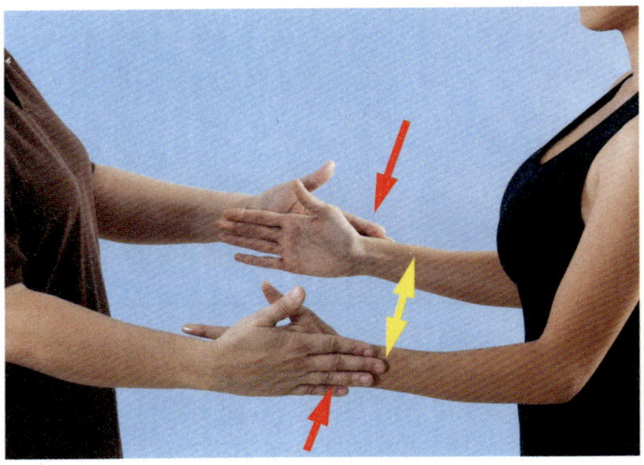

마우스 랩 (Mouth Wrap)

목적	• 가시아래근의 통증유발점을 평가한다.
클라이언트	• 앉은 자세
치료사	• 클라이언트의 앞에 선 자세
양성반응	• 양성반응: 입 측면에 닿을 수 없는 것은 가시아래근에 통증유발점이 위치하여 완전한 근육수축을 할 수 없음을 나타낸다.

과정 (Procedure)

- 클라이언트에게 진단하고자 하는 팔을 머리로 감싼 뒤, 반대쪽 면의 입 측면에 닿게끔 한다.
- 이때, 클라이언트의 머리는 직립한 자세를 유지한다.

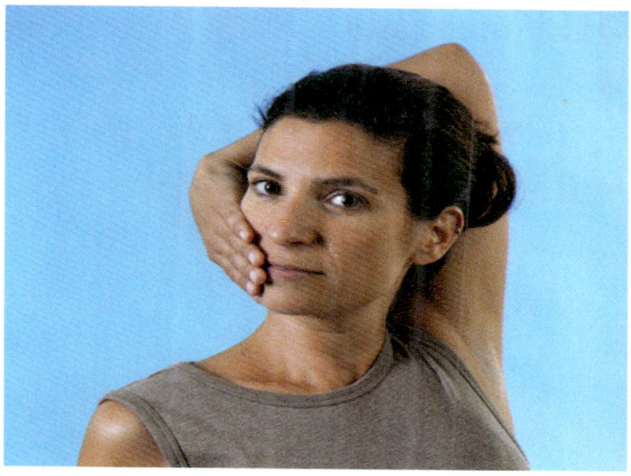

어깨 충돌 징후 (Impingement Sign, Neer's)

목적	• 퇴행성 힘줄염, 가시위근 힘줄 파열, 가시아래근 파열, 위팔두갈래근의 긴갈래 파열, 비활성 조직의 병리학을 평가한다.
클라이언트	• 앉은 자세
치료사	• 클라이언트의 뒤에 선 자세 • 한 손은 관절 위쪽에 두어서 어깨를 고정시키고, 다른 한손은 진단하고자 하는 팔의 손목에 둔다.
양성반응	• 양성: 견봉하 공간이나 견봉 전면의 통증 • 팔을 바깥쪽이나 안쪽으로 돌림하면서 들어올릴 때, 해당조직이 부리봉우리인대 아래를 지나간다. (공간이 충분하지 않을 경우, 통증이 발생한다.)

과정 (Procedure)

■ 치료사가 어깨뼈를 고정시킴과 동시에, 클라이언트의 팔을 안쪽돌림하면서, 수동적으로 팔을 앞쪽으로 최대한 구부리게끔 한다.

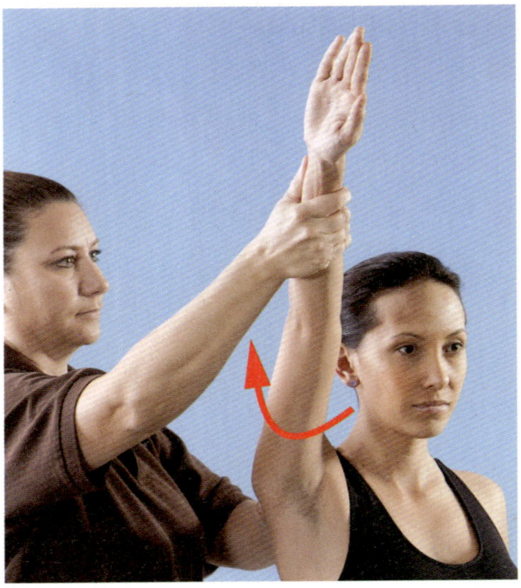

작은가슴근 길이

목적	• 작은가슴근의 길이를 비교한다.
클라이언트	• 누운 자세
치료사	• 테이블의 머리방향에 선 자세 • 손을 어깨 위에 두고, 손바닥은 진단하고자 하는 어깨의 아래에 둔 후 손바닥이 클라이언트의 얼굴을 향하게끔 한다.
양성반응	• 오른쪽과 왼쪽 작은가슴근을 비교한다. • 수축된 부위의 ROM 시, 양성반응

과정 (Procedure)

■ 치료사가 어깨에 테이블 아래 방향으로 저항력을 가하면서 누른다.

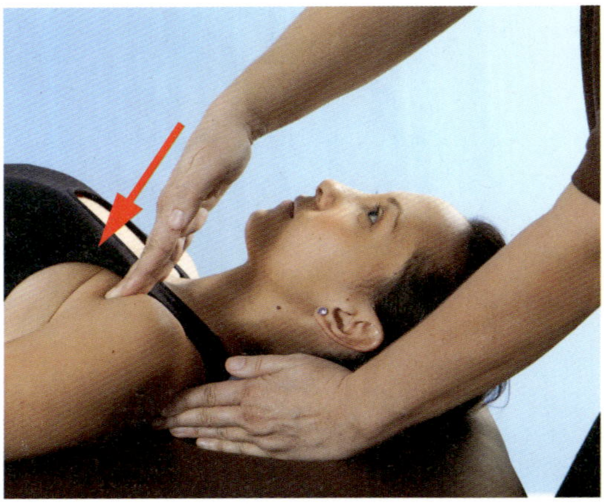

어깨뼈 안정근

목적	• 앞톱니근의 근력저하를 평가한다.
클라이언트	• 선 자세 • 양팔을 90°로 구부려서 벽에 맞닿게끔 한다.
치료사	• 클라이언트의 어깨뼈를 클라이언트의 뒤에서 관찰한다.
양성반응	• 클라이언트가 아래쪽으로 동작을 취할 때, 어깨뼈 하각이 날개모양으로 변한다. • 앞톱니근의 근력저하나 장흉신경의 부상을 나타낸다. • 어깨뼈의 과도한 움직임은 어깨뼈 안정근의 근력저하를 나타낸다.

과정 (Procedure)

■ 클라이언트가 팔을 벽에 기대게끔 한다. (벽을 두고 푸쉬업을 하게끔 한다.)

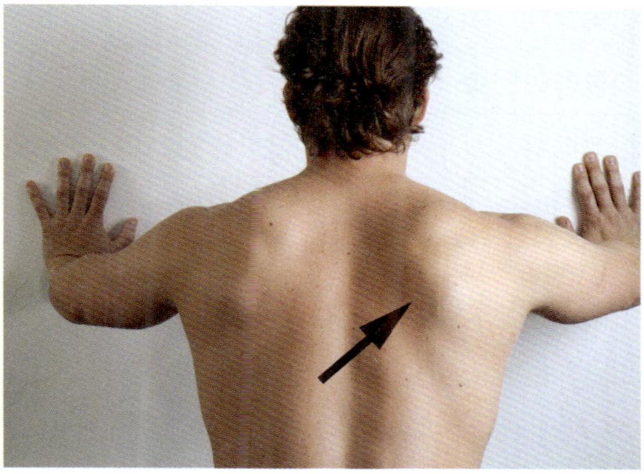

어깨 모음 길이 진단

목적	• 넓은등근과 큰원근의 길이를 비교한다.
클라이언트	• 누운 자세 • 엉덩이와 무릎을 구부려서 발이 바닥에 닿게끔 한다. • 골반 뒤쪽을 비스듬하게 한다.
치료사	• 클라이언트의 측면에 선 자세
양성반응	• 어깨를 완벽하게 구부릴 수 없을 시, 양성반응 • 팔이 테이블을 만질 수 없다.

과정 (Procedure)

- 클라이언트가 양쪽 어깨를 완전히 바깥쪽으로 구부리게끔 한다.

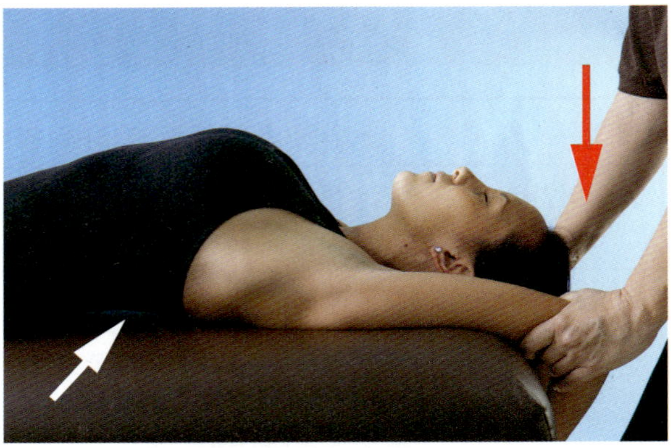

어깨관절운동

목적	• 탈구로 인하여 상완관절의 불안정성을 평가한다.
클라이언트	• 누운 자세
치료사	• 클라이언트의 측면에 선 자세
양성반응	• 클라이언트가 척추 또는 얼굴 표정으로 불안함을 나타낸다.

과정 (Procedure)

- 테이블 끝에서 클라이언트의 어깨뼈를 지지한다.
- 클라이언트의 팔을 90° 벌림 및 가쪽돌림으로 PROM을 실시한다.
- 가쪽돌림을 높인다.
- 치료사가 클라이언트의 표정, 신체반응 등을 관찰한다.

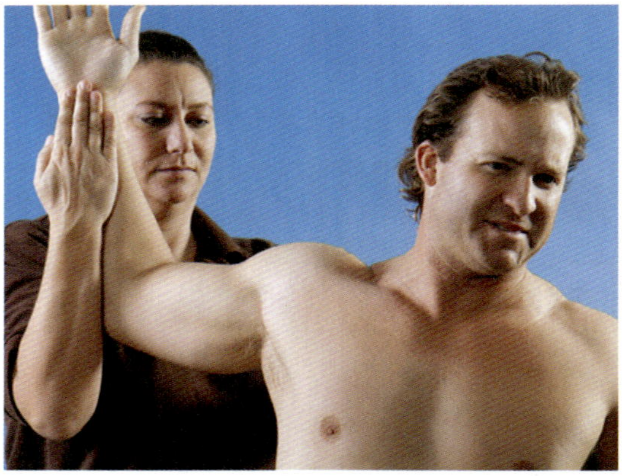

스피드 검사 (Speed's Test)

목적	• 상완이두근 고랑 내에서 상완이두근 긴 갈래의 병리학을 평가한다.
클라이언트	• 선 자세
치료사	• 클라이언트의 앞에 선 자세
양성반응	• 상완이두근 고랑의 통증은 힘줄염의 양성반응이다. • 상완이두근 긴 갈래나 이두박근/관절와순의 염증 또는 병변의 가능성을 나타낸다.

과정 (Procedure)

- 클라이언트가 어깨를 90° 로 구부린다.
- 팔꿈치를 편다.
- 팔뚝은 벌림시킨다.
- 치료사의 손을 클라이언트의 팔꿈치와 근접한 곳에 위치시킨다.

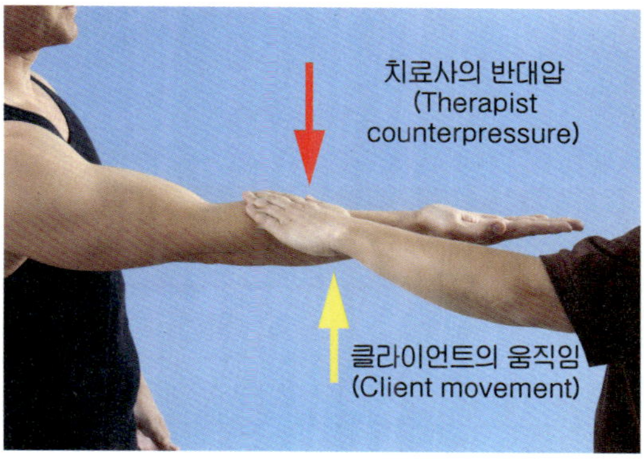

어깨밑근 근력 / 리프트 오프 (Lift Off)

목적	• 어깨밑근의 근력을 평가한다.
클라이언트	• 선 자세
치료사	• 클라이언트의 뒤에 선 자세
양성반응	• 클라이언트가 손을 뒷 방향으로 들어올릴 수 없을 때, ↓ 근력에 대한 양성반응

과정 (Procedure)

- 클라이언트가 팔을 안쪽으로 돌림시킨다.
- 팔을 등 뒤에 둔다.
- 팔꿈치는 90˚로 구부린다.
- 클라이언트가 팔을 뒷 방향으로 들어올리게끔 한다.

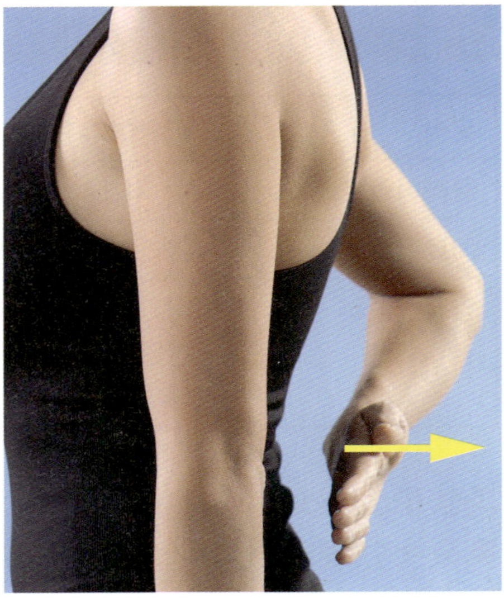

요르가손 검사 (Yergason's Test)

목적	• 횡상완인대 & 위팔두갈래근의 상태를 평가한다.
클라이언트	• 앉은 상태에서 팔꿈치를 90˚로 구부린 자세
치료사	• 클라이언트의 앞에 선 자세
양성반응	• 두갈래근 고랑에서 클라이언트가 통증을 느끼거나, 치료사가 고랑의 힘줄이 미끄러지는 듯한 느낌을 받았을 때, 양성반응

과정 (Procedure)

- 클라이언트의 팔을 몸통에 대하여 고정시킨다.
- 치료사가 이두근을 촉진한다.
- 치료사가 해당부위에 저항력을 가하면서, 클라이언트가 팔을 벌림시키고 가쪽돌림을 하게끔 한다.

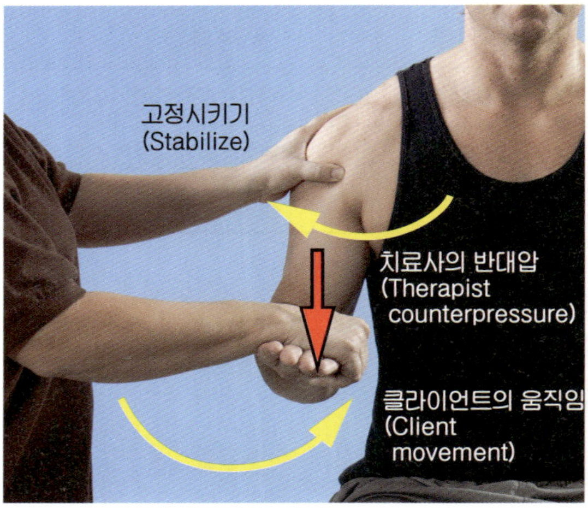

평가 차트 (Assessment charts)

평가 결과에 해당하는 기호나 약어에 동그라미를 친다.

↑ = 증가; ↓ = 감소; L = 경증; M = 중등도; S = 중증; WNL = 정상; + = 양성, − = 음성

AROM											
동작	방향	ROM 결과						통증 정도		
굽힘	R / L	↓	↑	L	M	S	WNL	L	M	S
폄	R / L	↓	↑	L	M	S	WNL	L	M	S
벌림	R / L	↓	↑	L	M	S	WNL	L	M	S
모음	R / L	↓	↑	L	M	S	WNL	L	M	S
안쪽돌림	R / L	↓	↑	L	M	S	WNL	L	M	S
가쪽돌림	R / L	↓	↑	L	M	S	WNL	L	M	S
가로벌림	R / L	↓	↑	L	M	S	WNL	L	M	S
가로모음	R / L	↓	↑	L	M	S	WNL	L	M	S
휘돌림	R / L	↓	↑	L	M	S	WNL	L	M	S

PROM										
동작	방향	ROM 결과						통증 정도		
굽힘	R / L	↓	↑	L	M	S	WNL	L	M	S
폄	R / L	↓	↑	L	M	S	WNL	L	M	S
벌림	R / L	↓	↑	L	M	S	WNL	L	M	S
모음	R / L	↓	↑	L	M	S	WNL	L	M	S
안쪽돌림	R / L	↓	↑	L	M	S	WNL	L	M	S
가쪽돌림	R / L	↓	↑	L	M	S	WNL	L	M	S
가로벌림	R / L	↓	↑	L	M	S	WNL	L	M	S
가로모음	R / L	↓	↑	L	M	S	WNL	L	M	S
휘돌림	R / L	↓	↑	L	M	S	WNL	L	M	S

MRT											
동작	방향	근력 결과						통증 정도		
굽힘	R / L	↓	↑	L	M	S	WNL	L	M	S
폄	R / L	↓	↑	L	M	S	WNL	L	M	S
벌림	R / L	↓	↑	L	M	S	WNL	L	M	S
모음	R / L	↓	↑	L	M	S	WNL	L	M	S
안쪽돌림	R / L	↓	↑	L	M	S	WNL	L	M	S
가쪽돌림	R / L	↓	↑	L	M	S	WNL	L	M	S
가로벌림	R / L	↓	↑	L	M	S	WNL	L	M	S
가로모음	R / L	↓	↑	L	M	S	WNL	L	M	S
휘돌림	R / L	↓	↑	L	M	S	WNL	L	M	S

특수검사									
검사	방향	ROM 결과					통증/무감각도		
어깨벌림	R / L	+ / −	L	M	S	WNL	L	M	S
AC압박	R / L	+ / −	L	M	S	WNL	L	M	S
유착성관절주머니염 벌림 진단	R / L	+ / −	L	M	S	WNL	L	M	S
아플리 긁기	R / L	+ / −	L	M	S	WNL	L	M	S
드롭 암	R / L	+ / −	L	M	S	WNL	L	M	S
빈 깡통 비우기 검사	R / L	+ / −	L	M	S	WNL	L	M	S
호킨스/케네디 검사	R / L	+ / −	L	M	S	WNL	L	M	S
가시아래근 근력	R / L	+ / −	L	M	S	WNL	L	M	S
마우스 랩	R / L	+ / −	L	M	S	WNL	L	M	S
어깨 충돌 증후군	R / L	↓ ↑	L	M	S	WNL	L	M	S
작은가슴근 길이	R / L	↓ ↑	L	M	S	WNL	L	M	S
어깨뼈 안정근	R / L	+ / −	L	M	S	WNL	L	M	S
어깨 모음 길이 진단	R / L	↓ ↑	L	M	S	WNL	L	M	S
어깨관절운동	R / L	↓ ↑	L	M	S	WNL	L	M	S
스피드 검사	R / L	+ / −	L	M	S	WNL	L	M	S
어깨밑근 근력/리프트 오프	R / L	+ / −	L	M	S	WNL	L	M	S
요르가손 검사	R / L	+ / −	L	M	S	WNL	L	M	S

제 4 장

손목 & 손 (Wrist and Hand)

팔꿈치, 손목, 손의 근육 (Muscles of the Elbow, Wrist, and Hand)

전면 (Anterior View)

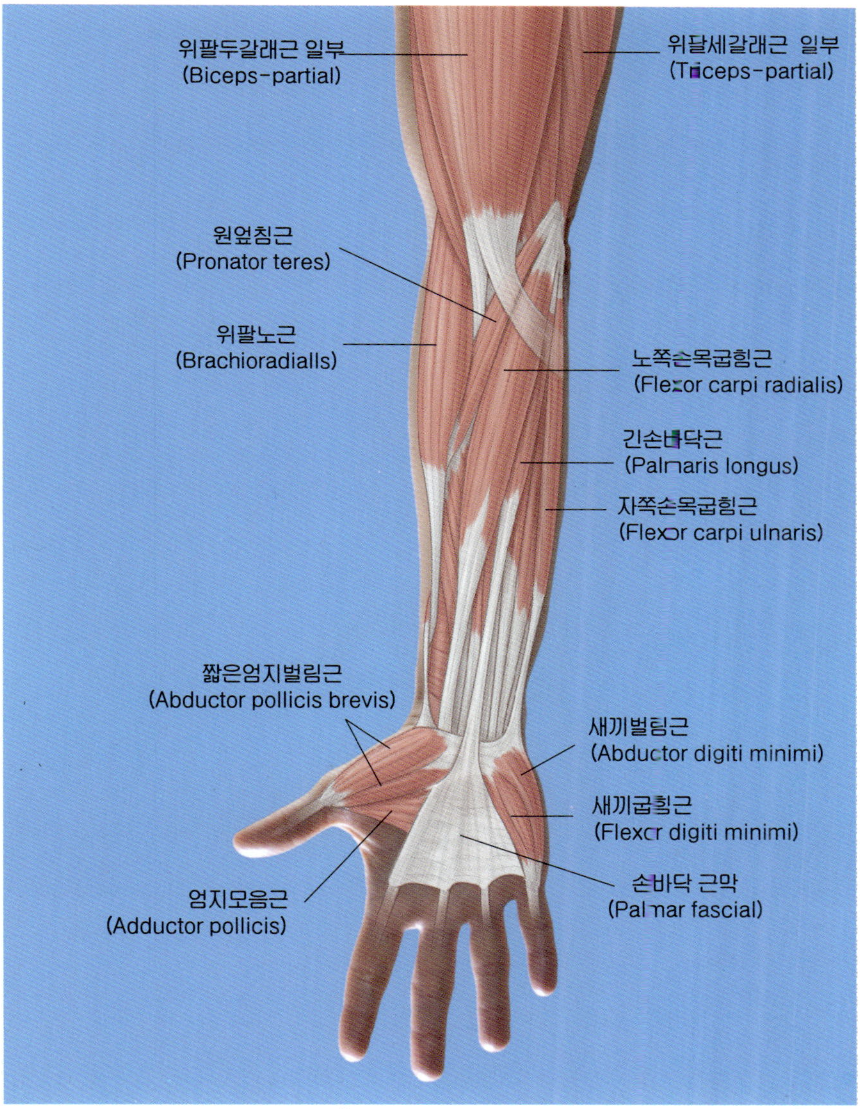

후면 (Posterior View)

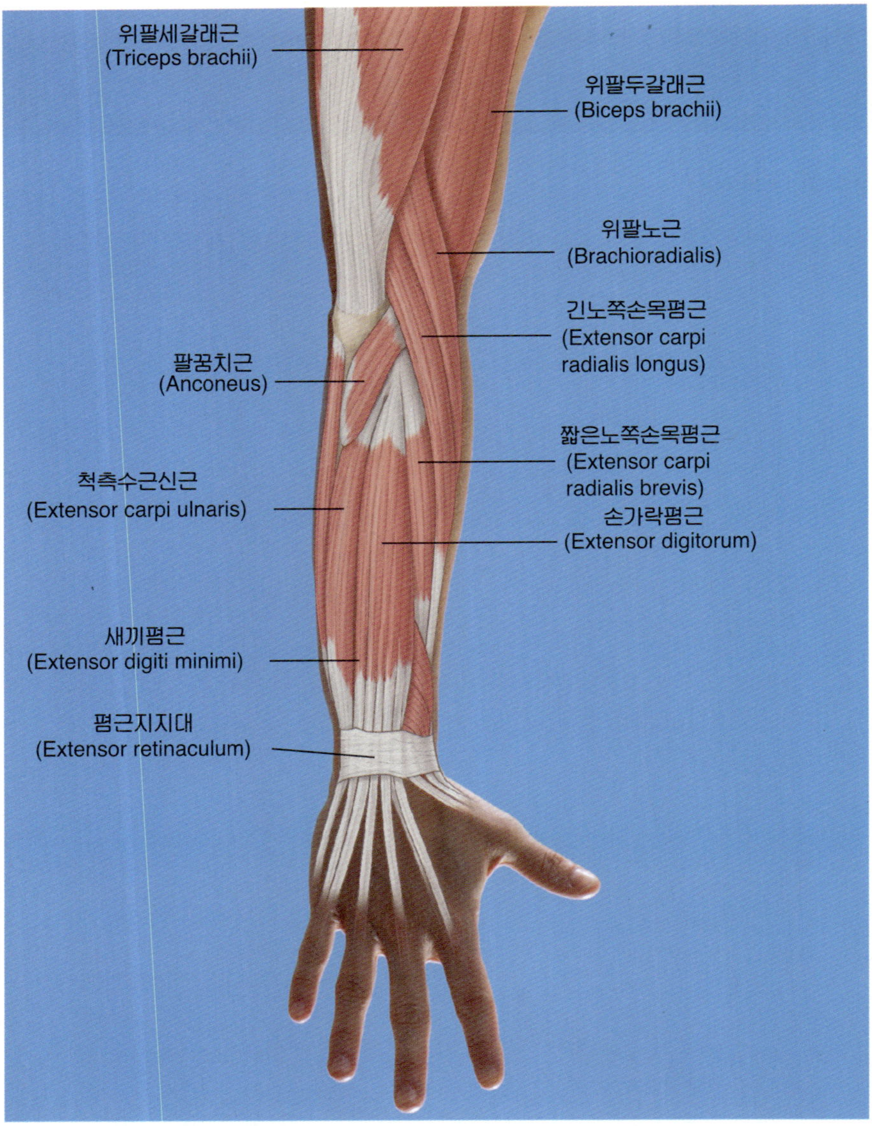

통증유발점 연관 가이드 (Trigger Point Referral Guide)

팔꿈치 통증유발점 연관 패턴

근육	외측 방사상 팔꿈치	외측 아래팔 (손바닥)	내측 (내측 척골) 아래팔	내측 (내측 척골) 팔꿈치
팔꿈치근	X			
위팔근		X		
위팔노근	X	X		
부리위팔근		X		
아래팔폄근	X			
자쪽손목굽힘근			X	
굽힘근, 어깨		X		
가시아래근		X		
넓은등근				X
긴손바닥근				X
큰가슴근			X	X
작은가슴근			X	X
엎침근				X
목갈비근		X		
앞톱니근			X	X
상후거근			X	X
뒤침근	X			
가시위근	X	X		
큰원근		X		
위팔세갈래근	X	X	X	X
손목폄근		X		

통증유발점 연관 차트 (Trigger Point Referral Charts)

팔꿈치근과 뒤침근 (Anconeus and Supinator)

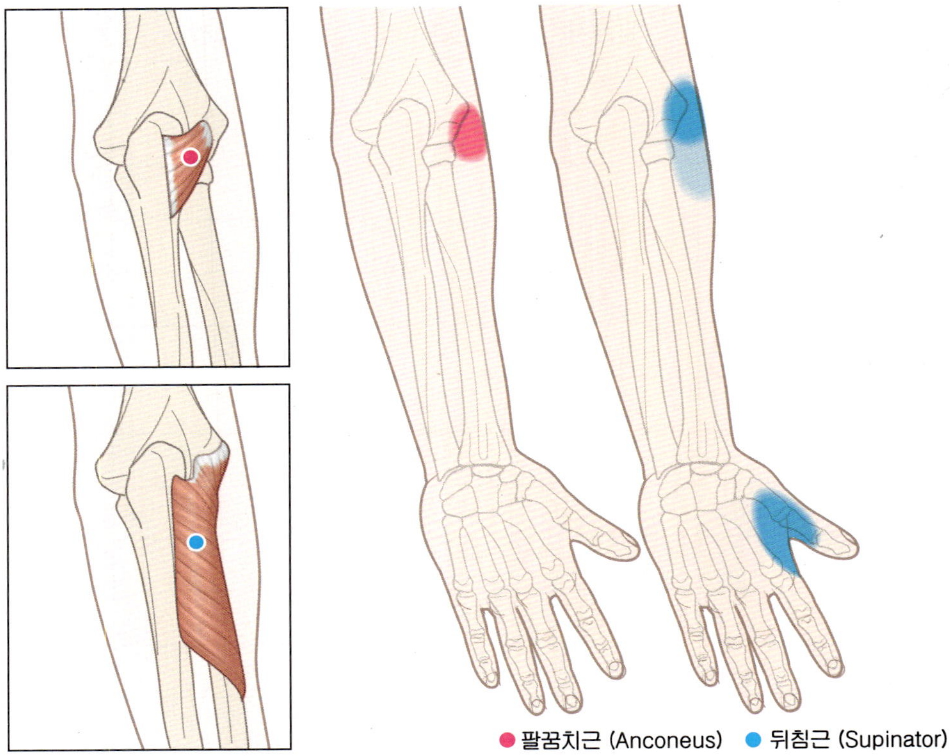

긴손바닥근과 원엎침근 (Palmaris Longus and Pronator Teres)

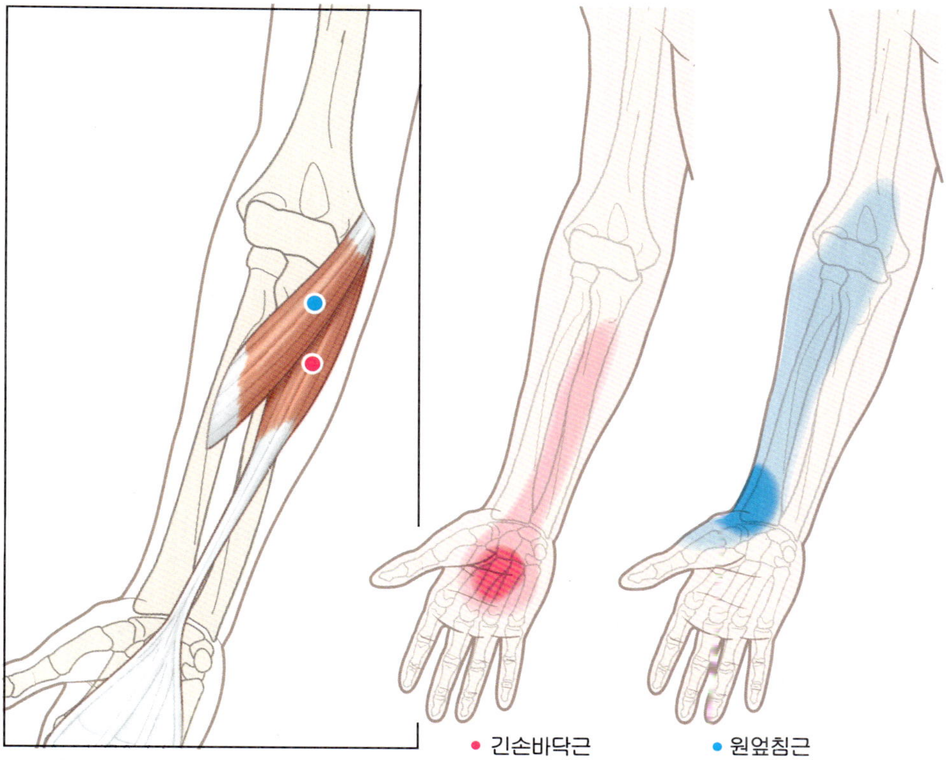

• 긴손바닥근 (Palmaris longus) • 원엎침근 (Pronator teres)

위팔노근 (Brachioradialis)

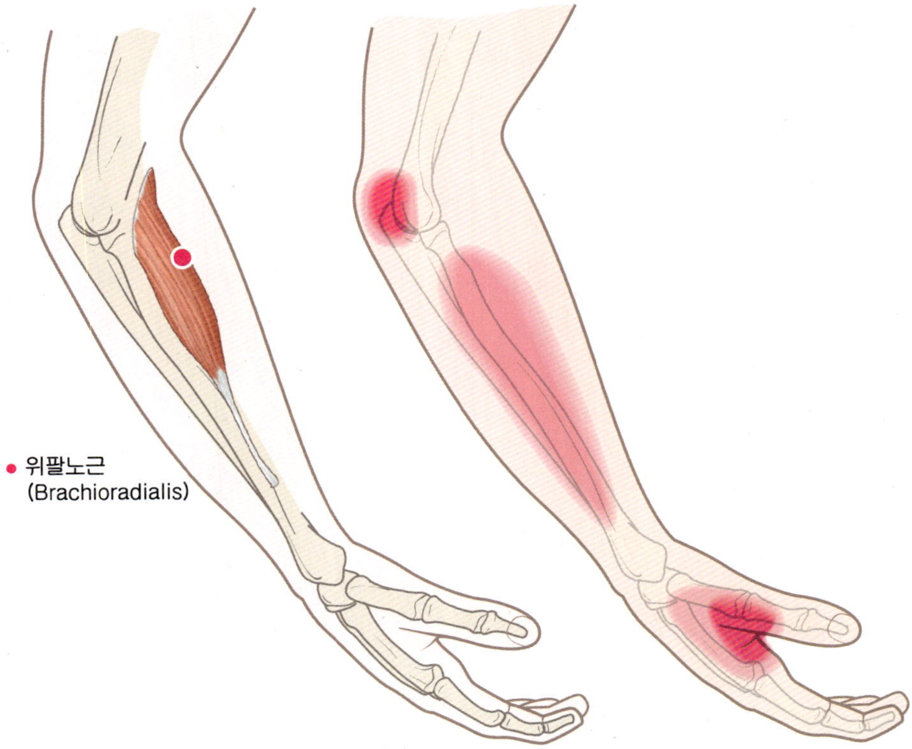

손목굽힘근과 손가락굽힘근 (Flexor Carpi and Digitorum)

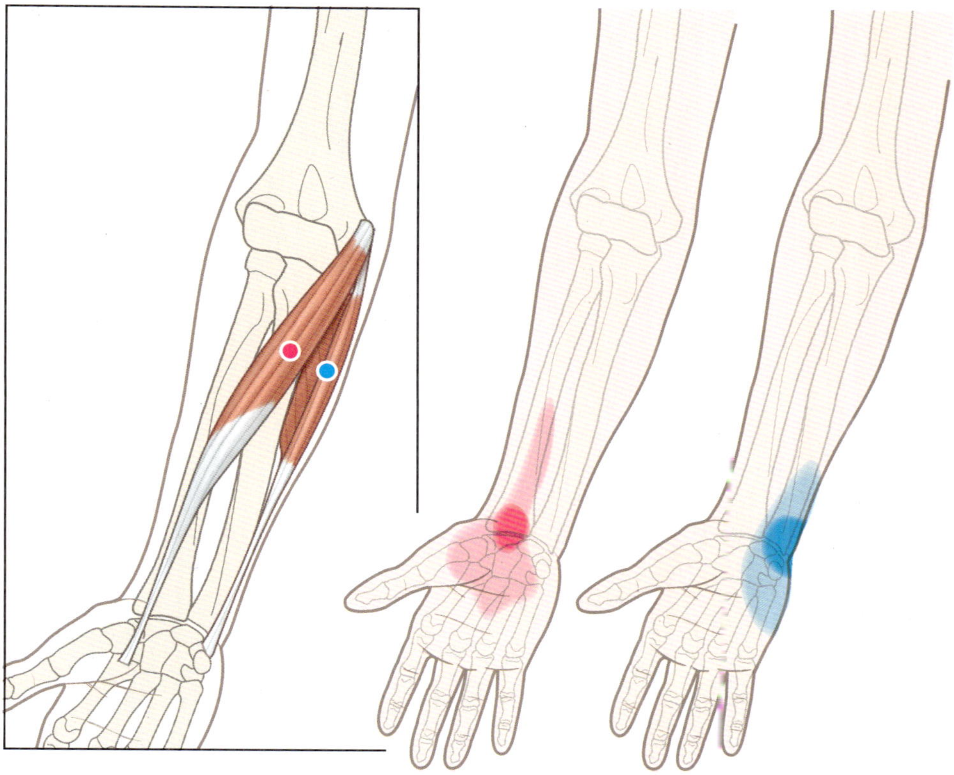

• 노쪽손목굽힘근
(Flexor carpi radialis)

• 척측수근는목평근
(Flexor carpi ulnaris)

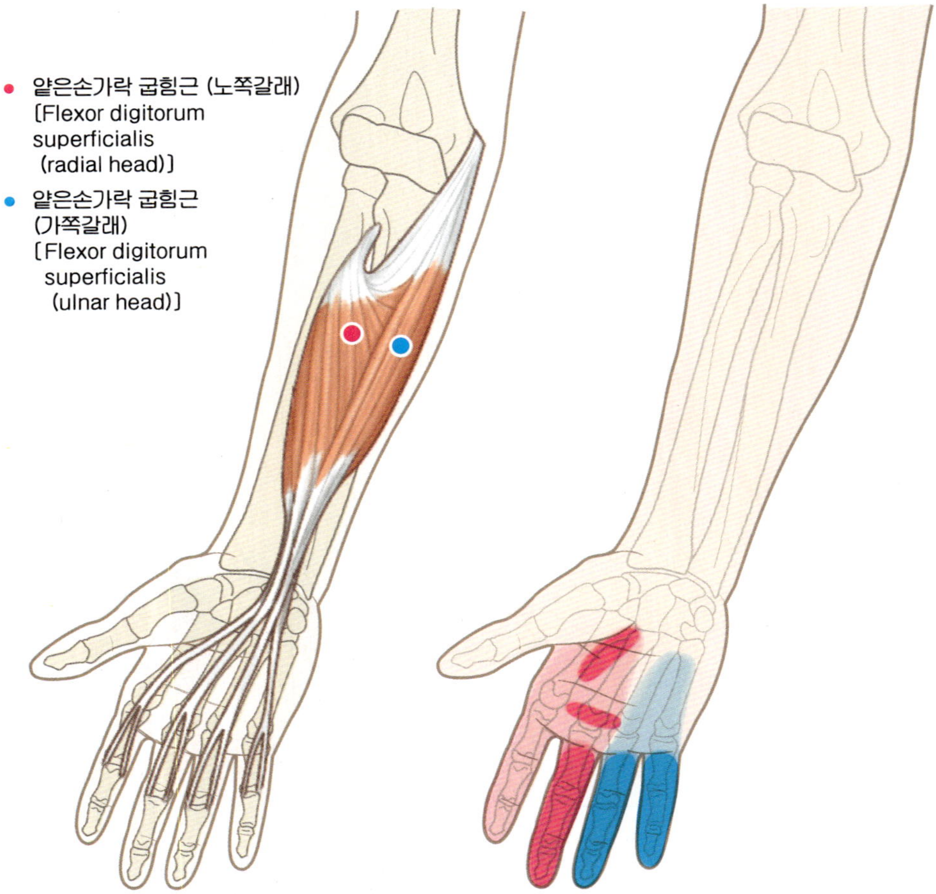

얕은손가락 굽힘근 (노쪽갈래)
[Flexor digitorum superficialis (radial head)]
얕은손가락 굽힘근 (가쪽갈래)
[Flexor digitorum superficialis (ulnar head)]

손목과 손 통증유발점 연관 패턴

근육	손등면 손가락	손등면 손목 및 손	손/손가락의 무감각	손바닥면 손가락	손바닥면 손목 및 손	엄지 손가락
엄지모음근						X
위팔근			X			X
위팔노근						X
부리위팔근		X	X			
짧은노쪽손목폄근			X			
긴노쪽손목폄근						X
엄지맞섬근	X					
신근		X				
자쪽손목굽힘근			X			
얕은손가락 굽힘근			X	X		
긴엄지굽힘근						X
가시아래근						X
넓은등근	X	X		X	X	
엄지맞섬근					X	X
긴손바닥근					X	
큰가슴근					X	
작은가슴근	X		X		X	
원엎침근			X		X	
목갈비근	X	X	X			X
앞톱니근				X	X	
상후거근		X	X			
어깨밑근		X				
뒤침근			X			X
작은원근			X			
위팔세갈래근	X		X	X		
손목굽힘근					X	

통증유발점 연관 차트

손목펌근 (Extensor Carpi)

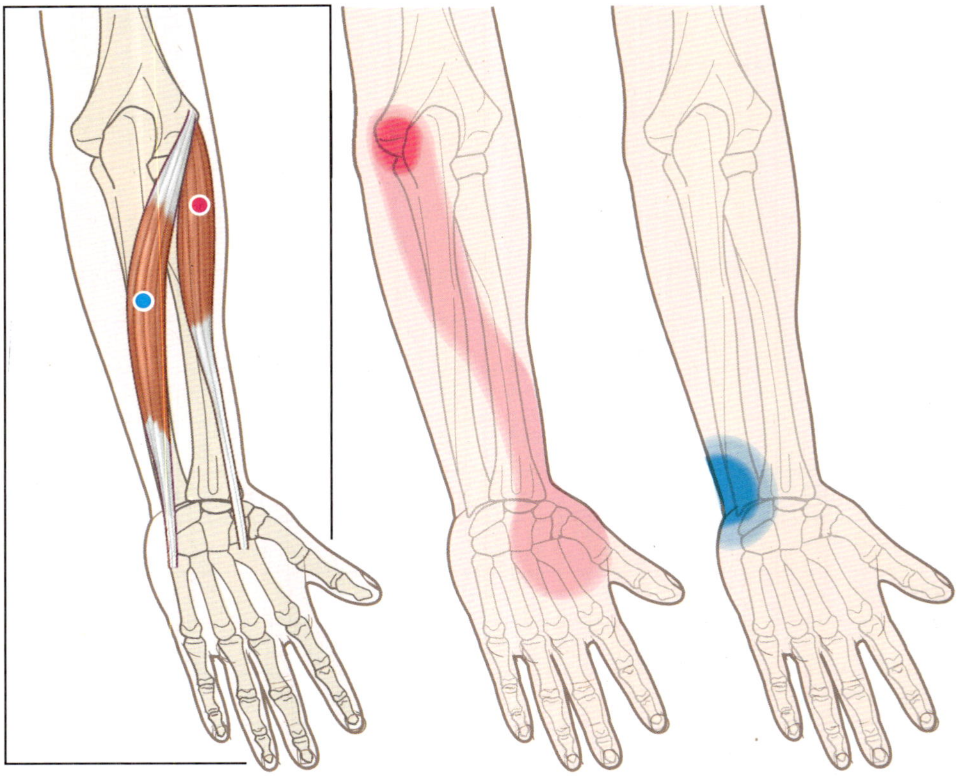

• 긴노쪽수근신근
(Extensor carpi radialis longus)

• 자쪽수근신근
(Extensor carpi ulnaris)

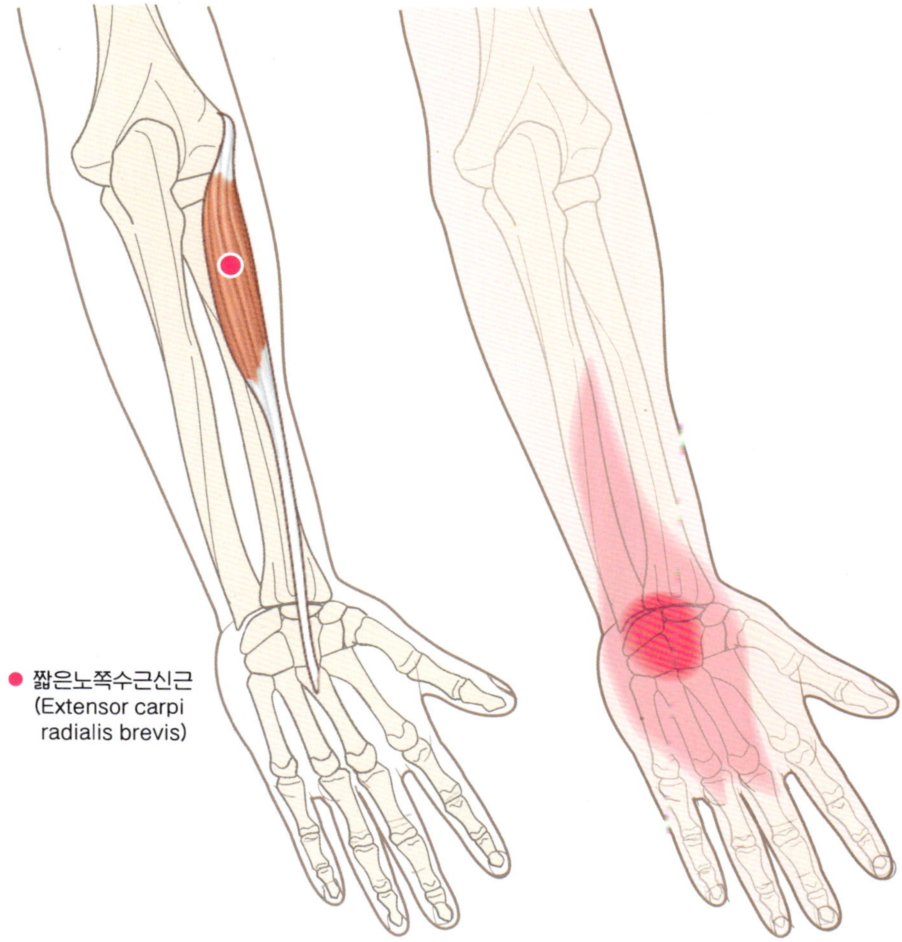
짧은노쪽수근신근
(Extensor carpi
radialis brevis)

엄지맞섬근 (Extensor Digitorum)

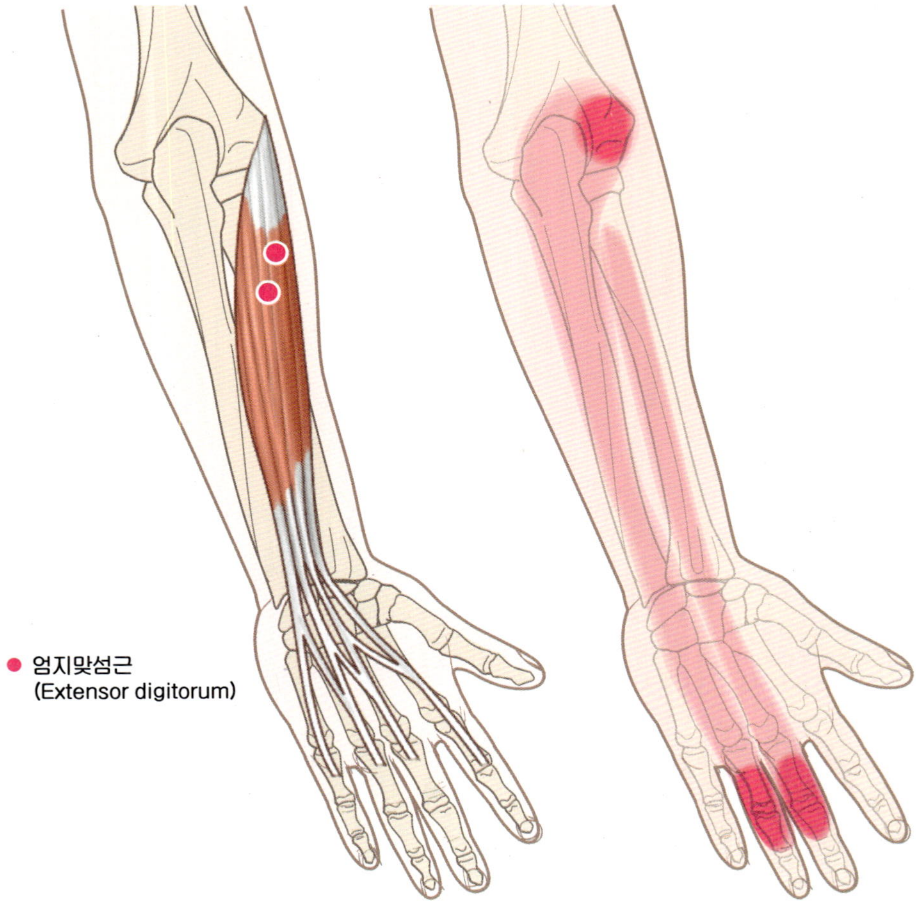

엄지맞섬근 (Opponens Pollicis)

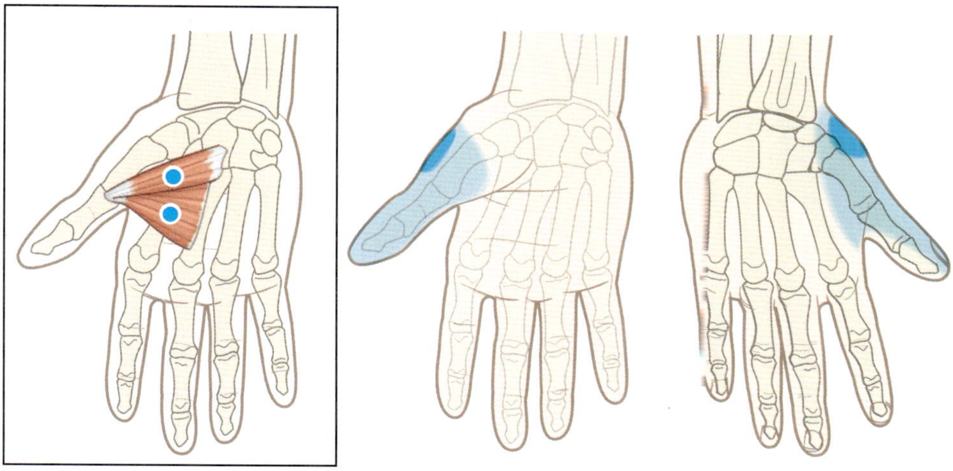

● 엄지맞섬근
(Opponens Pollicis)

● 엄지모음근
(Adductor pollicis)

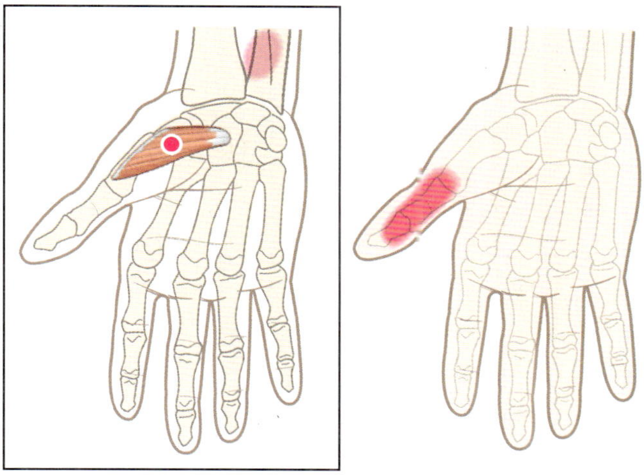

긴엄지굽힘근 (Flexor Pollicis Longus)

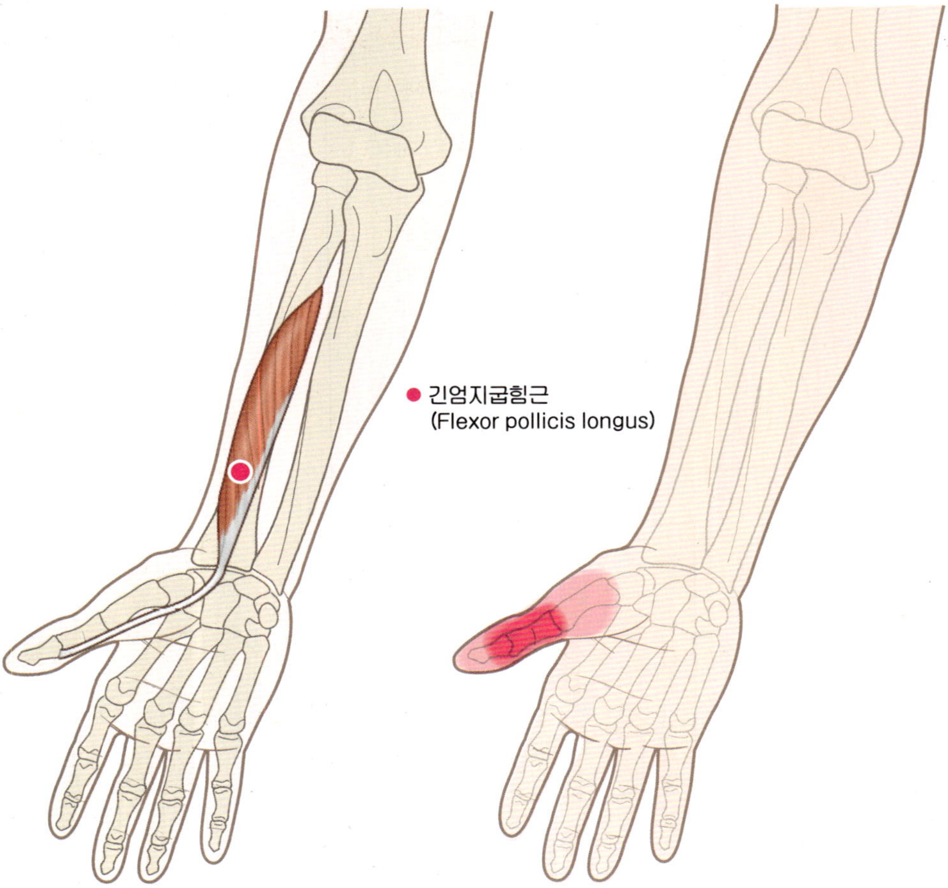

가동범위 (ROM) 평가 (Range-of-Motion (ROM) Assessments)

능동가동범위(AROM): 팔꿈치

관절	동작	정상 AROM
팔꿉관절	굽힘	145°
	젖힘	10°
노자관절	뒤침	90°
	엎침	90°

목적	• 팔꿈치 관절의 ROM을 평가한다. 추가 검사데 대한 기반자료를 제공한다.
클라이언트	• 앉은 자세
치료사	• 클라이언트의 앞에 선 자세
양성반응	• 양성반응: 통증 또는 ROM의 감소. 통증은 저항력 없이 클라이언트의 반응을 통해서 주로 알 수 있다. • 통증은 수축성 조직, 비활성 조직, 또는 관절염, 인대부상 또는 관절낭 손상, 과긴장, 신경압박으로 인한 통증, 힘줄염, 낭종, 힘줄윤활막염, 활성화된 연관 통중유발점 등과 관련된 관절 병리학적 증상을 나타낸다.

과정 (Procedure)

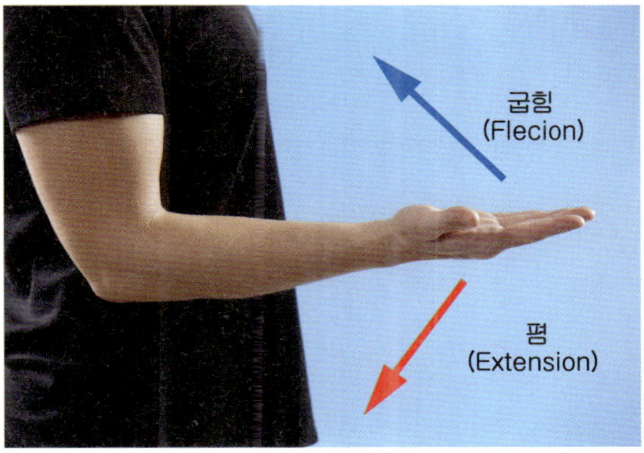

굽힘 (Flexion)

■ 클라이언트가 팔꿈치를 구부리게끔 한다.

젖힘 (Hyperextension)

■ 중립자세에서, 클라이언트가 팔꿈치를 쭉 펴게끔 한다.

엎침 (Pronation)

■ 팔꿈치를 구부린 상태에서 중립자세를 취한다.

■ 클라이언트가 손바닥을 바닥으로 돌림시키게끔 한다.

뒤침 (Supination)

- 팔꿈치를 구부린 상태에서 중립자세를 취한다.
- 클라이언트가 손바닥을 천장 방향으로 돌림시키게끔 한다.

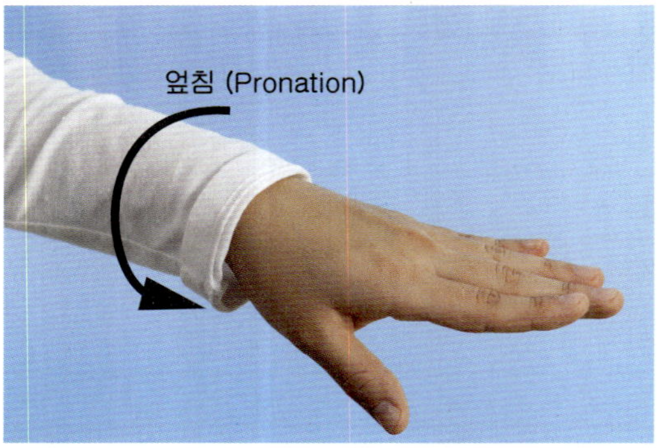

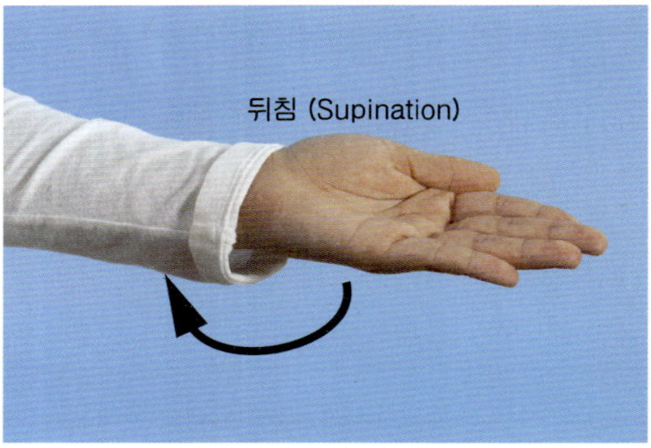

수동가동범위 (PROM): 팔꿈치

목적	• 비활성 조직의 관여, 치유단계, 관절 끝느낌을 진단한다.
클라이언트	• 누운 자세 또는 앉은 자세 • 위팔뼈의 말단부 아래에 타월을 위치하여 팔을 지지한다.
치료사	• 테이블 측면에 선 자세 • 한 손으로 위팔뼈를 안정화시킨다. • 다른 한 손으로 노뼈와 자뼈의 먼쪽을 고정시킨다.
양성반응	• 통증 또는 ROM의 감소; 비정상적인 끝느낌 • 과도한 압박을 동반한 PROM 말단의 통증 = 만성 • PROM 중반의 통증 = 급성 • PROM 끝지점의 근접했을 시의 통증 = 아급성

과정 (Procedure)

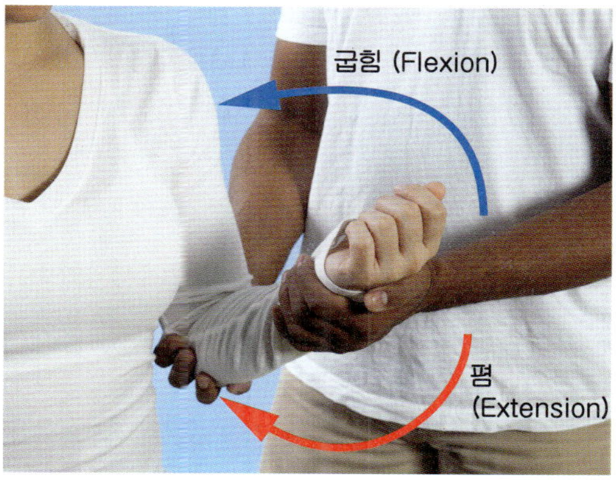

굽힘 (Flexion)

- 클라이언트가 팔꿈치를 구부리게끔 한다.

젖힘 (Hyperextension)

- 중립자세에서, 클라이언트가 팔꿈치를 펴게끔 한다.

뒤침 (Supination)

- 팔꿈치를 구부린 상태에서 중립자세를 취한다.
- 클라이언트가 손바닥을 천장 방향으로 돌림시키게끔 한다.

엎침 (Pronation)

- 팔꿈치를 구부린 상태에서 중립자세를 취한다.
- 클라이언트가 손바닥을 바닥 방향으로 돌림시키게끔 한다.

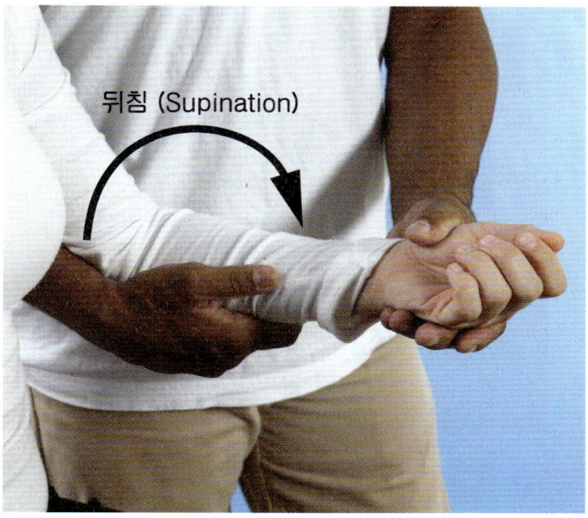

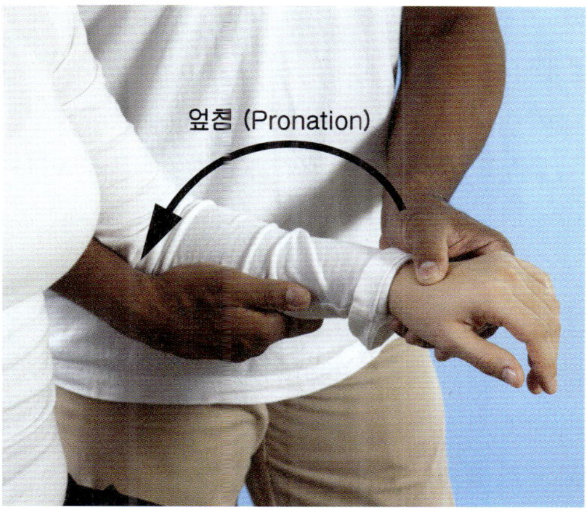

도수저항운동 (MRT): 팔꿈치

목적	• 근력, 운동능력, 부상과 관련된 근육, 연관된 골격부위를 평가한다.
클라이언트	• 앉은 상태에서 팔을 90° 로 구부린 자세
치료사	• 선 상태에서 클라이언트의 팔 위쪽을 안정화시킨 자세
양성반응	• 강한 근력 & 통증이 없음: 진단한 근육/힘줄의 병변 또는 신경이상이 없다. • 강한 근력 & 통증이 있음: 진단한 힘줄/근육의 경미한 병변이 있다. • 약한 근력 & 통증이 있음: 진단한 근육 또는 힘줄에 부분적인 파열의 가능성이 있다; 골절, 종양, 또는 통증유발점에서 볼 수 있는 근육운동의 억제로 인한 통증으로 나타날 수 있다. • 약한 근력 & 통증이 없음: 진단한 부위의 신경전도에 이상이 있다; 신경학과 검사와 연계하여 진행되어야 한다; 또는 힘줄 또는 근육이 완전히 파열되었을 수도 있다.

과정 (Procedure)

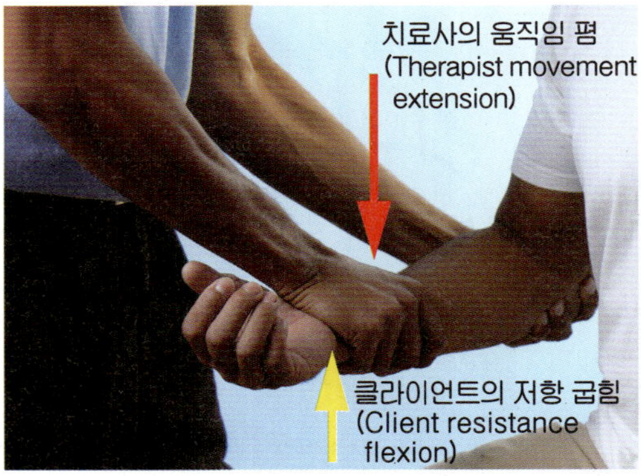

굽힘 (Flexion)

- 클라이언트가 팔꿈치를 구부리게끔 한다.
- 치료사가 클라이언트의 움직임에 저항력을 가한다.

젖힘 (Hyperextension)

- 중립자세에서, 클라이언트가 팔꿈치를 펴게끔 한다.
- 치료사가 클라이언트의 움직임에 저항력을 가한다.

뒤침 (Supination)

- 팔꿈치를 구부린 상태에서 중립자세를 취한 뒤, 클라이언트가 손바닥을 천장 방향으로 돌림시킨다.

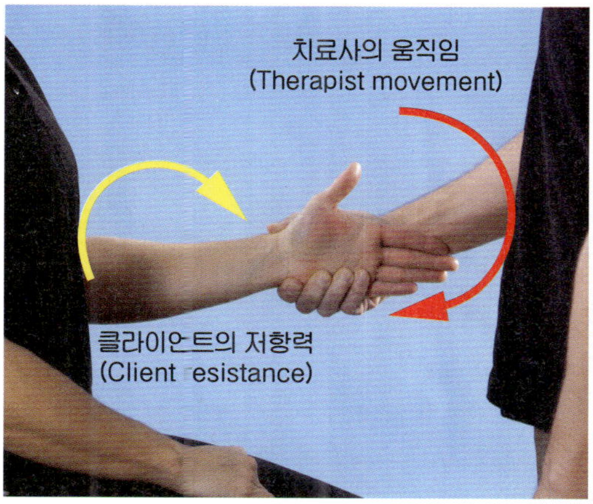

엎침 (Pronation)

- 팔꿈치를 구부린 상태에서 중립자세를 취한다.
- 클라이언트가 손바닥을 바닥 방향으로 돌림시킨다.

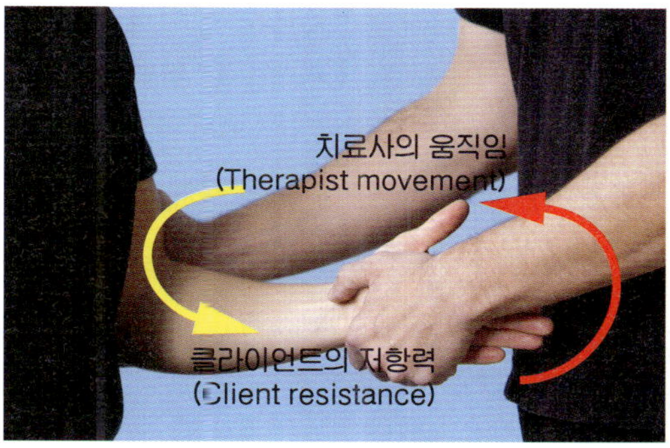

MRT 참고 차트: 팔꿈치		
근육	폄	굽힘
팔꿈치근	X	
위팔두갈래근		X
위팔근		X
위팔노근		X
짧은노쪽손목폄근(보조)		X
긴노쪽손목폄근(보조)		X
노쪽손목굽힘근		X
자쪽손목굽힘근 (보조)		X
긴손바닥근		X
원엎침근 (보조)		X
위팔세갈래근	X	

능동가동범위(AROM): 손목 & 아래팔먼쪽

동작	정상 AROM (노손목관절 부위)
굽힘	80° – 90°
폄	70° – 90°
자쪽치우침	30° – 45°
노쪽치우침	15°

목적	• 추가 검진 및 통증에 대한 클라이언트의 반응에 대한 기반자료를 마련한다. • 동작 패턴과 동작의 질을 진단한다. • 제한된 동작의 부위를 확인한다. • 동작 시 발생한 통증의 위치를 확인한다.
클라이언트	• 앉은 상태
치료사	• 클라이언트의 측면에 선 자세
양성반응	• ROM 시, ↓하며 통증이 발생한다.

과정 (Procedure)

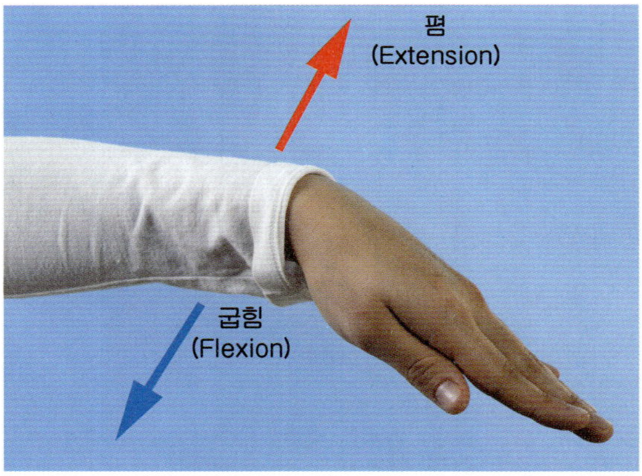

굽힘 (Flexion)

- 아래팔을 엎침시킨다.
- 클라이언트가 손목을 바닥 방향으로 구부리게끔 한다.

폄 (Extension)

- 아래팔을 엎침시킨다.
- 클라이언트가 손목을 천장 방향으로 구부리게끔 한다.

자쪽치우침 (Ulnar Deviation)

- 손목을 중립자세로 위치시킨다.
- 클라이언트가 손목을 5번째 손가락 방향으로 구부리게끔 한다.

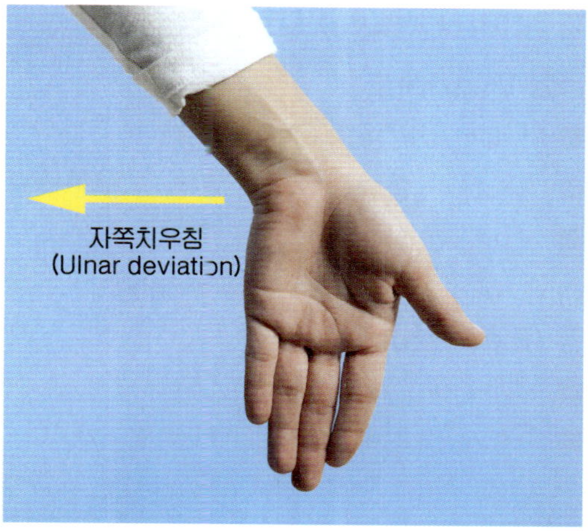

노쪽치우침 (Radial Deviation)

- 손목을 중립자세로 위치시킨다.
- 클라이언트가 손목을 엄지손가락 방향으로 구부리게끔 한다.
  - 기억하기: 자쪽치우침이나 노쪽치우침 시, 부가적인 움직임이 발생하지 않아야 한다.
  - 클라이언트가 불편함을 느끼는 동작을 조합하여 검사해본다.

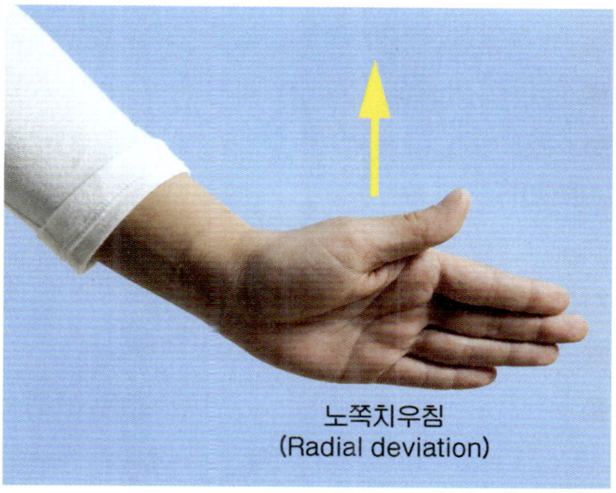

수동가동범위 (PROM): 손목 & 먼쪽아래팔

목적	• 관절의 끝느낌을 평가한다. • 통증의 위치, 제한된 움직임의 패턴을 평가한다.
클라이언트	• 앉아서 아래팔을 테이블에 놓은 자세 • 손목이 테이블 바깥쪽에 내려진 자세에서 손바닥을 아래로 둔다.
치료사	• 클라이언트의 앞에 선 자세
양성반응	• 굽힘/폄/자쪽치우침: 끝느낌이 스트레칭된 조직에서 단단한 느낌이다. • 노쪽치우침: 끝느낌이 굳은 느낌으로, ROM 시 통증을 동반한다. • ROM 초반의 통증 = 급성단계 • ROM 끝지점이나 근처에서의 통증 = 아급성 단계 • 과도한 압박 또는 스트레칭 된 느낌을 동반한 통증 = 만성단계

과정 (Procedure)

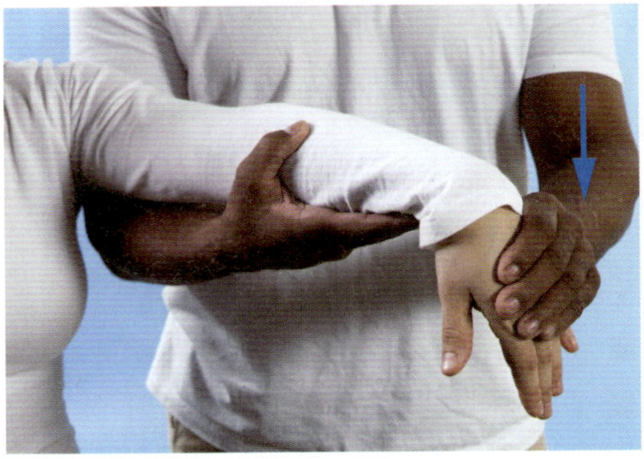

굽힘 (Flexion)

- 아래팔을 안정화한다.
- 치료사가 클라이언트의 손목을 구부린다.
- 치료사가 손등에 압을 가한다.

폄 (Extension)

- 아래팔을 안정화한다.
- 치료사가 손바닥을 밀면서 손을 늘린다.

노쪽치우침 (Radial Deviation)

- 아래팔을 안정화한다.
- 클라이언트의 손과 아래팔은 치료사 시중들 듯이 들고, 손바닥을 아래쪽으로 하라.
- 치료사가 다섯번째 손가락에 압을 가하고, 이때 클라이언트가 이 동작에 대한 저항력을 가한다.

자쪽치우침 (Ulnar Deviation)

- 아래팔을 안정화한다.
- 치료사가 엄지손가락 측면에 압을 가한다.

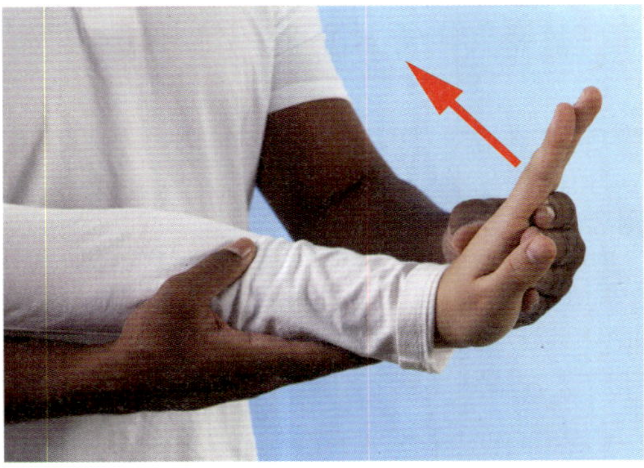

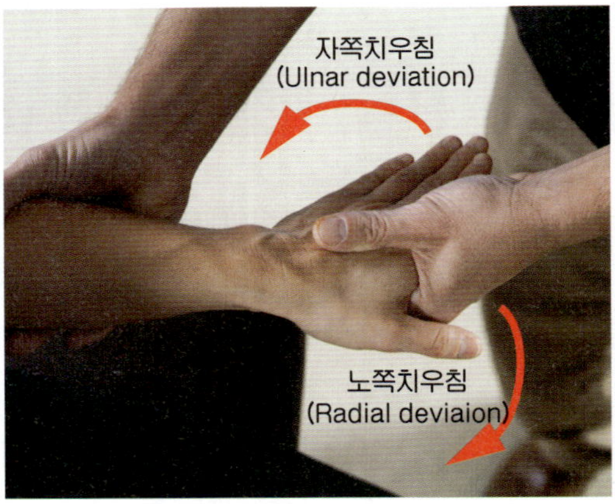

도수저항운동 (MRT): 손목

목적	• 근력, 운동능력, 부상과 관련된 근육, 연관된 골격부위를 평가한다.
클라이언트	• 손목 & 아래팔을 테이블 위에 둔다.
치료사	• 서있는 자세
양성반응	• 강한 근력 & 통증이 없음: 진단한 근육/힘줄의 병변 또는 신경이상이 없다. • 강한 근력 & 통증이 있음: 진단한 힘줄/근육의 경미한 병변이 있다. • 약한 근력 & 통증이 있음: 진단한 근육 또는 힘줄에 부분적인 파열의 가능성이 있다; 골절, 종양, 또는 통증유발점에서 볼 수 있는 근육운동의 억제로 인한 통증으로 나타날 수 있다. • 약한 근력 & 통증이 없음: 진단한 부위의 근육에 연결된 신경전도에 이상이 생겼을 수 있으며, 신경학과 검사와 연계하여 진행되어야 한다; 또는 힘줄 또는 근육이 완전히 파열되었을 수도 있다.

과정 (Procedure)

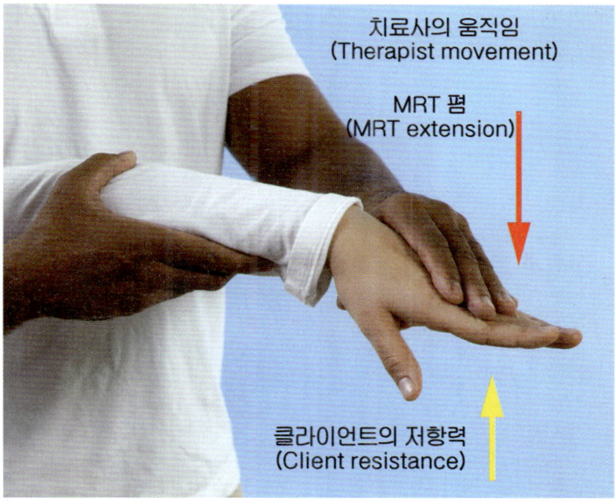

굽힘 (Flexion)

- 클라이언트의 손을 뒤침시킨다.
- 치료사가 클라이언트의 손목을 늘린다.
- 클라이언트가 이 동작에 대하여 저항한다.

폄 (Extension)

- 클라이언트의 손을 엎침시킨다.
- 치료사가 클라이언트의 손등 표면을 잡고 손을 구부리게끔 한다.
- 클라이언트가 이 동작에 대하여 저항한다.

노쪽치우침 (Radial Deviation)

- 클라이언트의 손을 중립상태로 둔다.
- 치료사가 클라이언트의 척골 방향으로 손을 누르고, 클라이언트는 이 동작에 저항한다.

자쪽치우침 (Ulnar Deviation)

- 클라이언트의 손을 중립상태로 둔다.
- 치료사가 클라이언트의 요골 방향으로 손을 누르고, 클라이언트는 이 동작에 저항한다.

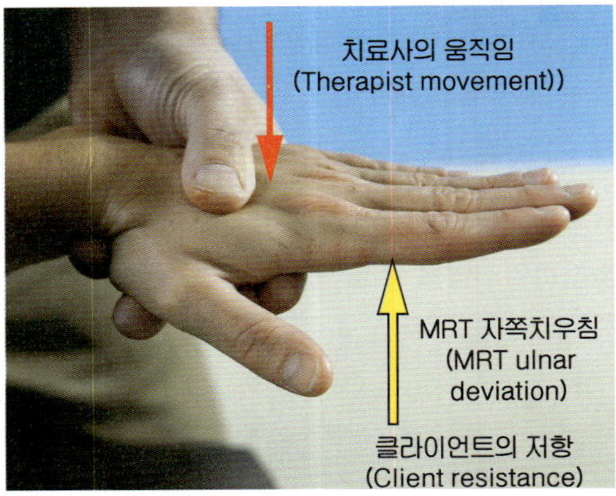

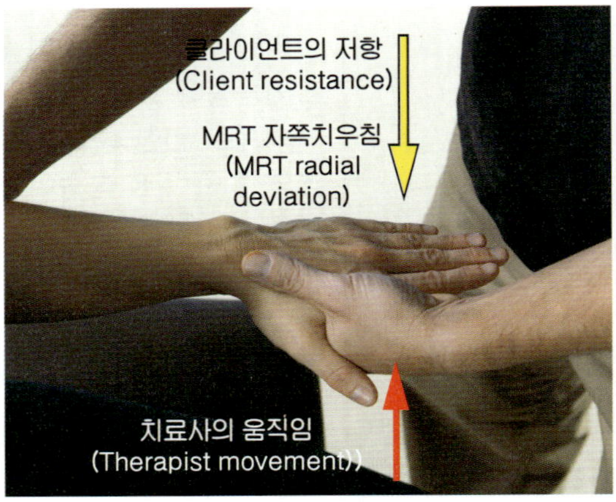

MRT 참고차트: 손목				
근육	뒤침 (노쪽치우침)	내전 (자쪽치우침)	폄	굽힘
단요측 수근신근	X		X	
장요측 수근신근	X		X	
자쪽손목폄근		X	X	
엄지맞섬근 (보조)			X	
노쪽손목굽힘근	X			X
자쪽손목굽힘근		X		X
얕은손가락 굽힘근				X
깊은손가락굽힘근				X
긴손바닥근				X

MRT 참고차트: 엄지손가락					
근육	**뒤침**	**엎침**	**폄**	**굽힘**	**맞섬**
짧은엄지벌림근	X				
짧은엄지벌림근 (보조)					X
긴엄지벌림근	X		X		
엄지모음근		X			
엄지모음근 (보조)				X	
짧은엄지폄근			X		
긴엄지폄근			X		
짧은엄지굽힘근				X	
짧은엄지굽힘근 (보조)					X
긴엄지굽힘근				X	
엄지맞섬근					X
바닥쪽뼈사이근 (제 1번)		X	X	X	

MRT 참고차트: 손 & 손가락					
근육	2-4 손가락 뒤침	2-5 손가락 내전	2-5 폄	2-5 굽힘	2-6 맞섬
새끼벌림근 (제 5번)	X				
새끼벌림근 (보조)					X
등쪽뼈사이근 (2-4)	X				
배측골간근 (2-4) (보조)			X	X	
엄지맞섬근			X		
집게폄근 (제 2번)			X		
시지신근 (제 2번) (보조)		X			
짧은새끼굽힘근 (제 5번)				X	
짧은새끼굽힘근 (보조)					X
깊은손가락굽힘근				X	
얕은손가락 굽힘근				X	
벌레근			X	X	
새끼맞섬근					X
바닥쪽뼈사이근 (제 2번, 제 4번, 제 5번) (보조)			X		
바닥쪽뼈사이근 (2-4) (보조)				X	
바닥쪽뼈사이근(제2번,제4번,제5번)		X			

MRT 근력저하 및 신경관여

근 육	신경관여	동 작
짧은엄지벌림근	C7-C8 정중신경	뒤침: 엄지손가락
긴엄지벌림근	C7-C8 노신경	
엄지모음근	C8-T1 자신경	
팔꿈치근	C6-C8 노신경	폄: 팔꿈치
위팔두갈래근	C5-C6 근육피부신경	굽힘: 팔꿈치
위팔근		
위팔노근	C5-C6 노신경	
단요측수근신근	C7-C8 노신경	폄: 손목
장요측수근신근	C6-C7 노신경	
자쪽손목폄근	C7-C8 노신경	폄: 손가락
엄지맞섬근		폄: 엄지손가락
짧은엄지폄근		
장무지신근		
노쪽손목굽힘근	C6-C7 정중신경	굽힘: 손목
자쪽손목굽힘근	C7-T1 자신경	
깊은손가락굽힘근	C8-T1 정중신경	굽힘: 손가락
얕은손가락 굽힘근		
긴엄지굽힘근	C7-C8 정중신경	폄: 엄지손가락
긴손바닥근		굽힘: 손목
네모엎침근		엎침: 아래팔
원엎침근		
뒤침근	C6-C7 노신경	뒤침: 아래팔
위팔세갈래근	C6-C7 노신경	폄: 팔꿈치

평가 참고차트: 팔꿈치, 손목, 손

평 가	AROM	짧은엄지벌림근 근력검사	팔꿈치 굴곡 검사	폄근힘줄병리 검사	핑클스테인 검사	굽힘근힘줄 검사	프로만 징후	안쪽위관절융기염 검사	MRT	팔렌 검사	PROM	원엎침근 검사	노쪽 인대 스트레스 검사	테니스 엘보우 검사	티넬 징후	곁인대 스트레스 검사	스트레스 검사 손목 폄 인대	스트레스 검사 손목 굽힘 인대
수근관 증후군	X									X	X	X			X			
아래팔 & 외측 팔꿈치의 등쪽 통증													X					
팔꿈치 가쪽 통증				X					X					X				
팔꿈치 안쪽 통증						X		X	X									
과긴장	X	X							X		X							
근육 좌상	X	X							X									
제 1–3번의 무감각									X	X		X						
제5번, 제4번, 제3번 1/2 지점의 무감각			X															
힘줄병리	X	X		X					X		X							
힘줄윤활막염	X				X						X							
방아쇠 손가락	X										X							
통증유발점	X	X							X									
관절선 전 · 후의 손목 통증	X										X		X				X	
자쪽 방향의 손목 통증	X								X			X						
손목 좌상	X								X		X		X				X	

팔꿈치, 손, 손목, 손가락 평가 (Elbow, Hand, Wrist, and Fingers Assessments)

짧은엄지벌림근 근력 검사

목적	• 짧은엄지벌림근의 근력을 진단한다.
클라이언트	• 앉은 자세 • 진단하는 팔과 엄지손가락을 뒤침한다.
치료사	• 클라이언트의 앞에 선 자세
양성반응	• 뒤침 시, 엄지손가락 자세를 유지할 수 없는 것은 단무지뒤침근의 근력 약화를 나타낸다.

과정 (Procedure)

■ 치료사가 엄지손가락의 첫마디뼈에 저항을 가한다.

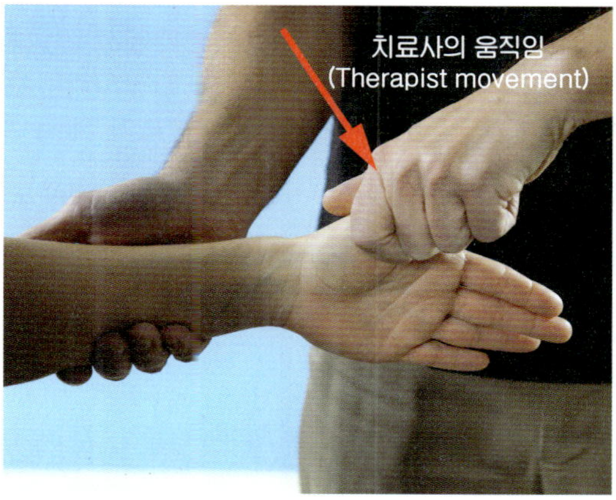

팔꿈치 굴곡 검사

목적	• 자쪽손목굽힘근으로 척골신경의 압박을 진단한다. (수근관증후군)
클라이언트	• 앉은 자세
치료사	• 클라이언트의 앞에 선 자세
양성반응	• 1분 내에 증상이 나타난다.

과정 (Procedure)

- 클라이언트가 양쪽 팔꿈치를 구부리게끔 한다.
- 아래팔을 뒤침시킨다.
- 손목을 과신장시킨다.

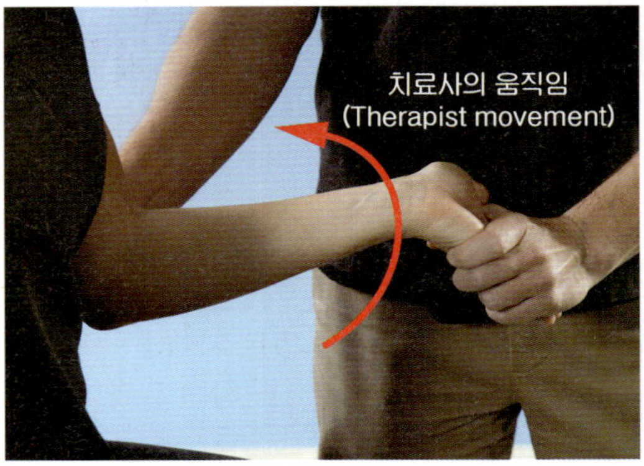

폄근 힘줄병리 검사

목적	• 일반적인 폄근힘줄병리를 진단한다.
클라이언트	• 앉은 상태에서 팔꿈치를 늘린 자세 • 손목을 뒤침시키면서 약간 늘린다. • 클라이언트가 해당 자세를 유지하게끔 한다.
치료사	• 클라이언트를 마주보고 선 자세
양성반응	• 일반적인 신전건의 통증 및 근력약화는 폄근힘줄병리 중의 양성반응이다.

과정 (Procedure)

- 치료사가 클라이언트의 손목을 구부리게끔 한다.

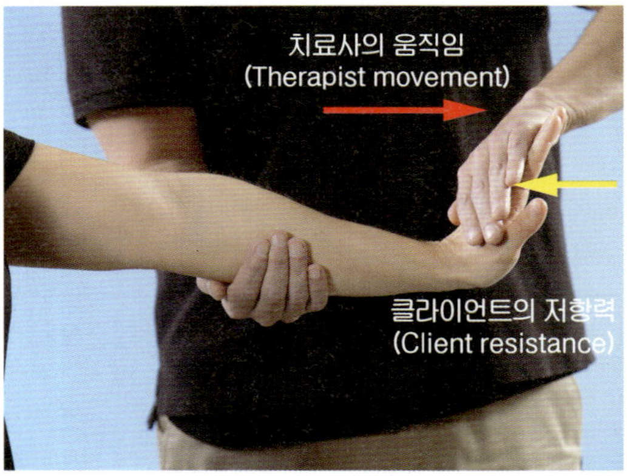

핑클스테인 검사 (Finklestein's Test)

목적	• 퀘르벵건초염 (Quervain's tenosynovitis)을 진단한다.
클라이언트	• 앉은 자세
치료사	• 클라이언트를 마주보고 선 자세
양성반응	• 클라이언트가 ROM 말단에 가까워졌을 때, 노뼈의 붓돌기 근처에서 통증을 느낀다.

과정 (Procedure)

- 클라이언트가 엄지손가락을 손바닥을 가로질러서 구부리게끔 한다.
- 다른 손가락들은 엄지손가락을 감싸게끔 한다.
- 수동적으로 또는 능동적으로, 치료사가 손목을 뒤침시킨다. (자쪽치우침)

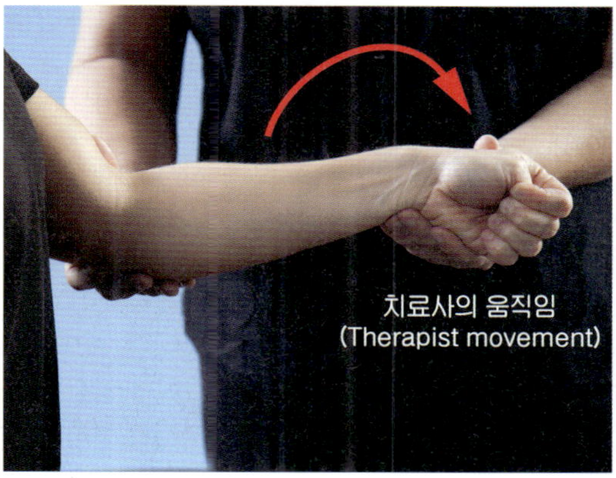

굽힘근힘줄 평가

목적	• 일반적인 굽힘근 힘줄의 힘줄병리를 평가한다.
클라이언트	• 앉은 상태에서 팔꿈치를 늘이고 손목은 뒤침시킨 후 약간 구부린다.
치료사	• 클라이언트를 마주보고 선 자세
양성반응	• 진단부위 굽힘근 힘줄의 통증 & 근력약화는 본 검사의 양성반응이다.

과정 (Procedure)

- 클라이언트가 자세를 유지하게끔 한다.
- 치료사가 클라이언트의 손목을 늘린다.

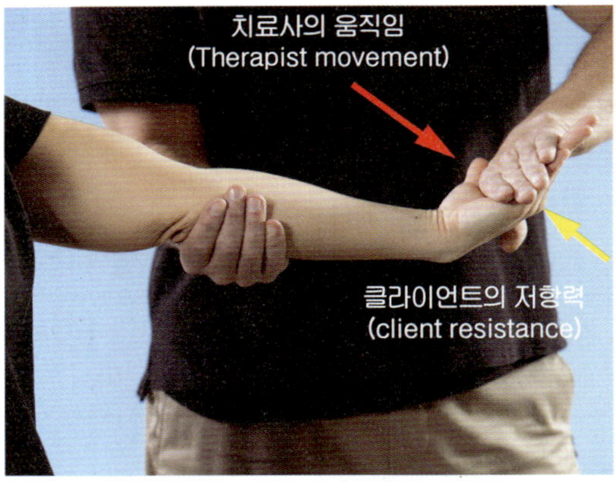

프로만 징후 (Froment' s Sign)

목적	• 척골신경 병변 또는 엄지모음근의 근력약화를 진단한다.
클라이언트	• 앉은 자세
치료사	• 클라이언트를 마주보고 선 자세
양성반응	• 종이를 붙잡고 있을 수 없다. • 엄지모음근의 근력 약화 또는 마비는 엄지손가락 끝을 구부릴 수 없게끔 한다.

과정 (Procedure)

- 클라이언트가 엄지손가락과 검지손가락 사이의 종이를 붙잡게끔 한다.
- 치료사가 종이를 빼내려고 시도한다.

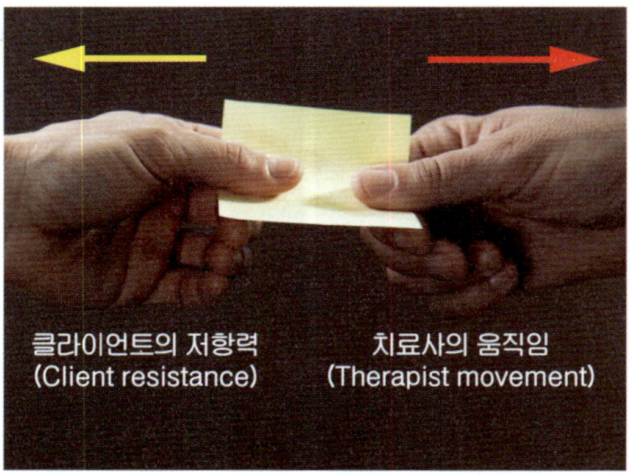

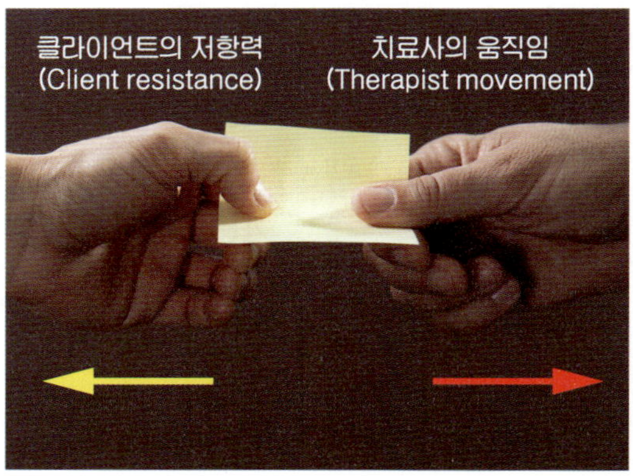

안쪽위관절융기염 검사

목적	• 안쪽위관절융기염을 야기하는 골퍼스 엘보우 (golfer's elbow)를 진단한다.
클라이언트	• 앉은 상태에서 팔꿈치와 손목을 늘린 자세
치료사	• 클라이언트를 마주보고 선 자세 • 한 손은 클라이언트의 팔꿈치를 안정화시키고, 안쪽위관절융기를 촉진한다.
양성반응	• 안쪽위관절융기의 통증은 손목의 굴근에 근육 긴장 최대화로 인한 양성반응이다.

과정 (Procedure)

■ 클라이언트의 팔꿈치가 구부러진 상태에서 클라이언트가 저항력을 가한다.

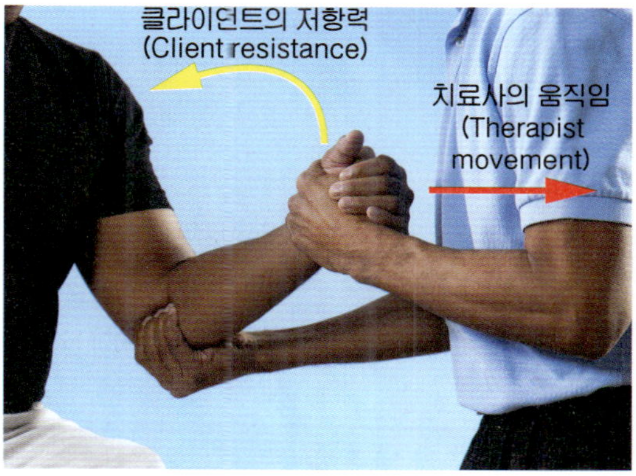

팔렌 평가 (Phalen's Assessment)

목적	• 정중신경의 압박 또는 수근관증후군 (CTS)을 평가한다.
클라이언트	• 앉은 상태에서 양손의 손등 표면을 마주보거 맞닿은 자세
치료사	• 클라이언트를 마주보고 선 자세
양성반응	• 양성반응은 CTS 증상을 발생시킨다: 엄지손가락, 제 2 손가락, 제 3 손가락의 1/2 부위에 얼얼함이나 통증을 느끼게 된다.

과정 (Procedure)

■ 클라이언트가 양손의 손등을 함께 맞닿은 후 서로 미는 자세를 1분 가량 유지하도록 한다.

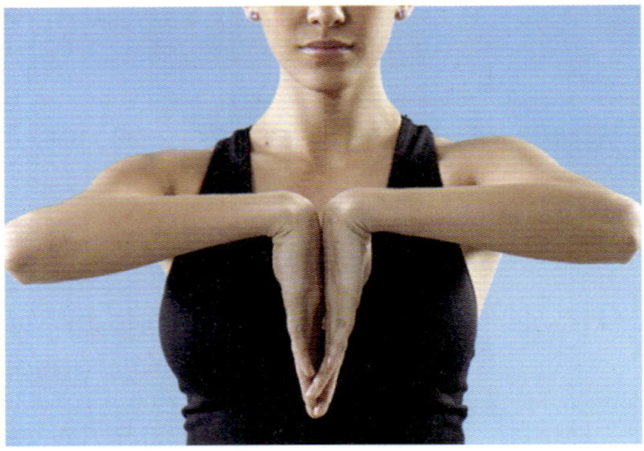

원엎침근 평가

목적	• 정중신경의 압박 또는 CTS를 원엎침근으로 진단한다.
클라이언트	• 앉은 상태에서 팔꿈치를 90˚로 구부린 자세
치료사	• 클라이언트를 마주보고 선 자세 • 한 손은 클라이언트의 팔꿈치 위에 두어서 안정화시킨다. • 다른 한손으로 클라이언트의 손을 잡는다. (악수하는 듯한 자세)
양성반응	• 양성반응은 CTS 증상을 발생시킨다: 엄지손가락, 제 2 손가락, 제 3 손가락의 1/2 부위에 얼얼함이나 통증을 느끼게 된다.

과정 (Procedure)

■ 클라이언트가 자세를 유지하게끔 한다.

■ 치료사가 클라이언트의 손바닥을 뒤침시키려 하면서, 동시에 팔꿈치를 늘이려고 시도한다.

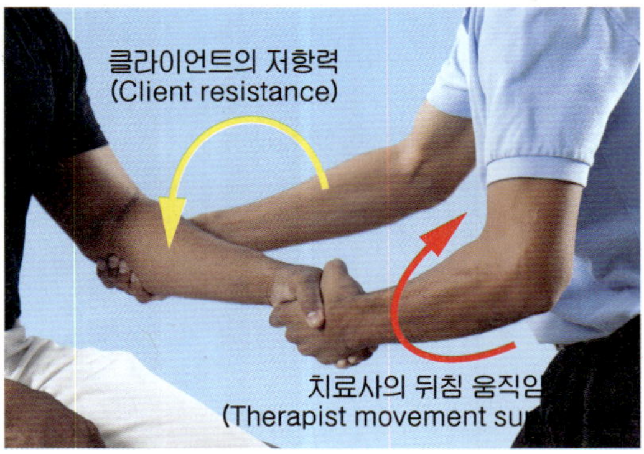

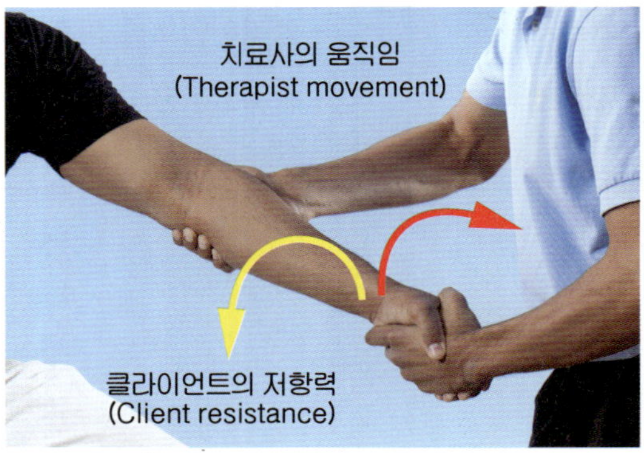

노쪽 인대 스트레스 검사

목적	• 손목내전근의 좌상 또는 자쪽곁인대 좌상를 진단한다.
클라이언트	• 앉은 상태에서 진단하고자 하는 손을 뒤침시킨 자세
치료사	• 클라이언트를 마주보고 선 자세 • 한 손으로 클라이언트의 손목 가까이에 두어서 손목을 안정화시킨다.
양성반응	• 해당관절의 통증 및 과운동성은 척측측부인대의 좌상 가능성을 나타낸다. • 해당 병변 부위의 국소적인 통증은 자쪽손목폄근 또는 자쪽손목굽힘근의 좌상 가능성을 나타낸다.

과정 (Procedure)

- 치료사는 다른 손으로 진단하고자 하는 클라이언트의 손을 수동적으로 손목 엎침시킨다. (노쪽치우침)
- ROM 말단에 과도한 압이 가해진다.

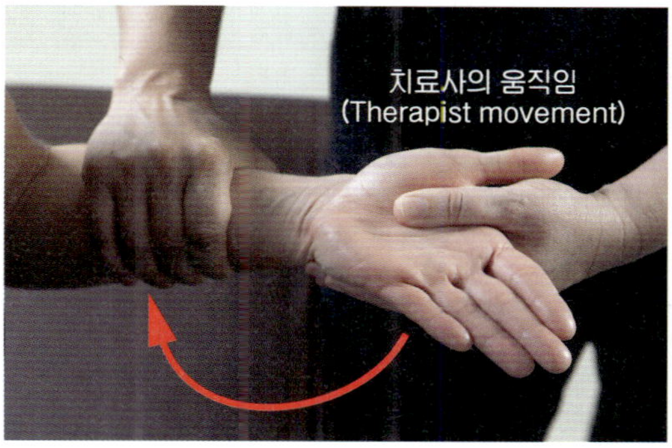

테니스 엘보우 검사 (Tennis Elbow Test)

목적	• 가쪽위관절융기를 평가한다.
클라이언트	• 앉은 상태에서 팔을 70° 로 구부리고 손은 주먹을 쥐며 손목은 늘인 자세
치료사	• 클라이언트를 마주보고 선 자세
양성반응	• 가쪽위관절융기를 따라서 통증이 발생하는 것은 외측상과염을 나타낸다.

과정 (Procedure)

■ 치료사가 펼쳐진 손목에 저항력을 가한다.

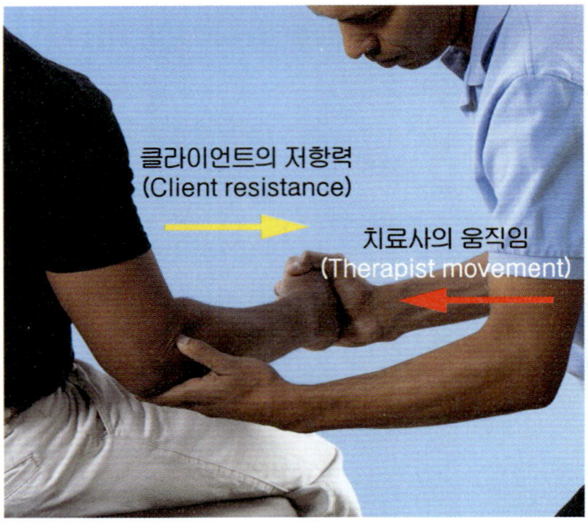

티넬 징후 (Tinel' s Sign)

목적	• 정중신경 자극을 평가한다.
클라이언트	• 앉은 상태에서 팔꿈치를 90° 로 구부린 자세
치료사	• 클라이언트를 마주보고 선 자세
양성반응	• 엄지손가락, 제 2 손가락, 제 3 손가락의 1/2 부위에 얼얼함이나 통증이 발생한다.

과정 (Procedure)

■ 치료사가 손목근을 반복적으로 두드린다.

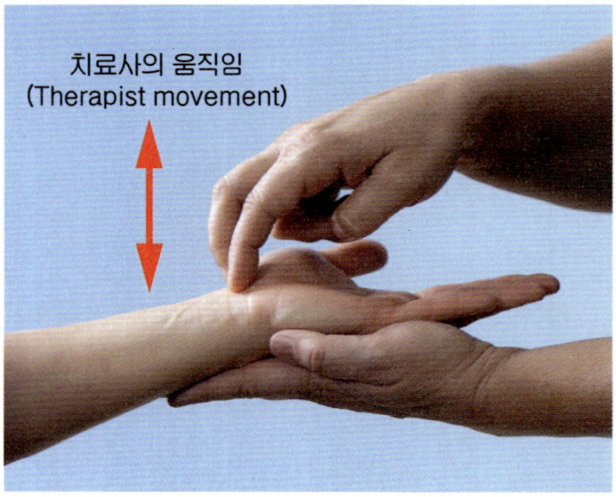

자쪽 인대 스트레스 검사

목적	• 손목외전근의 좌상 또는 노쪽곁인대의 좌상를 평가한다.
클라이언트	• 앉은 상태에서 진단하고자 하는 손을 뒤침시킨 자세
치료사	• 클라이언트를 마주보고 선 자세 • 한 손을 클라이언트의 손목 가까이에 두어서 손목을 안정화시킨다.
양성반응	• 노쪽곁인대의 좌상은 통증을 발생하면서 관절의 과운동성을 발생시킨다. • 노쪽손목굽힘근, 장요측수근신근, 또는 단요측수근신근의 좌상은 병변 부위의 국부적인 통증을 발생시킨다.

과정 (Procedure)

- 치료사가 안정화시키지 않은 손으로 클라이언트의 손을 수동적으로 자쪽치우침 시킨다.
- ROM 말단에 과도한 압을 가한다.

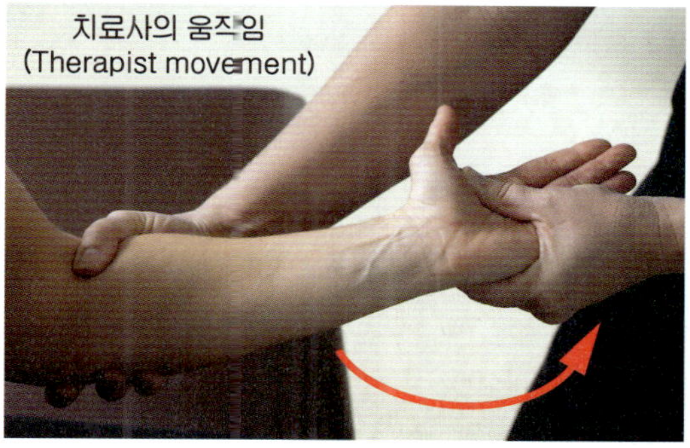

손목 폄 인대 스트레스 검사

목적	• 손목굽힘근 또는 손바닥면의 손목인대의 좌상을 진단한다.
클라이언트	• 앉은 상태에서 진단하고자 하는 손을 엎침시킨 자세
치료사	• 치료사가 클라이언트의 손목 가까이를 손으로 잡아서 손목을 안정화시킨다. • 다른 손으로 클라이언트의 손바닥과 마주보게 손바닥을 둔다.
양성반응	• 굽힘근의 좌상으로 굽힘근의 통증이 발생한다. • 손목 폄 시, 관절의 손등방향에 통증이 발생하는 것은 폄근힘줄 힘줄윤활막염을 나타낼 수 있다. (Gerad, Kleinfield, 1993) • 손바닥면의 요수근인대 좌상은 통증 및 관절의 과운동성을 발생시킨다.

과정 (Procedure)

- 치료사가 클라이언트의 손목을 늘린다.
- ROM 말단에서 과도한 압을 가한다.

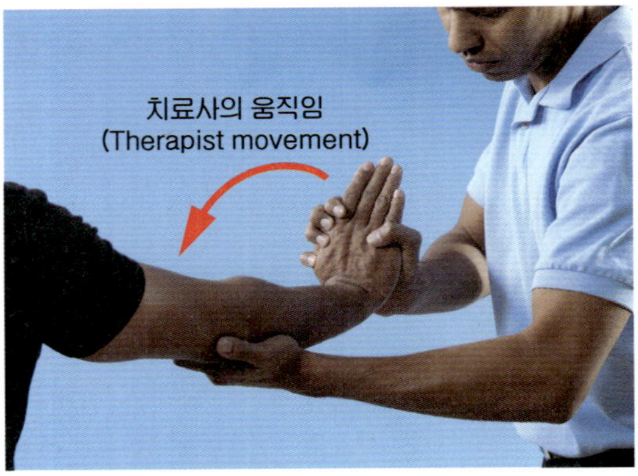

손목 굽힘 인대 스트레스 검사

목적	• 손목폄근 또는 손목의 후방인대에 좌상을 진단한다.
클라이언트	• 앉은 상태에서 진단하고자 하는 손을 엎침시킨 자세
치료사	• 클라이언트를 마주보고 선 자세 • 치료사가 한 손으로 클라이언트의 손목 가까이를 손으로 잡아서 손목을 안정화시킨다.
양성반응	• 폄근의 좌상으로 국부적인 통증이 나타난다. • 뒤노손목인대의 좌상로 통증 및 관절의 과운동성이 발생한다.

과정 (Procedure)

- 치료사가 안정화시키지 않은 손으로 클라이언트의 손목을 수동적으로 구부린다.
- ROM 말단에서 과도한 압을 가한다.

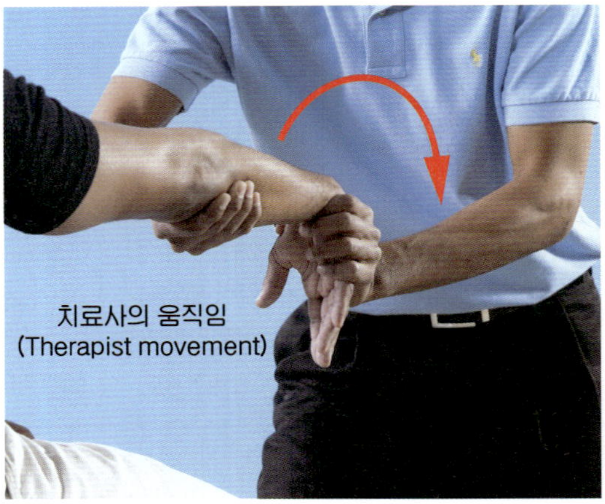

평가 차트
[Assessment Charts]

진단 결과에 해당하는 기호나 약어에 동그라미를 친다.

↑ = 증가; ↓ = 감소; L = 경증; M = 중등도; S = 중증; WNL = 정상; + = 양성, − = 음성.

AROM 팔꿈치

동작	방향	ROM 결과						통증 정도		
굽힘	R / L	↓	↑	L	M	S	WNL	L	M	S
폄	R / L	↓	↑	L	M	S	WNL	L	M	S
엎침	R / L	↓	↑	L	M	S	WNL	L	M	S
뒤침	R / L	↓	↑	L	M	S	WNL	L	M	S

PROM 팔꿈치

동작	방향	ROM 결과						통증 정도		
굽힘	R / L	↓	↑	L	M	S	WNL	L	M	S
폄	R / L	↓	↑	L	M	S	WNL	L	M	S
엎침	R / L	↓	↑	L	M	S	WNL	L	M	S
뒤침	R / L	↓	↑	L	M	S	WNL	L	M	S

MRT 팔꿈치

동작	방향	ROM 결과						통증 정도		
굽힘	R / L	↓	↑	L	M	S	WNL	L	M	S
폄	R / L	↓	↑	L	M	S	WNL	L	M	S
엎침	R / L	↓	↑	L	M	S	WNL	L	M	S
뒤침	R / L	↓	↑	L	M	S	WNL	L	M	S

AROM 손목										
동작	방향	ROM 결과						통증 정도		
굽힘	R / L	↓	↑	L	M	S	WNL	L	M	S
폄	R / L	↓	↑	L	M	S	WNL	L	M	S
엎침	R / L	↓	↑	L	M	S	WNL	L	M	S
뒤침	R / L	↓	↑	L	M	S	WNL	L	M	S

PROM 손목										
동작	방향	ROM 결과						통증 정도		
굽힘	R / L	↓	↑	L	M	S	WNL	L	M	S
폄	R / L	↓	↑	L	M	S	WNL	L	M	S
엎침	R / L	↓	↑	L	M	S	WNL	L	M	S
뒤침	R / L	↓	↑	L	M	S	WNL	L	M	S

MRT 손목										
동작	방향	ROM 결과						통증 정도		
굽힘	R / L	↓	↑	L	M	S	WNL	L	M	S
폄	R / L	↓	↑	L	M	S	WNL	L	M	S
엎침	R / L	↓	↑	L	M	S	WNL	L	M	S
뒤침	R / L	↓	↑	L	M	S	WNL	L	M	S

특수검사			
진단법	방향면	ROM 결과	통증/무감각도
짧은엄지벌림근 근력 검사	R / L	+ / − L M S WNL	L M S
팔꿈치 굴곡 검사	R / L	+ / − L M S WNL	L M S
폄근힘줄 검사	R / L	+ / − L M S WNL	L M S
핑클스테인 검사	R / L	+ / − L M S WNL	L M S
굽힘근힘줄병리 검사	R / L	+ / − L M S WNL	L M S
프로만 징후	R / L	+ / − L M S WNL	L M S
안쪽위관절융기염 검사	R / L	+ / − L M S WNL	L M S
팔렌 검사	R / L	+ / − L M S WNL	L M S
원엎침근 검사	R / L	+ / − L M S WNL	L M S
노쪽 인대 스트레스 검사	R / L	+ / − L M S WNL	L M S
테니스 엘보우 검사	R / L	↓ ↑ − L M S WNL	L M S
티넬 징후	R / L	↓ ↑ − L M S WNL	L M S
자쪽 인대 스트레스 검사	R / L	+ / − L M S WNL	L M S
손목 폄 인대 스트레스 검사	R / L	↓ ↑ − L M S WNL	L M S
손목 굽힘 인대 스트레스 검사	R /L	↓ ↑ − L M S WNL	L M S

제 5 장

둔부 & 몸통 (Hip & Trunk)

둔부 & 몸통 [Muscles of the Hip and Trunk]

전면 (Anterior View)

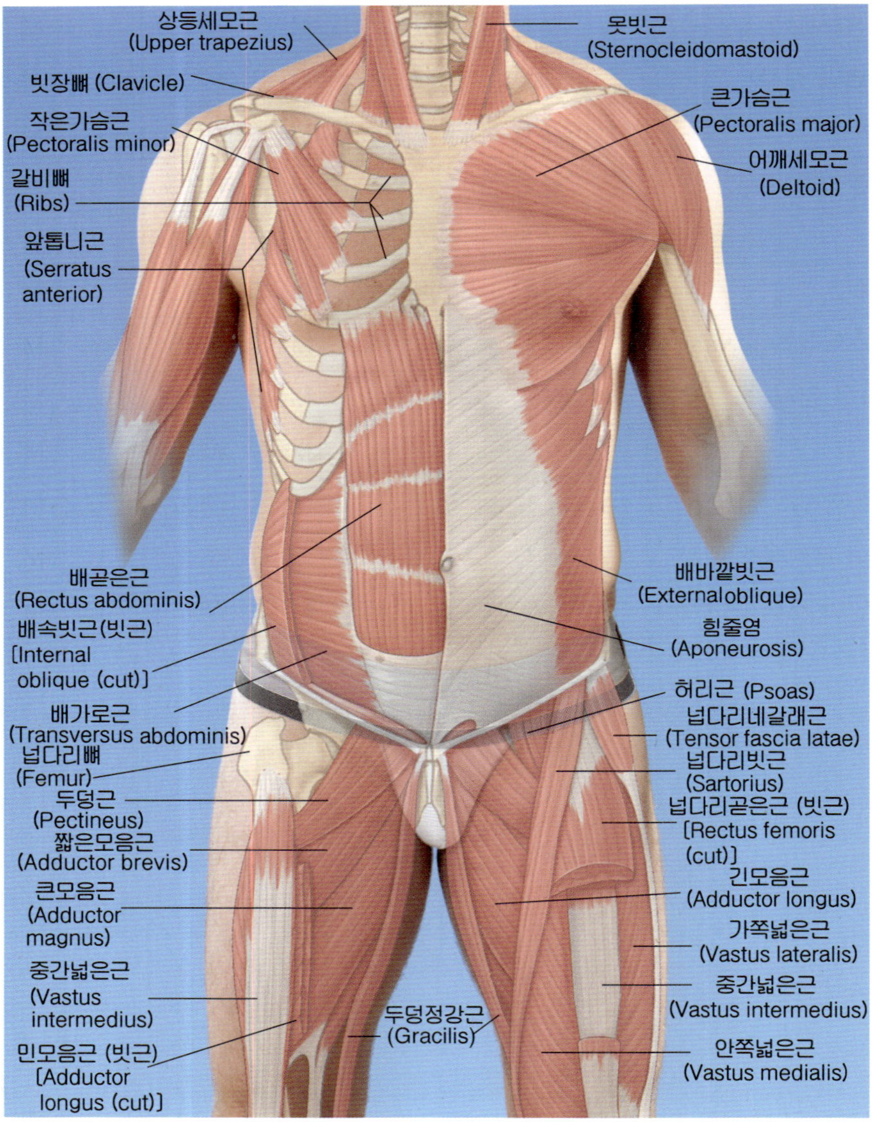

후면 (Posterior View)

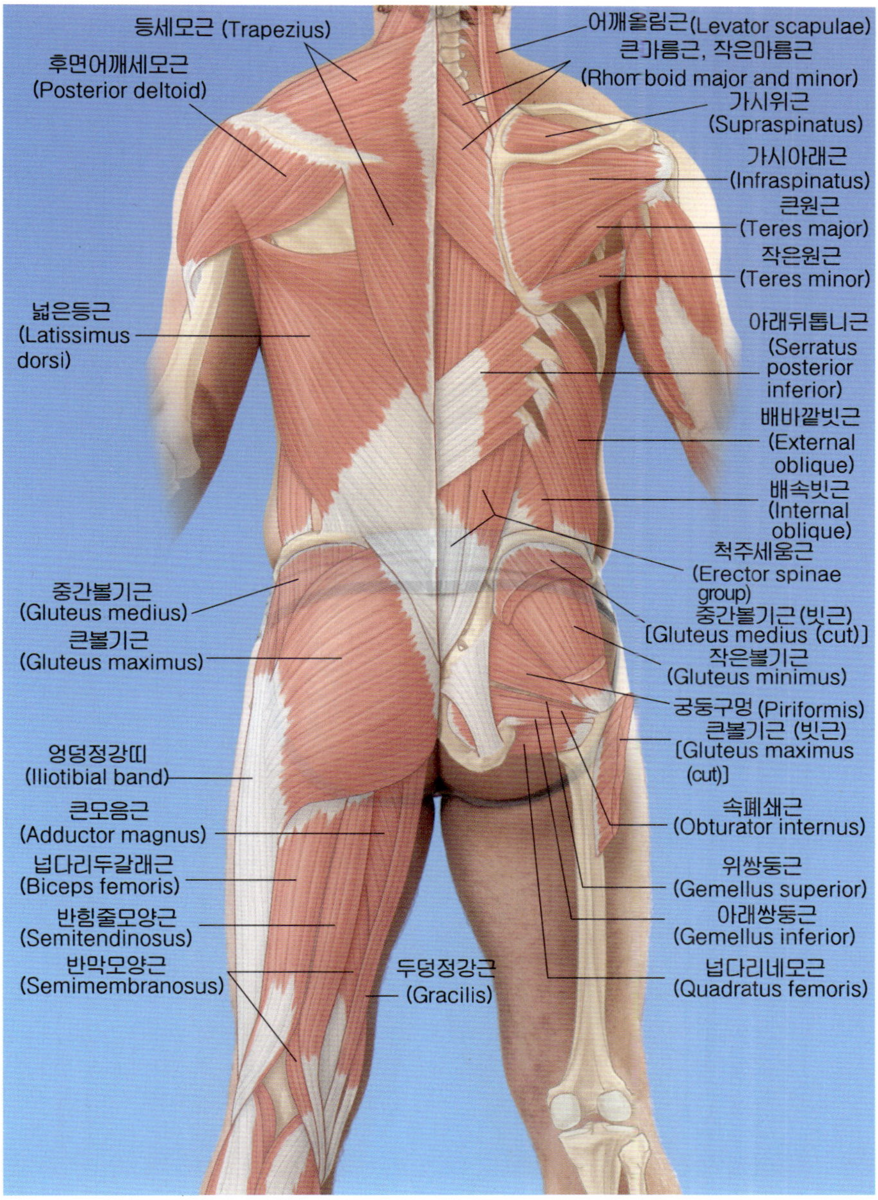

전면 (Anterior View)

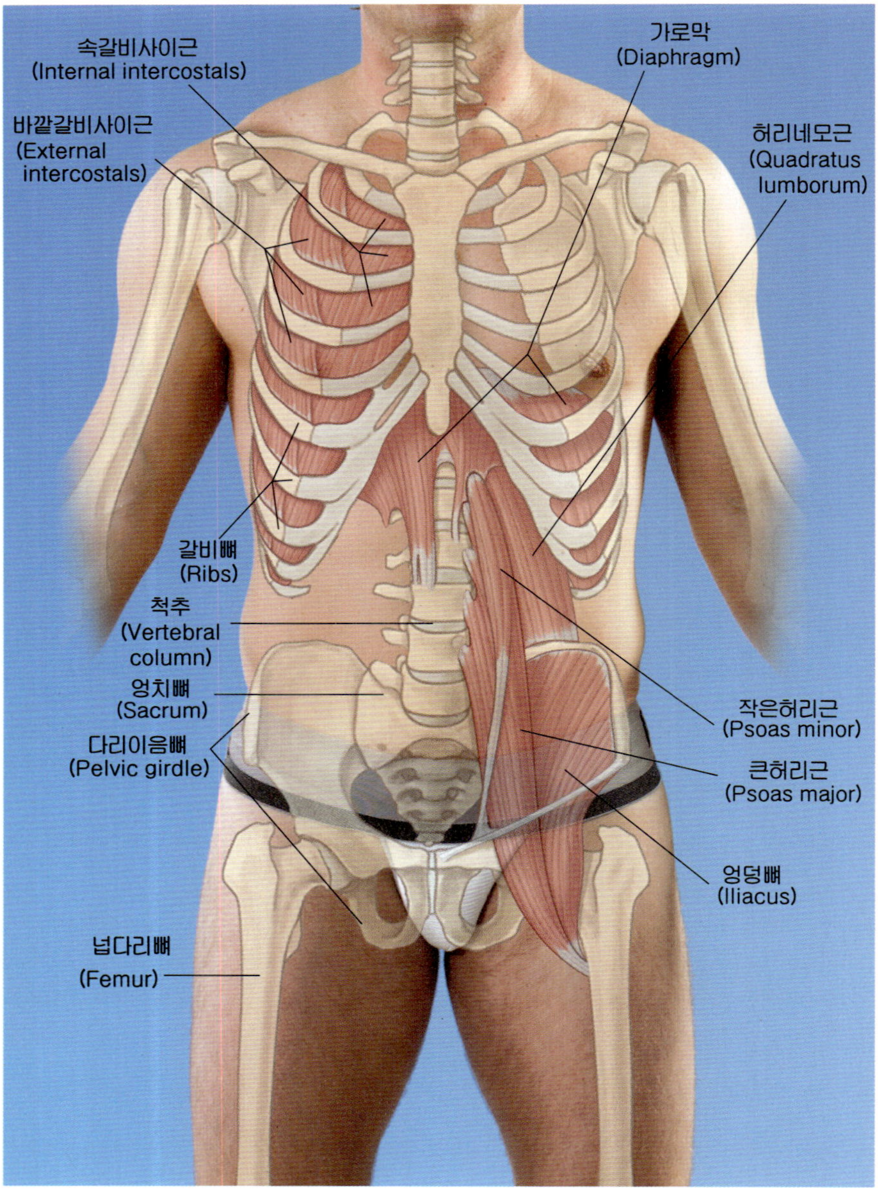

후면 (Posterior View)

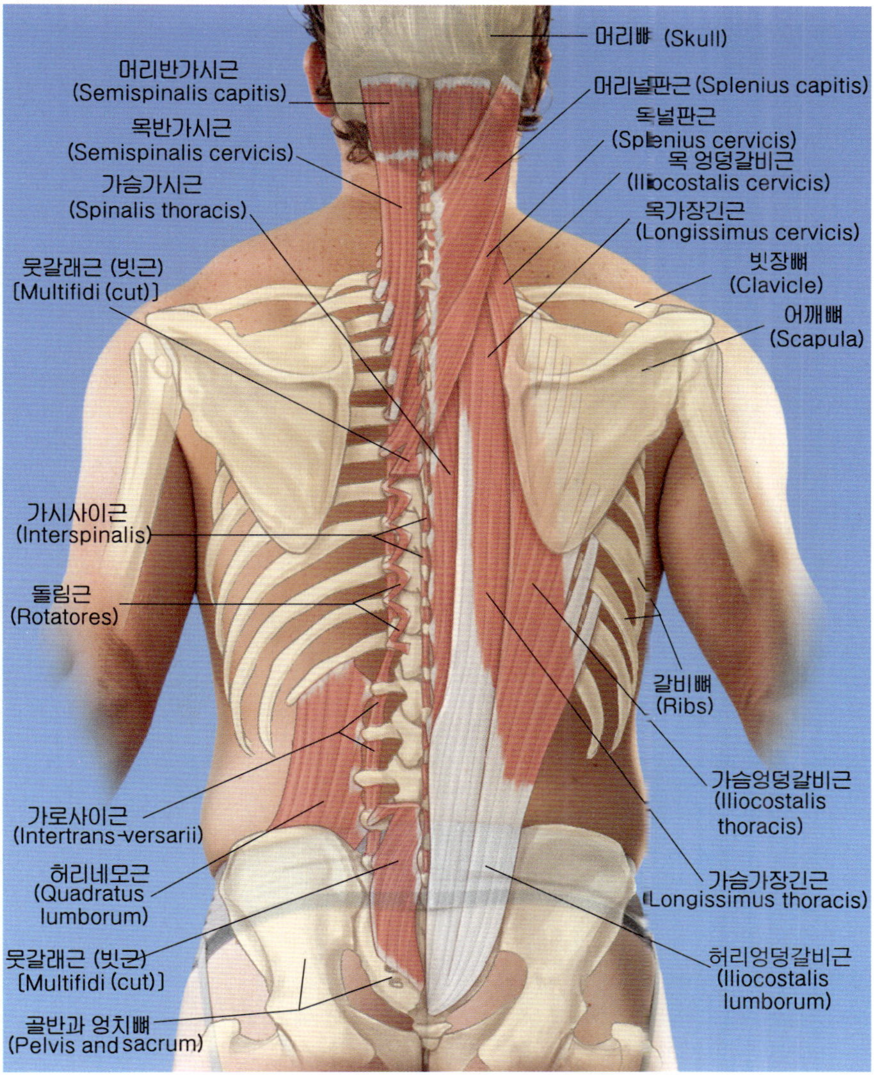

바깥쪽 다리 & 엉덩이 (Lateral Leg and Hip)

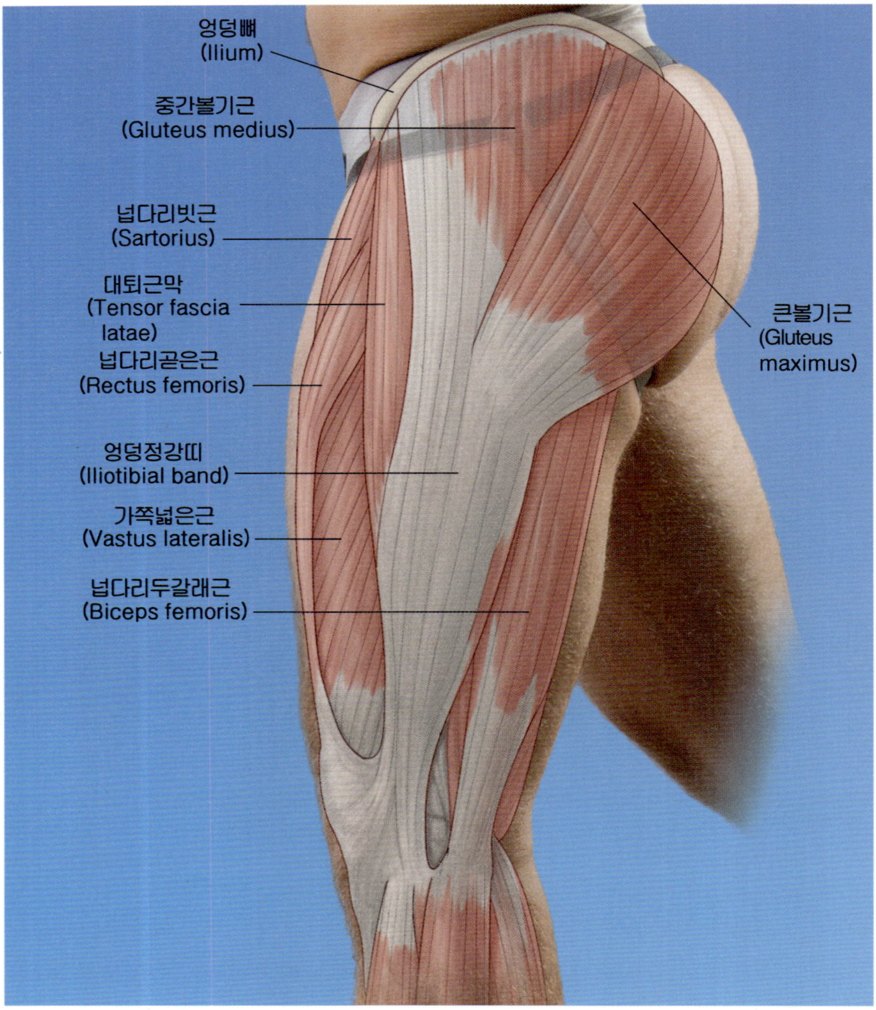

안쪽 허벅지 (Medial Thigh)

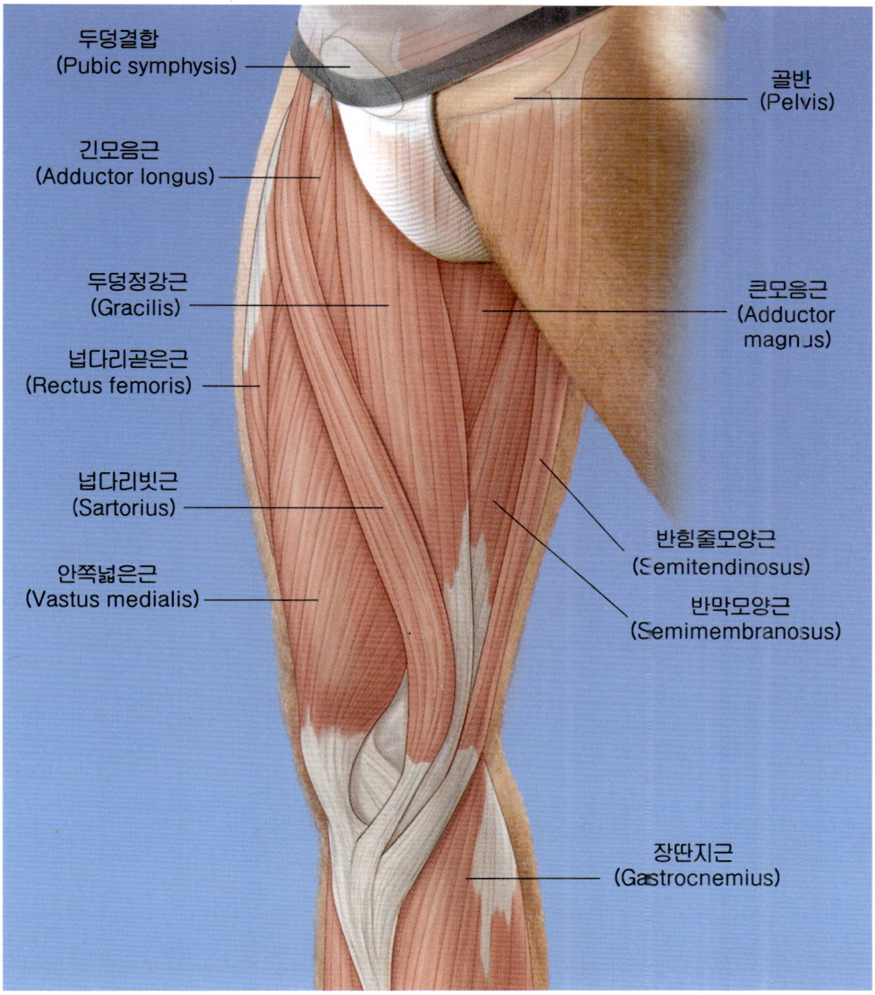

통증유발점 연관 가이드 (Trigger Point Referral Guide)

둔부 & 몸통 통증유발점 연관 패턴

근육	몸통	생식기	볼기	엉덩관절	서혜부	몸통 측면
배빗근	X	X			X	X
긴모음근					X	
큰모음근		X			X	
가로막			X			X
척주세움근	X		X	X		
큰볼기근			X	X		
중간볼기근			X			
작은볼기근			X	X		
골반내 근육		X				
넓은등근						X
뭇갈래근	X					
두덩근					X	
궁둥구멍근		X	X	X		
허리근		X		X	X	
허리네모근	X		X	X		
배곧은근	X	X			X	
목돌림근	X					
반막모양근			X			
반힘줄모양근			X			
앞톱니근						X
가자미근			X			
넙다리근막긴장근				X		
가쪽넓은근				X		

통증유발점 연관차트

뭇갈래근 (Multifidi)

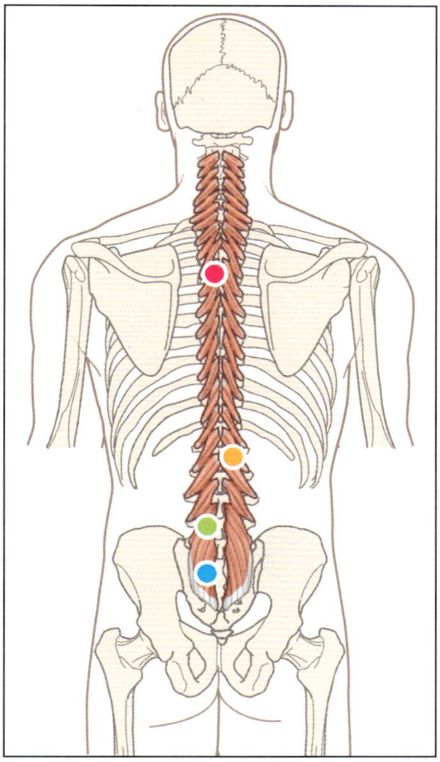

● ● ● ● 뭇갈래근 (Multifidi)

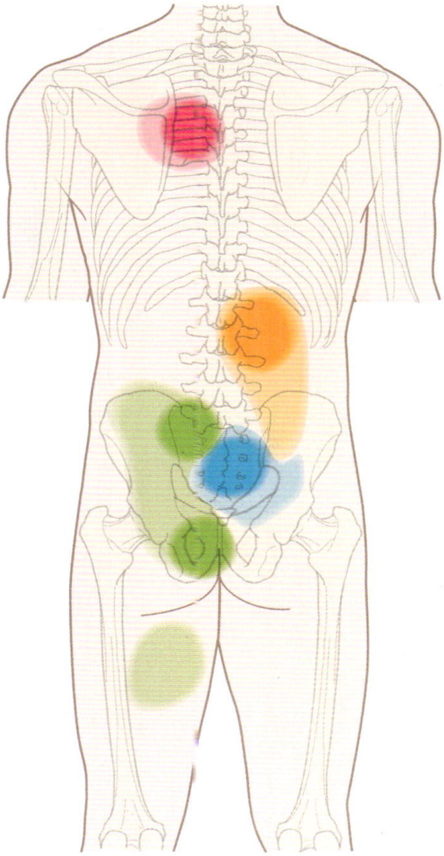

볼기근 (Gluteus)

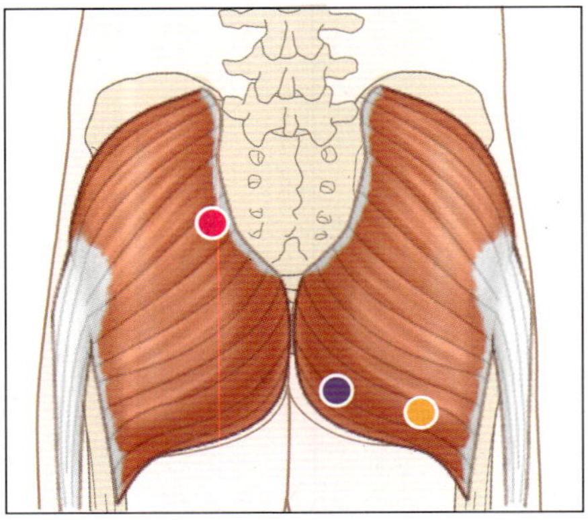

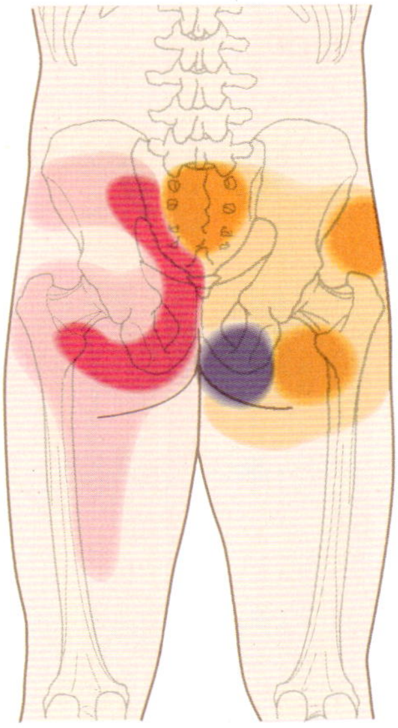

● ● ● 큰볼기근(Gluteus maximus)

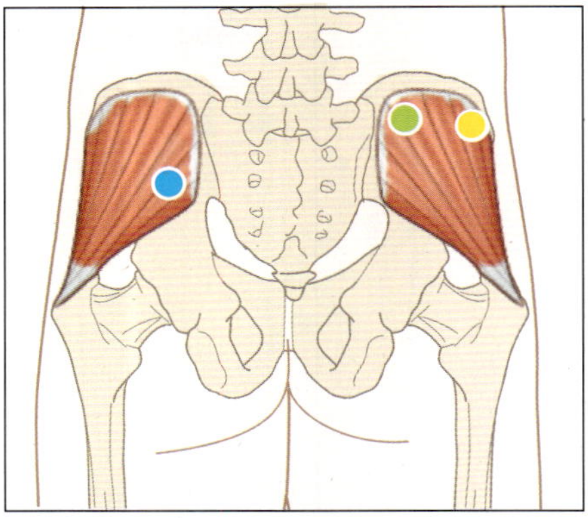

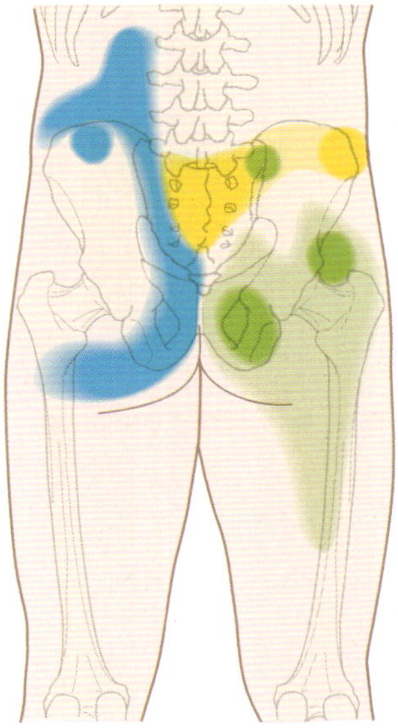

● ● ● 중간볼기근 (Gluteus medius)

앞톱니근, 넓은등근 (Serratus Anterior, Latissimus Dorsi)

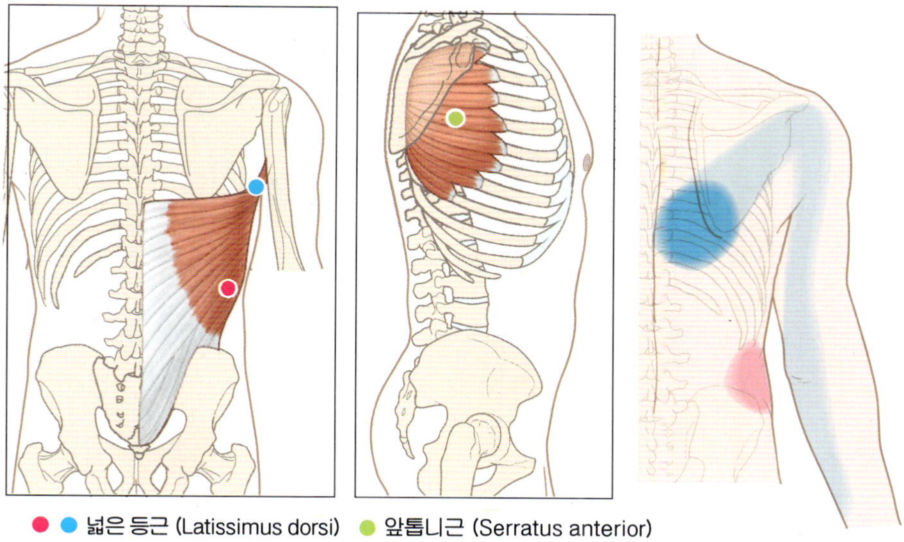

● ● 넓은 등근 (Latissimus dorsi) ● 앞톱니근 (Serratus anterior)

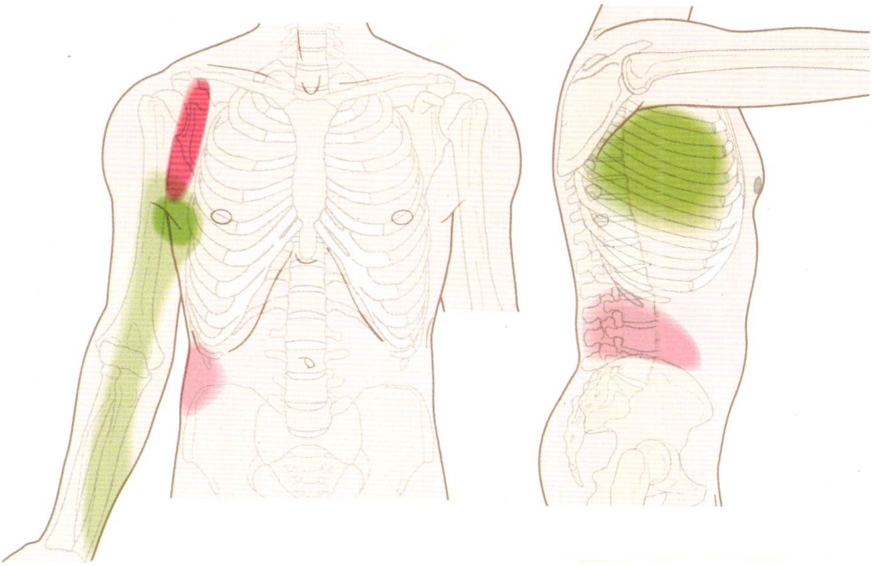

척주세움근 (Erector Spinae)

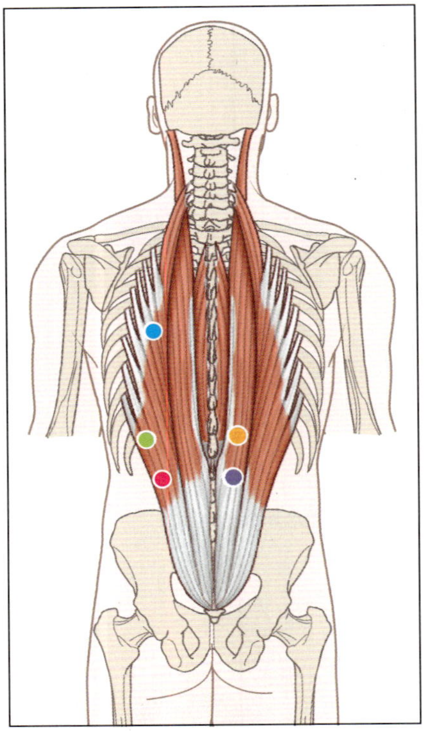

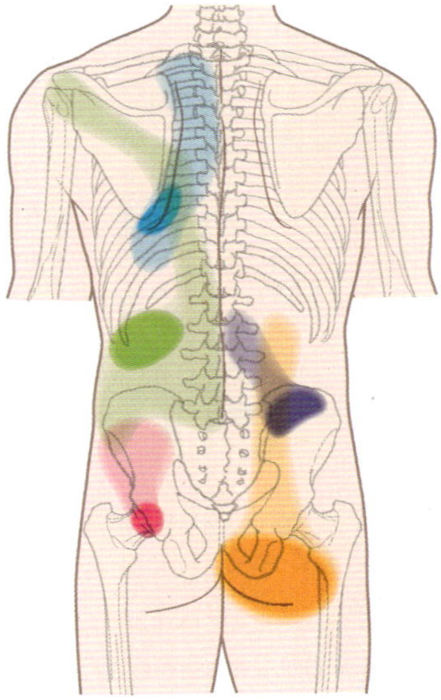

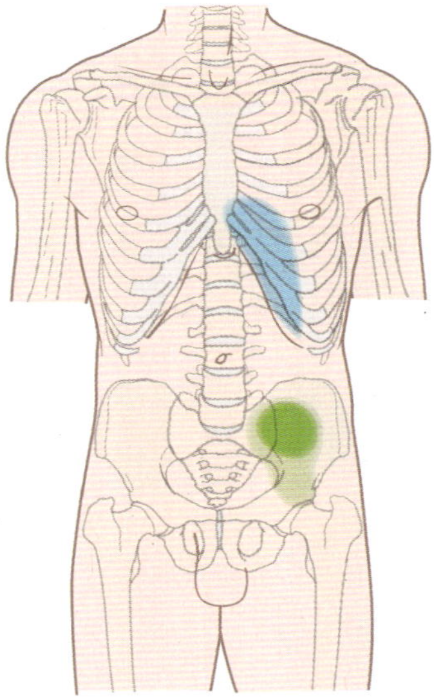

- 가슴엉덩갈비근 (Iliocostalis thoracis)
- 가슴엉덩갈비근 (Iliocostalis thoracis)
- 허리엉덩갈비근 (Iliocostalis lumborum)
- 가슴가장긴근 (Longissimus thoracis)
- 허리가장긴근 (Longissimus lumborum)

궁둥구멍근, 허리네모근, 넙다리근막긴장근 (Piriformis, Quadratus Lumborum, Tensor Fascia Latae)

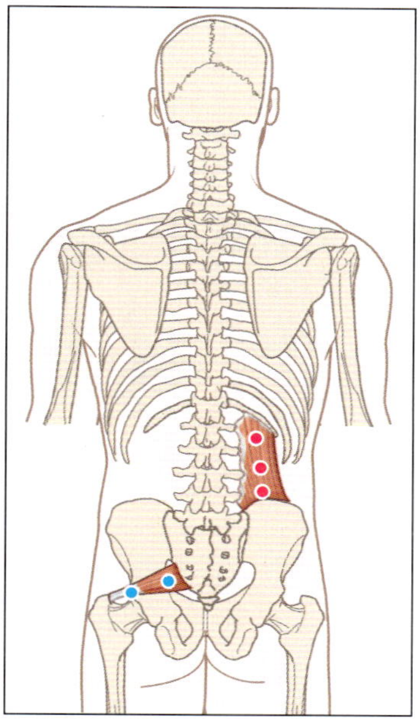

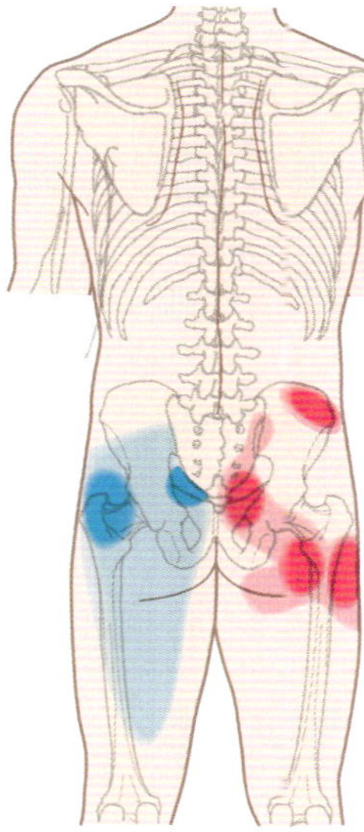

- ● 허리네모근 (Quadratus lumborum)
- ● 궁둥구멍근 (Piriformis)
- ● 넙다리근막긴장근 (Tensor fascia latae)

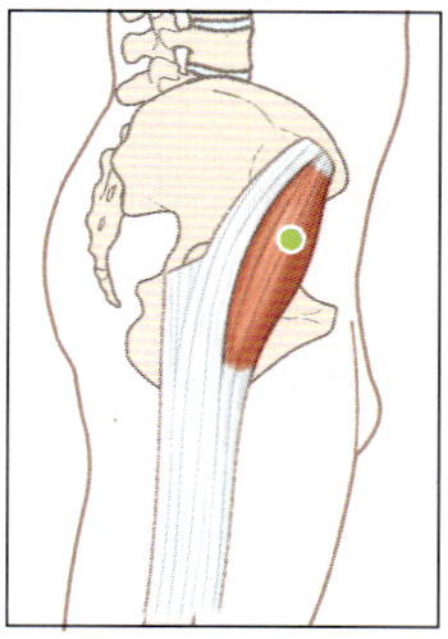

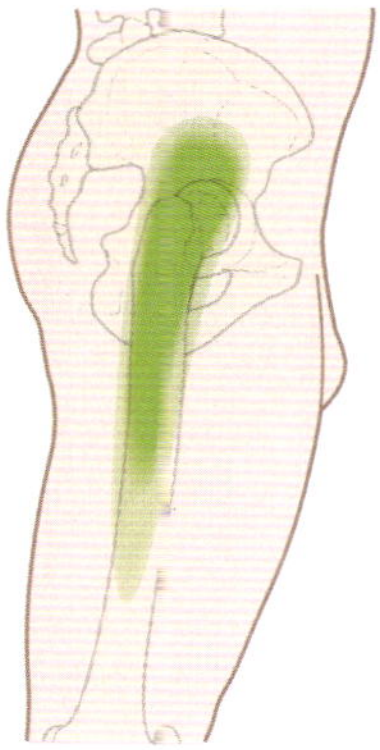

허리근, 배곧은근 (Psoas, Rectus Abdominis)

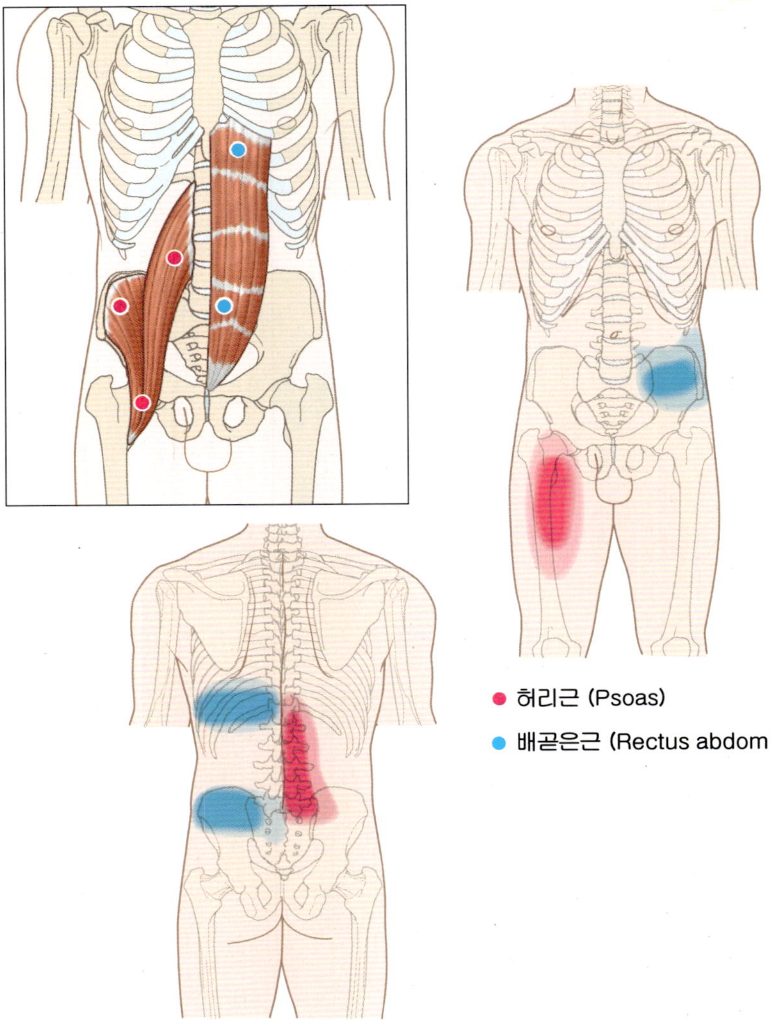

● 허리근 (Psoas)

● 배곧은근 (Rectus abdominis)

가동범위 (ROM) 평가 (Range-of-Motion (ROM) Assessments)

능동가동범위(AROM): 둔부

동작	정상 AROM (비구 대퇴 관절)
굽힘	110° – 130°
폄	10° – 15°
벌림	30° – 40°
모음	30°
안쪽돌림	30° – 40°
가쪽돌림	40° – 60°

목적	• 엉덩관절의 ROM을 평가한다. • 추가검사의 기반자료를 제공한다. • 보행 패턴을 관찰한다.
클라이언트	• 폄을 제외한 모든 동작에서 정면을 보고 눕거나 앉은 자세 • 폄: 누운 자세 • 가쪽돌림/안쪽돌림: 누운 자세 & 무릎은 90°로 굽힌 자세 • 안쪽돌림/가쪽돌림: 누운 자세 & 무릎은 90°로 굽힌 자세
치료사	• 클라이언트의 동작을 관찰하기 위한 테이블 옆에 선 자세 • 모음: 치료사가 검사하지 않는 다리를 들고 있도록 한다.
양성반응	• ROM이 저하된다. • 동작 시 보상형 패턴이 나타난다. • ROM 시 통증 발생한다. • PROM & MRT 진단 시, 양성반응을 나타낸다. • 통증은 수축성 조직, 비활성 조직; 관절 병리학 (예. 관절염); 인대 부상 또는 관절주머니 손상; 과긴장 근육; 신경압박; 힘줄병리; 낭종; 윤활주머니염; 또는 활성화된 연관 통증유발점과 관련되어 있음을 나타낸다.

과정 (Procedure)

굽힘 (Flexion)

- 클라이언트가 가슴방향으로 한번에 무릎을 들어올리게끔 한다.

폄 (Extension)

- 클라이언트가 다리를 천장 방향으로 들어올리게끔 한다.

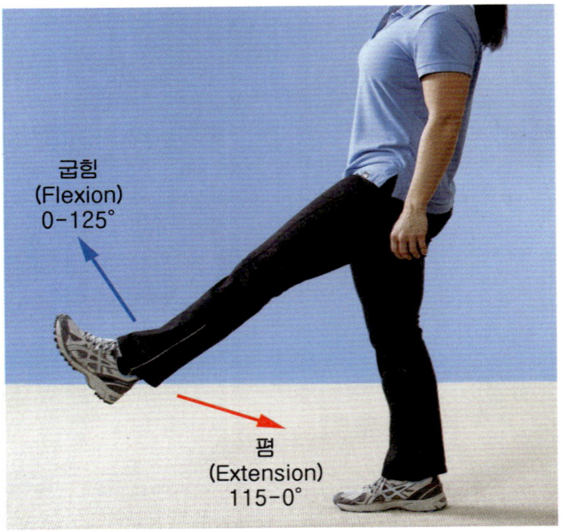
굽힘
(Flexion)
0-125°
폄
(Extension)
115-0°

벌림 (Abduction)

- 클라이언트가 다리를 수평면에서 바깥쪽 방향으로 들어올리게끔 한다.

모음 (Adduction)

- 클라이언트가 다리를 벌림시킨 자세에서 몸통 방향으로 다리를 가지고 오게끔 한다.

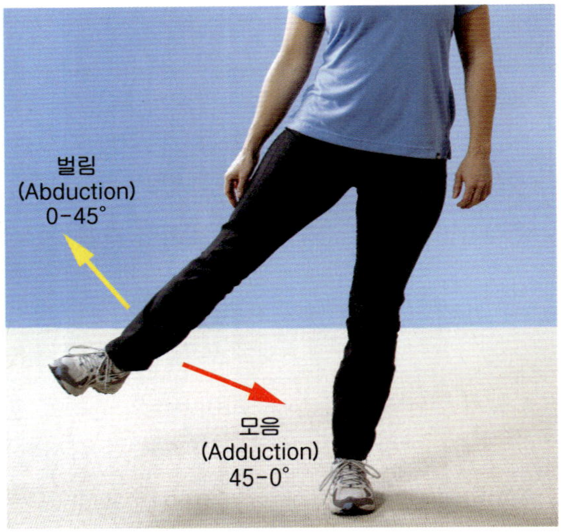
벌림
(Abduction)
0-45°
모음
(Adduction)
45-0°

안쪽돌림 (Medial Rotation)

- 가쪽돌림과 동일한 시작 자세를 취한다.
- 클라이언트가 아래쪽 다리를 바깥쪽에서 측면으로 움직이게끔 한다.

*골반을 측정할 때, 두 검사 모두를 중단하도록 한다.

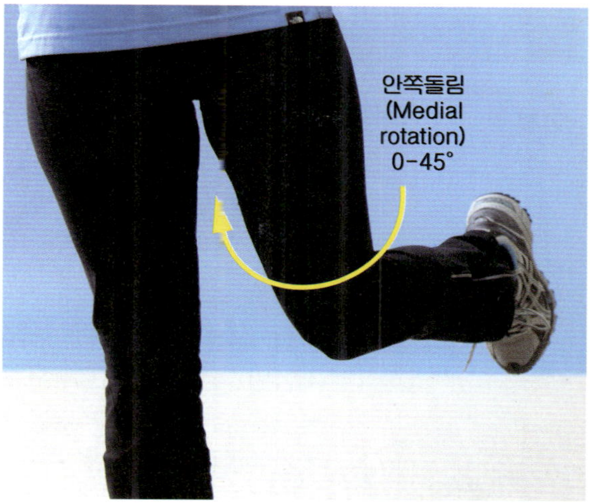

가쪽돌림 (Lateral Rotation)

- 클라이언트가 누운 자세에서 무릎은 90° 로 굽힌다.
- 클라이언트가 아래쪽 다리를 다른 한쪽 다리를 가로질러서 안쪽으로 돌림시키게끔 한다.

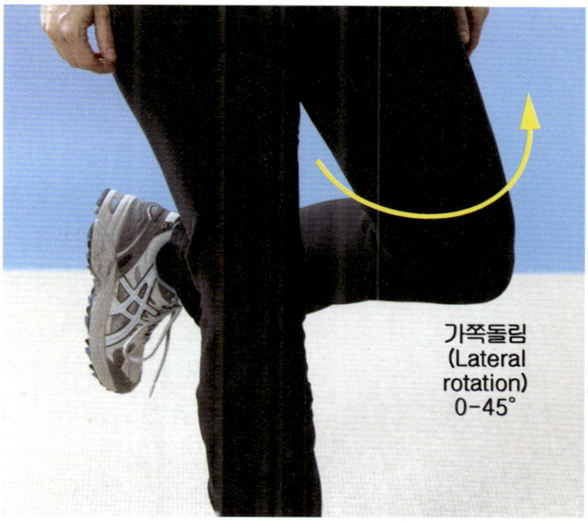

수동가동범위 (PROM): 둔부

목적	• 관절안정성을 진단한다. • 오른쪽과 왼쪽을 비교 및 대조한다. • 관절의 끝느낌을 평가한다. • 치유 단계를 확인한다.
클라이언트	• 굽힘: 무릎을 구부린 상태에서 정면을 보고 누운 자세 • 폄: 무릎을 구부리고 엎드린 자세 • 벌림: 무릎을 펴고 누운 자세 • 모음: 무릎을 펴고 누운 자세 • 가쪽돌림: 엉덩이와 무릎을 90°로 구부리고 누운 자세 • 안쪽돌림: 엉덩이와 무릎을 90°로 구부리고 누운 자세
치료사	• 테이블 측면에 선 자세 • 폄: 손을 엉덩뼈능선 위에 두어서 골반을 안정화시키고, 다른 손은 허벅지 아래에 둔다. • 벌림: 한 손을 반대쪽 앞위엉덩뼈가시 (ASIS) 위에 두어서 안정화시킨다. • 모음: 한 손을 반대쪽 앞위엉덩뼈가시 (ASIS) 위에 두어서 안정화시키고, 다른 한 손으로 발목을 잡는다. • 가쪽돌림: 무릎을 한 손으로 고정하고, 다른 손으로는 발목을 잡는다. • 안쪽돌림: 무릎을 한 손으로 고정하고, 다른 손으로는 발목을 잡는다.
양성반응	• 모든 동작 시 ↓ ROM • 통증의 원인 & ↓ ROM: 섬유형 상처조직 제한, 관절주머니 부상, 연부조직의 충돌증후군 (예. 점액낭 신경), 인대부상, 퇴행성 관절염, 근경련, 반달판 • 비활성 조직과 연관되어 있을 수 있다. • 병리학적 끝느낌이 통증의 가능성이 될 수 있다. • 관절의 부기는 굽힘 & 안쪽돌림의 뚜렷한 움직임 제한, 경미한 벌림의 움직임 제한, 경미하거나 거의 제한이 없는 모음 & 가쪽돌림을 나타낸다. • 초기 단계에서의 통증: 급성 단계 또는 초기 치유 단계 • 끝지점 단계에서의 통증: 아급성 단계 • 신장 시의 통증: 만성 단계 (단축성 운동이 수동적 움직임과 반대되는 근육의 경우)

과정 (Procedure)

굽힘 (Flexion)

■ 치료사가 수동적으로 클라이언트의 다리를 클라이언트의 가슴 방향으로 움직인다.

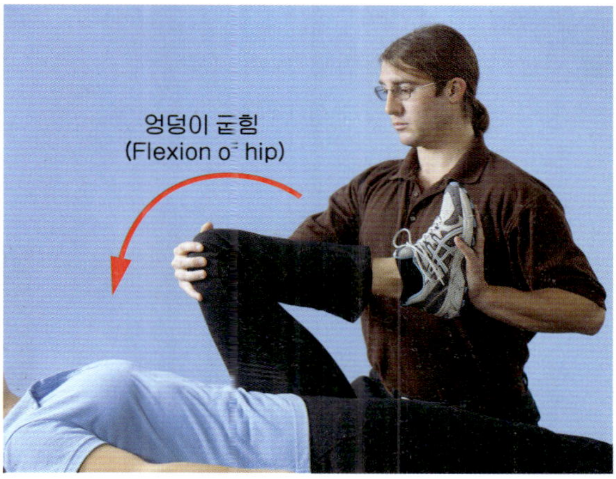

폄 (Extension)

■ 치료사가 수동적으로 클라이언트의 다리를 위쪽 방향으로 늘인다.

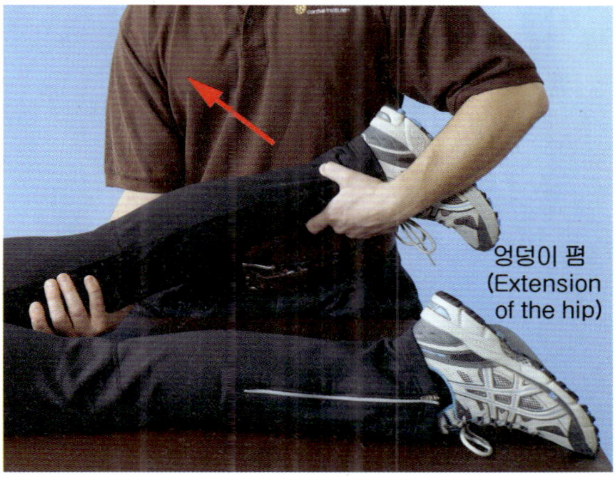

벌림(Abduction)

■ 치료사가 수동적으로 클라이언트의 다리를 수평면 방향에서 몸에서 멀리 움직인다.

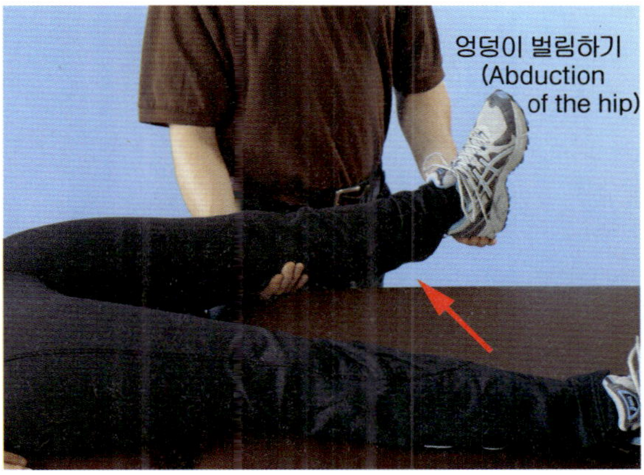

모음 (Adduction)

- 치료사가 클라이언트의 다리를 몸통 정중선을 가로질러서 반대쪽 발 위에 두도록 한다.

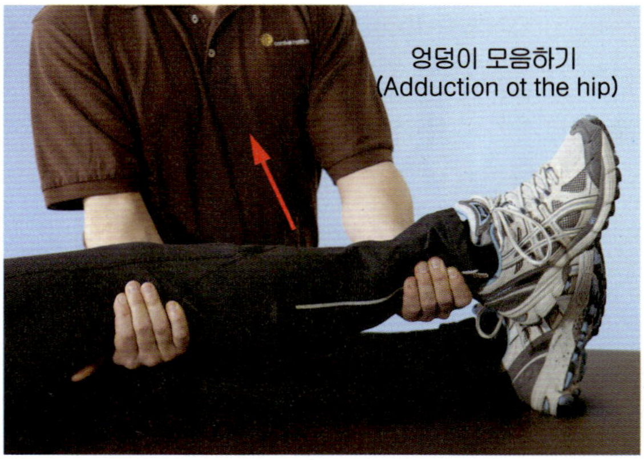

안쪽돌림 (Medial Rotation)

- 클라이언트의 엉덩이를 90° 로 유지하면서 발목을 정중선에서 멀리 움직인다.

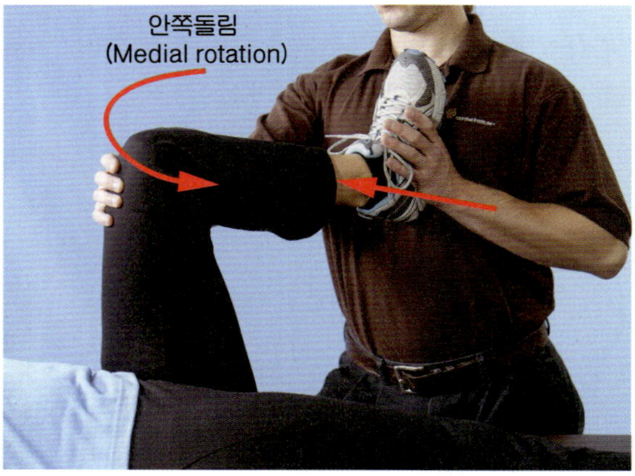

가쪽돌림 (Lateral Rotation)

- 클라이언트의 엉덩이를 90° 로 유지하면서 발목을 정중선 방향으로 움직인다.

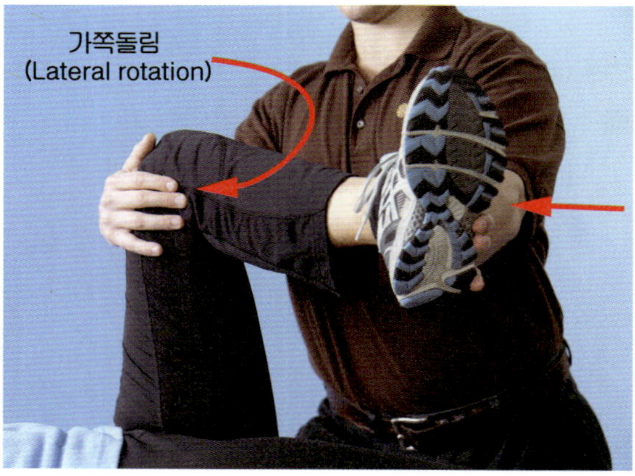

도수저항 검사 (MRT): 둔부

목적	• 근력, 운동능력, 부상과 관련된 근육, 연관된 뼈대 부위를 평가한다.
클라이언트	• 굽힘: 테이블에 앉은 상태에서 다리를 테이블 밖으로 내린 자세 • 폄: 누운 자세 • 벌림: 측면으로 누운 자세 • 모음: 측면으로 누운 자세 • 가쪽돌림: 테이블에 앉은 상태에서 다리를 테이블 밖으로 내리고 테이블 끝을 잡은 안정적인 자세 • 안쪽돌림: 테이블에 앉은 상태에서 다리를 테이블 밖으로 내리고 테이블 끝을 잡은 안정적인 자세
치료사	• 굽힘: 한 손을 엉덩뼈능선 위에 두어서 골반을 안정화시키고, 다른 손은 허벅지 말단부에 둔다. • 폄: 손을 볼기근 위에 두어서 골반을 안정화시킨다. • 다른 한 손은 클라이언트의 허벅지 뒤쪽에 두도록 한다. • 벌림: 한 손을 엉덩뼈능선 위에 두어서 골반을 안정화시킨다. • 모음: 한 손을 다리 상부에 두고, 다른 한손은 다리 하부 안쪽에 두도록 한다. • 가쪽돌림: 무릎을 한 손으로 고정하고, 다른 손으로는 발목을 잡는다. • 안쪽돌림: 무릎을 한 손으로 고정하고, 다른 손으로는 발목을 잡는다.
양성반응	• 강한 근력 및 통증이 없음: 진단한 근육/힘줄의 병변 또는 신경이상이 없다. • 강한 근력 및 통증이 있음: 진단한 힘줄/근육의 경미한 병변이 있다. • 약한 근력 및 통증이 있음: 진단한 근육 또는 힘줄에 부분적인 파열의 가능성이 있다; 골절, 종양, 또는 통증유발점에서 볼 수 있는 근육운동의 억제로 인한 통증으로 나타날 수 있다. • 약한 근력 및 통증이 없음: 진단한 부위의 근육에 연결된 신경전도에 이상이 생겼을 수 있으며, 신경학과 검사와 연계하여 진행되어야 한다; 또는 힘줄 또는 근육이 완전히 파열되었을 수도 있다.

과정 (Procedure)

굽힘 (Flexion)

■ 클라이언트가 치료사의 반대압에 대응하여 허벅지를 들어올리게끔 한다.

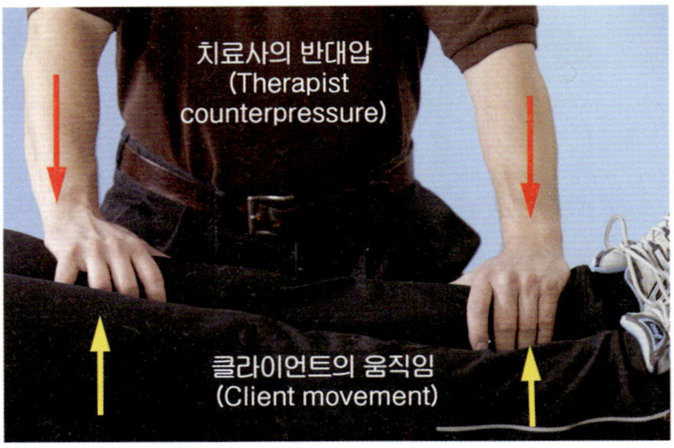

폄 (Extension)

■ 클라이언트가 치료사의 반대압에 대응하여 다리를 천장방향으로 들어올리게끔 한다.

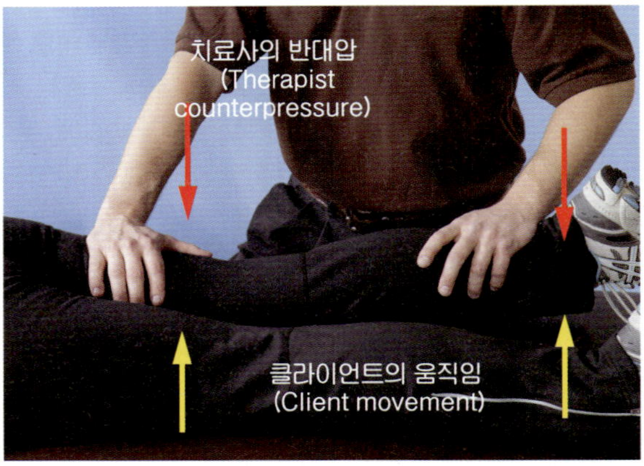

모음 (Adduction)

■ 클라이언트가 치료사의 반대압에 대응하여 다리를 정중선 방향으로 움직이게끔 한다.

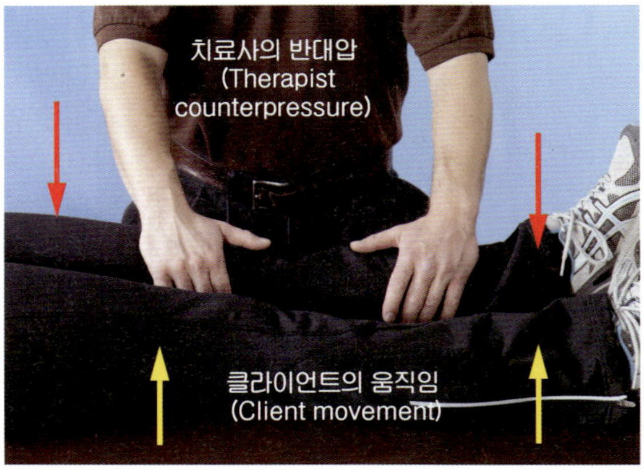

벌림(Abduction)

■ 클라이언트가 치료사의 반대압에 대응하여 다리를 정중선 바깥쪽으로 움직이게끔 한다.

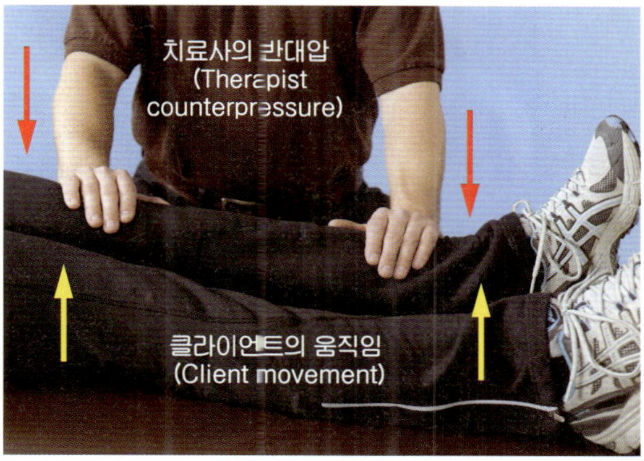

가쪽돌림 (External Rotation)

■ 클라이언트가 바깥쪽에 가해지는 치료사의 압에 대항하게끔 지시한다.

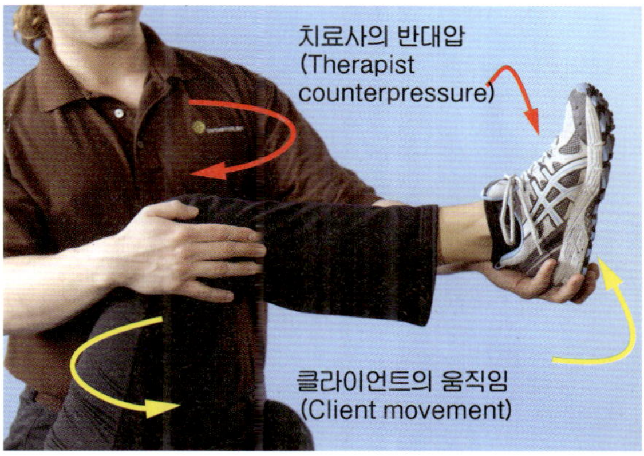

안쪽돌림 (Internal Rotation)

■ 클라이언트가 안쪽에 가해지는 치료사의 압에 대항하게끔 지시한다.

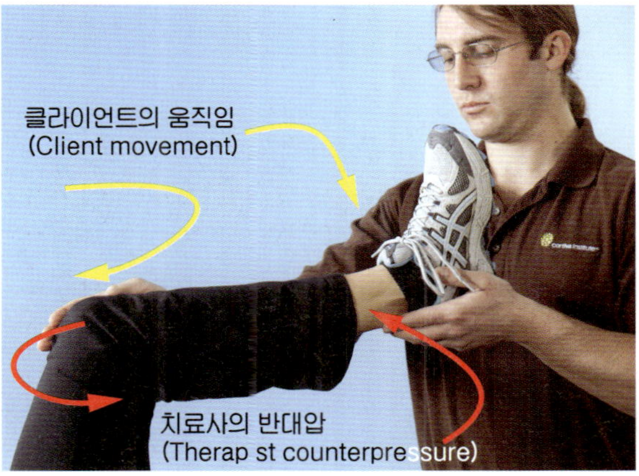

MRT 참고차트: 둔부						
근육	벌림	모음	폄	가쪽돌림	굽힘	안쪽돌림
짧은모음근		X				X
짧은모음근 (보조)					X	
긴모음근		X				X
긴모음근 (보조)					X	
큰모음근		X				X
큰모음근 (보조)					X	
큰모음근 (후부 섬유)			X			
넙다리두갈래근			X	X		
아래쌍둥근				X		
위쌍둥근				X		
큰볼기근 (모든 섬유)	X		X	X		
큰볼기근 (하부 섬유)		X				
모음근 (모든 섬유)	X					
모음근 (전부 섬유)					X	X
모음근 (후부 섬유)			X	X		
작은볼기근	X				X	X
두덩정강근		X				X
장골근		X		X	X	
외폐쇄근				X		
속폐쇄근				X		
두덩근		X				X
두덩근 (보조)					X	
궁둥구멍근				X		
궁둥구멍근 (둔부를 구부린 상태)	X					
큰허리근		X		X	X	
넙다리네모근				X		
넙다리곧은근					X	

MRT 참고차트: 둔부						
근육	벌림	모음	폄	가쪽돌림	굽힘	안쪽돌림
넙다리빗근	X			X	X	
반막모양근			X			X
반힘줄모양근			X			X
넙다리근막긴장근	X				X	X

AROM: 허리뼈		
동작	정상 AROM	관절
굽힘	40° – 60°	L4–L5, L5–S1
폄	20° – 35°	L4–L5, L5–S1
옆굽힘	15° – 20°	L4–L5, L5–S1
돌림	3° – 18°	L4–L5, L5–S1

목적	• 허리뼈의 가능한 ROM 범위를 평가한다. 추가 검사에 대한 기반자료를 마련한다. • 보상 패턴을 관찰한다.
클라이언트	• 선 자세에서 돌림하기: 골반 & 둔부의 움직임을 중단한 채 앉아있는다.
치료사	• 선 자세
양성반응	• 굽힘: 허리뼈 부위가 납작해지거나 약간 뒤집힐 때까지 진행한다. 움직임의 제한은 과운동성을 나타낸다. • 폄: 통증은 추간 관절의 압박이 가중되었음을 나타낸다. • 옆굽힘: 양쪽을 비교 & 대조한다. 보상적인 움직임은 과운동성을 나타낸다. 진단하는 부위 측면의 통증은 척추사이관절의 압박이 가중되었음을 나타낸다. • 돌림: 양쪽을 비교 · 대조한다.

과정 (Procedure)

굽힘 (Flexion)

- 클라이언트가 앞으로 몸을 구부리게끔 한다.
- 이때 팔은 몸 측면에 두도록 한다.
- 이 동작을 취할 때, 엉덩이에서부터 움직이면 안 된다.

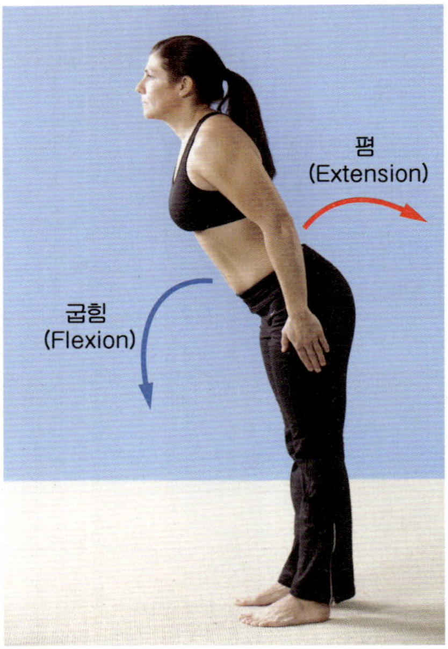

폄 (Extension)

- 클라이언트가 손바닥을 다리 옆쪽에 두도록 한다.
- 그리고 클라이언트가 몸을 뒤로 구부리게끔 한다.

*클라이언트가 심각한 정도의 부상을 입었다면, 이 검사는 클라이언트가 앉은 자세에서 시행하도록 한다.

옆굽힘 (Lateral Flexion)

- 클라이언트가 허벅지 측면에 손을 붙이고 아래로 내리게끔 한다.
- 대상동작을 관찰하도록 한다.

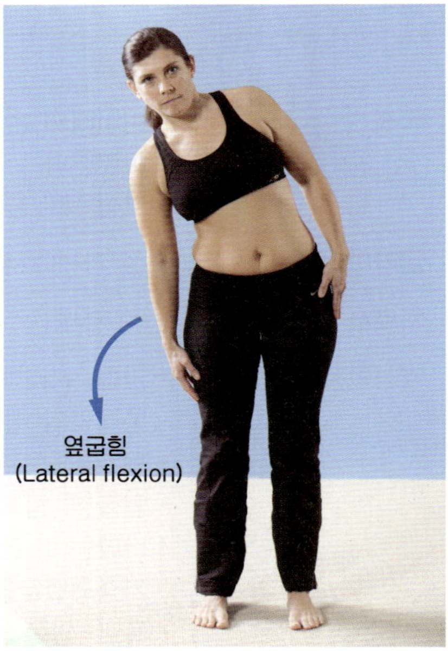

돌림 (Rotation)

- 클라이언트가 앉은 자세를 취하도록 한다.
- 클라이언트가 몸통을 오른쪽으로 우선 비튼 후, 다시 왼쪽으로 비틀게끔 한다.

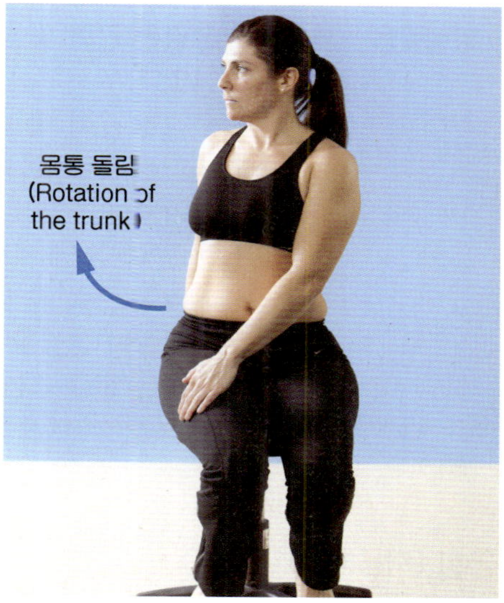

PROM: 허리뼈

목적	• 몸통의 크기 때문에 수동 ROM은 클라이언트가 AROM이 실행할 때 압을 가하는 것이 최선책이다.

MRT: 허리뼈

목적	• 근력, 운동능력, 부상과 관련된 근육, 연관된 뼈대 부위, 클라이언트가 불편함을 느끼는 예상 뼈대 부위를 평가한다.
클라이언트	• 앉은 자세
치료사	• 굽힘: 양손을 클라이언트의 어깨 위에 둔 채로 클라이언트의 앞에 선다. • 폄: 양손을 클라이언트의 어깨 위에 둔 채로 클라이언트의 뒤에 선다. • 옆굽힘: 진단하고자 하는 어깨 위에 양손을 올리고 그 옆에 선다. • 돌림: 클라이언트의 어깨 뒤에 양손을 올리고 클라이언트의 뒤에 선다.

양성반응	• 강한 근력 및 통증이 없음: 진단한 근육/힘줄의 병변 또는 신경이상이 없다. • 강한 근력 및 통증이 있음: 진단한 힘줄/근육의 경미한 병변이 있다. • 약한 근력 및 통증이 있음: 진단한 근육 또는 힘줄에 부분적인 파열의 가능성이 있다; 골절, 종양, 또는 통증유발점에서 볼 수 있는 근육운동의 억제로 인한 통증으로 나타날 수 있다. • 약한 근력 및 통증이 없음: 진단한 부위의 근육에 연결된 신경전도에 이상이 생겼을 수 있으며, 신경학과 검사와 연계하여 진행되어야 한다; 또는 힘줄 또는 근육이 완전히 파열되었을 수도 있다.

과정 (Procedure)

굽힘 (Flexion)

■ 클라이언트가 폄을 시도할 때, 치료사가 클라이언트에게 힘을 가하면서 클라이언트가 이 힘에 저항하게끔 한다.

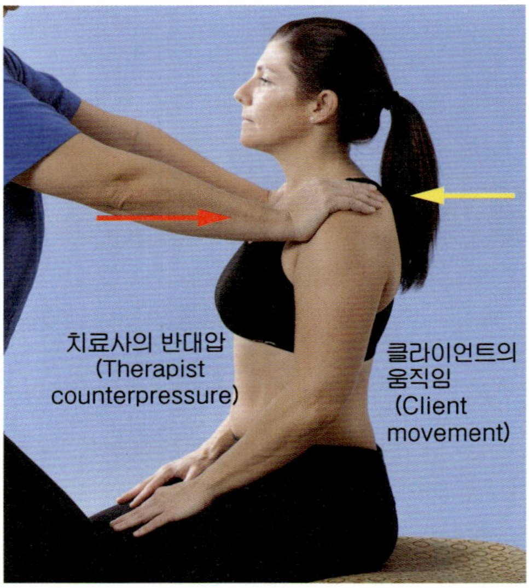

폄 (Extension)

■ 클라이언트가 굽힘을 시도할 때, 치료사가 클라이언트에게 힘을 가하면서 클라이언트가 이 힘에 저항하게끔 한다.

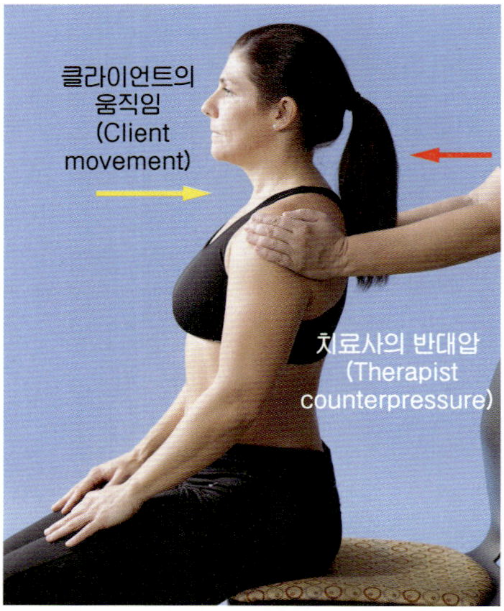

옆굽힘 (Lateral Flexion)

■ 치료사가 클라이언트에게 옆굽힘을 가하는 방향과 반대 방향으로 클라이언트가 이에 저항하게끔 한다.

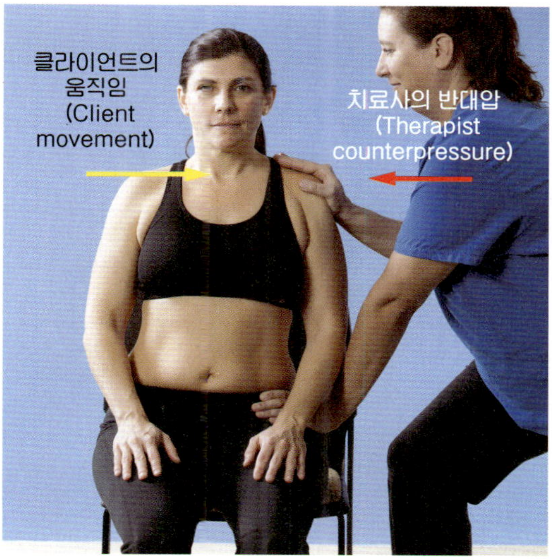

돌림 (Rotation)

■ 치료사가 클라이언트의 몸통을 양쪽 방향으로 돌림시킬 때, 클라이언트가 이에 저항하게끔 한다.

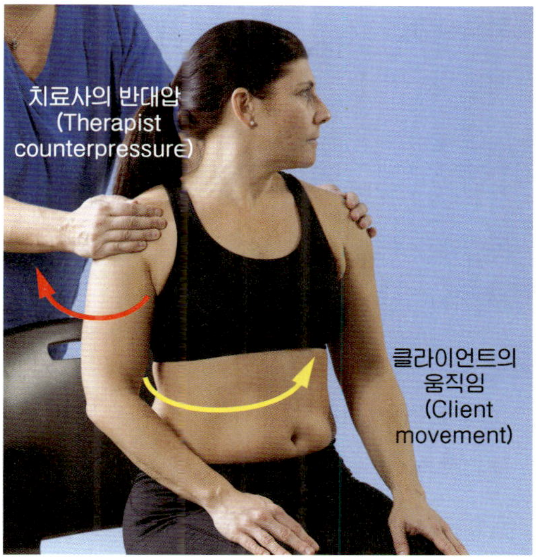

MRT 참고차트: 몸통				
근육	폄	굽힘	옆굽힘 (동일한 면에 대한 일측성)	돌림
배바깥빗근			X	
배바깥빗근 (양방향)		X		
배바깥빗근 (반대면)				X
엉덩갈비근 (양방향)	X			
배속빗근 (양방향)		X		
배속빗근 (동일한 면)				X
배속빗근			X	
가로사이근 (양방향)	X			
가로사이근			X	
넓은 등근			X	
넓은 등근 (구부러진 팔)	X			
가장긴근 (양방향)	X		X	
뭇갈래근 (양방향)	X			
뭇갈래근 (반대면)				X
허리네모근			X	
허리네모근 (보조)	X			
배곧은근		X		
돌림근 (양방향)	X			
돌림근 (반대면)				X
머리반가시근	X			
가시근			X	
가시근 (양방향)	X			

평가 참고 차트: 몸통, 둔부

평가	원반 병변	둔근 통증	과긴장성	요천 통증	신경뿌리 충돌	근통	척추측만증	날카롭게 찌르는 듯한 통증(다리)	SI 통증	좌상	통증유발점
AROM		X	X	X						X	X
드롭레그 (Drop leg)			X	X				X	X		X
포워드 벤드 (Forward bend)							X				
갠슬렌 검사 (Gaenslen's Test)									X		X
뒤넙다리근 근력 검사										X	
넙다리모음근 근력 검사			X	X						X	
엉덩허리근 근력 검사				X	X	X					X
라세규 검사 또는 SLR	X	X		X	X	X		X			
MRT		X	X					X	X	X	X
페이스 모음				X	X	X					X
PROM		X	X		X			X		X	X
궁둥구멍근 증후군		X	X					X			
QL 기능성 모음			X							X	
QL 근력 평가			X								
엉치엉덩관절운동				X					X		
슬럼프 평가				X	X	X		X			
토마스 검사			X	X							
트렌델렌버그 검사		X							X		
발살바 조작	X			X	X	X		X			

몸통 & 둔부 평가 (Trunk and Hip Assessments)

드롭레그 (Drop leg)

목적	• 허리네모근 길이를 비교 평가한다.
클라이언트	• 영향을 받지 않은 신체부위 방향으로 하여 측면으로 누운 자세 • 클라이언트의 등이 마사지 테이블 끝에 근접하게끔 한다.
치료사	• 클라이언트의 등을 보고 테이블 측면에 선 자세
양성반응	• 한쪽 면이 다른쪽 면보다 더 많은 ROM을 보인다면, 이는 양성반응이다.

과정 (Procedure)

- 다리 위쪽을 천천히 들어올리고 늘인다.
- 중력을 활용하여서 천천히 다리를 모음시킨다.
- 이 동작을 유심히 관찰하도록 한다.

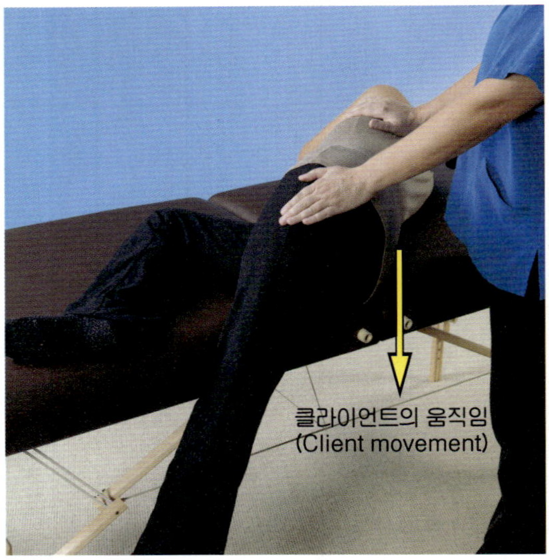

포워드 벤드 (Forward bend)

목적	• 구조직 측만증을 평가한다.
클라이언트	• 선 자세
치료사	• 클라이언트의 뒤에 선 자세
양성반응	• 척추 만곡이나 갈비뼈 돌출이 시각적으로 두드러진다면, 이는 구조적 측만증의 양성반응을 나타낸다.

과정 (Procedure)

- 클라이언트가 몸을 앞으로 구부리게끔 한다.
- 팔을 자연스럽게 옆으로 늘어뜨리게끔 한다. 클라이언트가 앞으로 몸을 구부릴 때, 치료사는 척추만곡이나 갈비뼈돌출 증상이 보이지 않는지를 관찰한다.

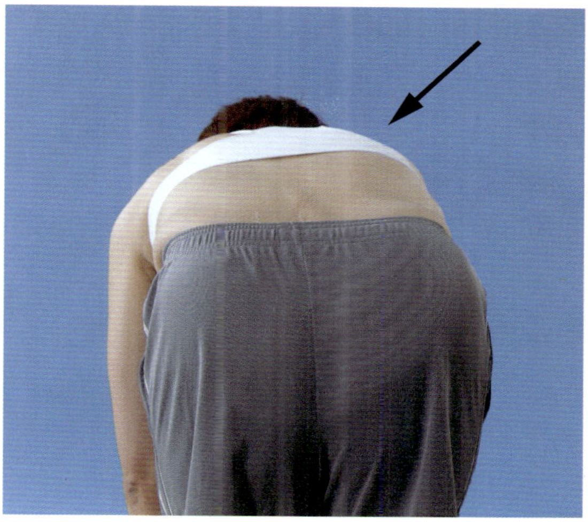

기능적 또는 구조적 측만증

목적	• 기능적 또는 구조적 측만증에 대한 척추만곡을 평가한다.
클라이언트	• 선 자세
치료사	• 앉거나 클라이언트의 뒤에 앉은 자세 • 척추만곡에 대하여 가시돌기를 관찰한다.
양성반응	• 기능적 측만증의 양성반응: 옆굽힘을 볼록한 방향으로 진행할 때, 굴곡이 곧거나 역으로 된다. • 구조직 측만증의 양성반응: 옆굽힘을 볼록한 방향으로 진행할 때, 굴곡이 곧지않거나 옆굽힘이 비대칭적이다.

과정 (Procedure)

■ 클라이언트가 몸통의 AROM 굴곡 & 옆굽힘을 실행하게끔 한다.

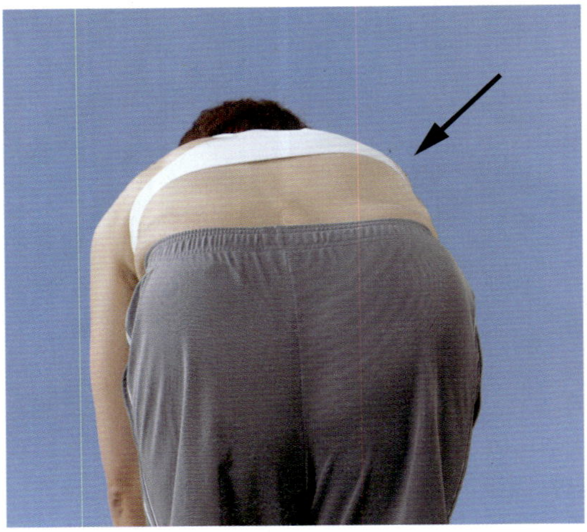

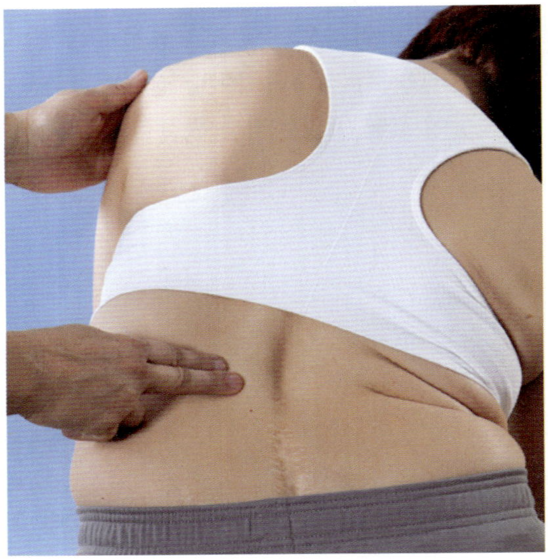

갠슬렌 검사 (Gaenslen' s Assessment)

목적	• 엉치엉덩관절의 기능장애를 평가한다.
클라이언트	• 영향을 받지 않은 부위 방향으로 측면으로 누운 자세
치료사	• 클라이언트의 뒤에 선 자세 • 한 손으로 클라이언트의 골반을 안정화한다.
양성반응	• 클라이언트가 통증을 느끼는 것은 SI관절 또는 둔부의 기능장애를 나타낸다.

과정 (Procedure)

- 클라이언트가 영향을 받지 않은 둔부 & 무릎을 가슴 방향으로 구부린 후, 팔로 이 자세를 유지하게끔 한다.
- 치료사는 골반을 안정화하지 않은 손으로 클라이언트의 엉덩관절에서 영향을 받은 다리를 과신장시킨다.

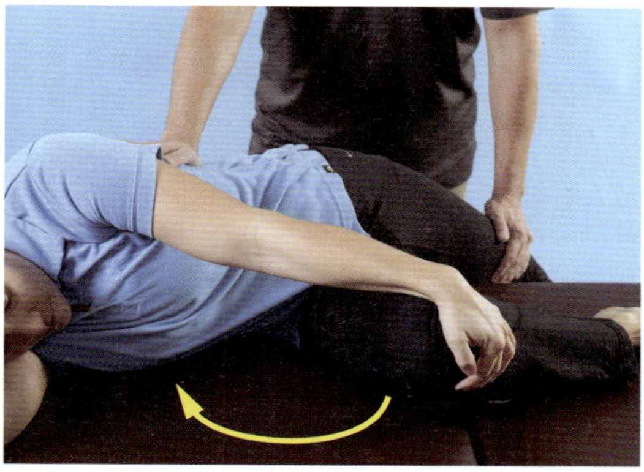

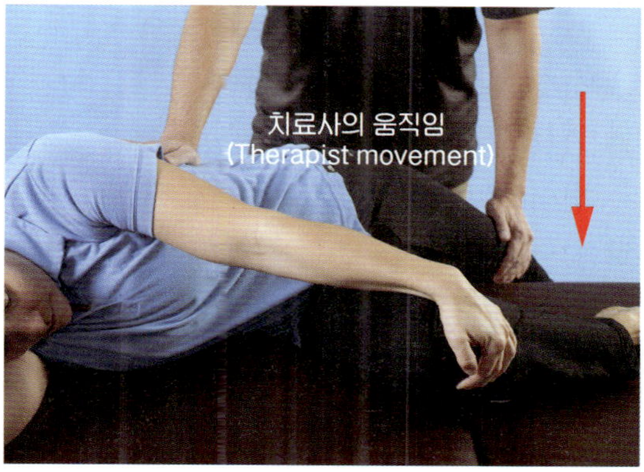

뒤넙다리근 근력 검사

목적	• 뒤넙다리근의 근력을 평가한다.
클라이언트	• 엎드린 자세 • 80° 가량으로 영향을 받은 무릎을 구부린다.
치료사	• 클라이언트가 영향을 받은 부위 방향으로 선 자세 • 한 손은 영향을 받은 부위 방향의 골반에 두어서 골반을 안정화시킨다. • 다른 한손은 정강뼈 후면에서 떨어진 곳에 둔다.
양성반응	• 검사의 첫 단계에서 클라이언트가 중력에 대하여 자세를 유지할 수 없을 때, 이는 양성반응을 나타낸다. • 이는 근력이 보통 정도로 감소하였음을 나타낸다. • 검사의 두번째 단계에서 클라이언트가 저항할 수 없을 때, 양성반응 및 근육좌상을 의미한다.

과정 (Procedure)

- 안쪽뒤넙다리근, 반막모양근, 반힘줄모양
- 넙다리뼈를 안쪽으로 돌림시킨다.
- 클라이언트가 이 자세에서 다리를 유지하게끔 한다.
- 치료사가 압을 가하면서 클라이언트의 무릎을 펴고, 이때 클라이언트가 이 동작에 저항하게끔 한다.
- 그 후, 넙다리두갈래근 평가 단계로 넘어간다.
- 넙다리뼈를 바깥쪽으로 돌림하고 이 자세를 유지한다.
- 치료사가 압을 가하면서 클라이언트의 무릎을 펴고, 이때 클라이언트가 이 동작에 저항하게끔 한다.

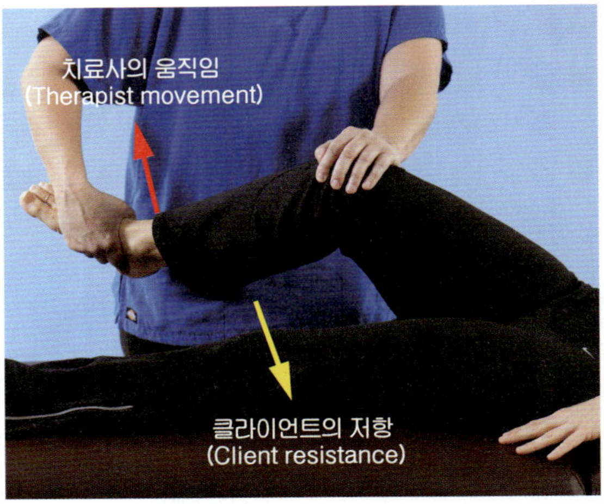

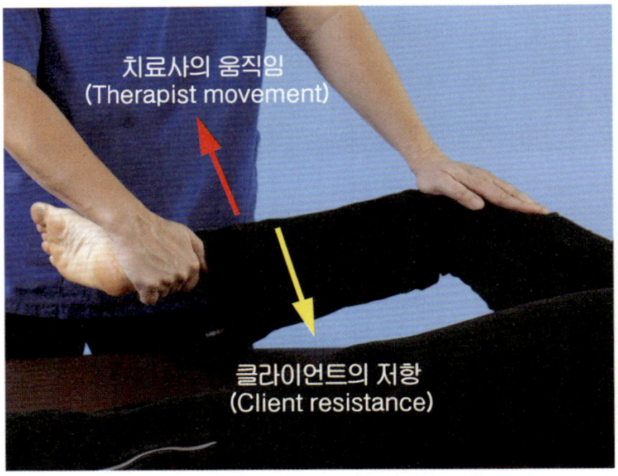

넙다리모음근 근력 검사

목적	• 모음근의 좌상을 평가한다
클라이언트	• 누운 자세에서 영향을 받은 다리는 테이블 위에 편평하게 놓은 자세
치료사	• 진단하고자 하는 방향의 옆에 선 자세 • 한 손은 영향을 받지 않은 방향의 무릎 안쪽에 둔다. • 다른 한손은 영향을 받은 방향의 다리에 두는데, 이때 안쪽 정강뼈에서 몸 중심에 가까운 다리 부위에 두도록 한다.
양성반응	• 통증 또는 근력저하는 모음근의 좌상 가능성을 나타낸다.

과정 (Procedure)

- 클라이언트가 영향을 받은 다리는 다른 다리 쪽으로 움직이게끔 한다.
- 치료사는 클라이언트의 움직임에 저항력을 가한다.
- 큰모음근을 진단하기 위해서, 엉덩관절의 넙다리뼈를 안쪽으로 돌림시킨다. 영향을 받은 다리를 다른 다리 쪽으로 움직인다.
- 치료사는 클라이언트의 움직임에 저항력을 가한다.

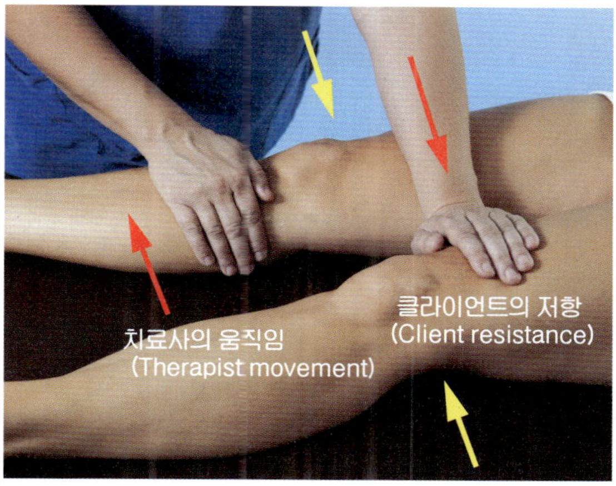

엉덩허리근 근력 검사

목적	• 엉덩허리근의 근력저하를 평가한다.
클라이언트	• 누운 상태에서 다리는 테이블 위에 편평하게 놓은 자세
치료사	• 선 상태에서 한 손을 반대쪽 ASIS 위에 두어서 골반을 안정화시킨 자세
양성반응	• 보통 정도의 근력저하에 대한 양성반응: 클라이언트가 첫 번째 자세를 중력에 대하여 유지할 수 없다. • 심각한 정도의 근력저하에 대한 양성반응: 클라이언트가 치료사의 동작에 저항할 수 없다.

과정 (Procedure)

- 클라이언트가 엉덩이를 30° 로 구부리게끔 한다.
- 엉덩이를 약간 가쪽돌림시킨다.
- 이 자세에서 다리 상태를 그대로 유지한다.
- 치료사가 다리를 바닥 방향으로 누르면서 중앙의 정강뼈에 저항을 가한다.

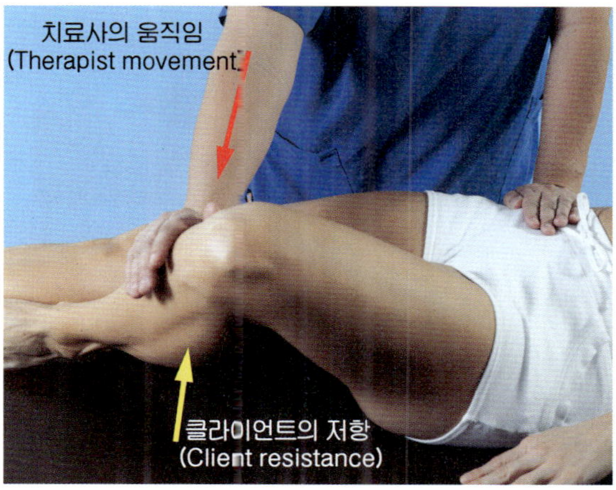

라세규 검사 또는 SLR 평가

목적	• 허리뼈부 신경뿌리 병변의 예상 원인을 평가한다.
클라이언트	• 누운 자세
치료사	• 영향을 받은 다리 방향으로 테이블 옆에 선 자세
양성반응	• 양성반응: 클라이언트가 신경뿌리통증을 나타낸다. • 변형 2의 경우, 양성반응: 클라이언트가 반대쪽 다리에 신경뿌리통증을 나타낸다.

과정 (Procedure)

변형 1 (Variation 1)

- 치료사가 클라이언트의 다리를 70° 까지 또는 클라이언트가 통증을 표현할 때까지 수동적으로 천천히 들어올린다.
- 클라이언트의 통증 정도가 줄어들 때까지 클라이언트의 다리를 약간씩 내린다.
- 클라이언트가 같은 방향으로 발목을 구부린다.
- 그리고는 머리와 목을 구부린다.

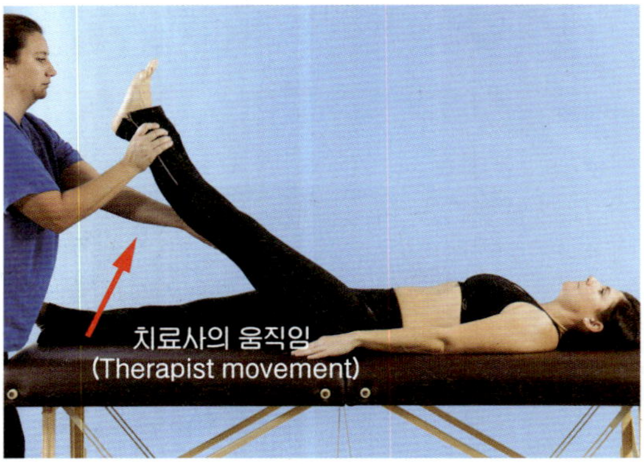

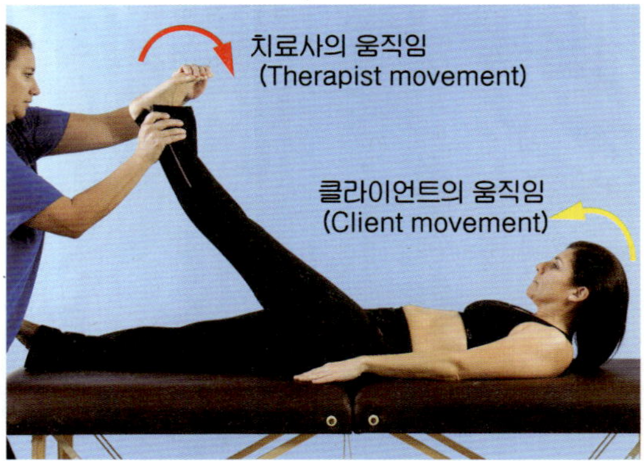

페이스 모음 (Pace abduction) 검사

목적	• 궁둥구멍근의 근력을 평가한다.
클라이언트	• 앉은 자세 • 엉덩이는 90˚로 취한 자세 • 무릎은 모은 자세 • 손을 바깥쪽 무릎 위에 둔다.
치료사	• 영향을 받은 다리 방향으로 테이블 옆에 선 자세
양성반응	• 양성: 둔근 부위의 통증 및 근력저하 • 통증유발점에서 양성 반응이 나타난다. (Travell, Simmons, 1992)

과정 (Procedure)

■ 클라이언트의 무릎을 떨어뜨리기 위해서 누르면서 엉덩이를 벌림시킨다.

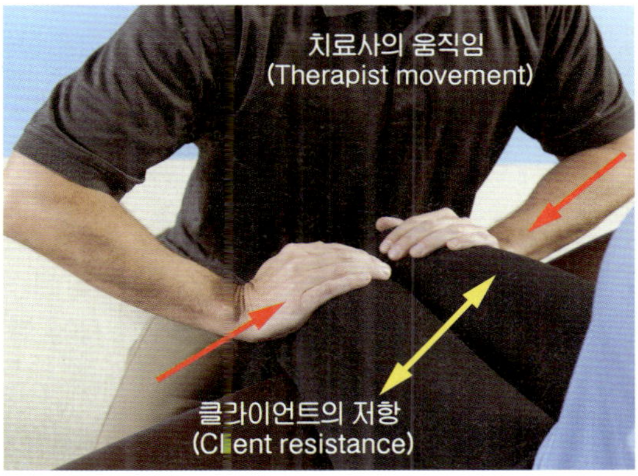

궁둥구멍근 증후군 평가

목적	• 궁둥신경을 압박하여 신경뿌리통증을 야기하는 궁둥구멍근의 과긴장을 평가한다.
클라이언트	• 영향을 받지 않은 부위 방향으로 측면으로 누운 자세 • 클라이언트가 마사지 테이블 가장자리에 가깝게 몸을 위치하게끔 한다.
치료사	• 클라이언트의 몸 전면을 바라보고 테이블 옆에 선 자세 • 한 손은 클라이언트의 엉덩이 위에 두어서 지지한다.
양성반응	• 양성반응: 신경학적 증상이 나타나면서, 둔근 및 다리 뒤쪽 아래 방향으로 날카롭게 찌르는 듯한 통증이 나타난다.

과정 (Procedure)

- 클라이언트의 다리를 90° 가까이 수동적으로 구부린다.
- 클라이언트의 발과 발목을 반대쪽 다리의 오금 부분에 건다.
- 엉덩이를 지지하면서, 한 손으로 등을 곧게 유지시킨다.
- 다른 한 손은 무릎 바깥쪽 바로 위에 두면서 바닥 방향으로 눌러내린다.

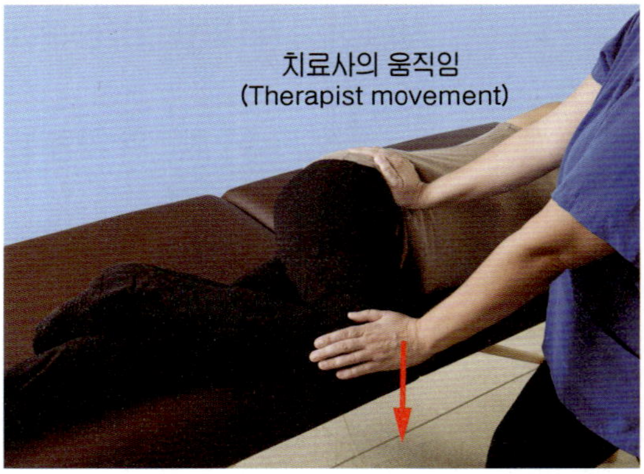

QL 기능성 모음 검사

목적	• 허리네모근의 과긴장을 진단한다.
클라이언트	• 측면으로 누운 자세
치료사	• 클라이언트의 뒤에 선 상태에서 한 손으로 QL을 촉진하는 자세 • 다른 한 손으로 중간볼기근 및 TFL을 촉진한다.
양성반응	• 정상적인 통증 발생 순서: 25° 전에는 중간볼기근-TFL-QL • QL 통증이 동시에 발생하거나 동작 처음에 통증이 나타날 경우, QL의 과긴장을 나타낸다.

과정 (Procedure)

- 클라이언트가 다리를 벌림하게끔 한다.

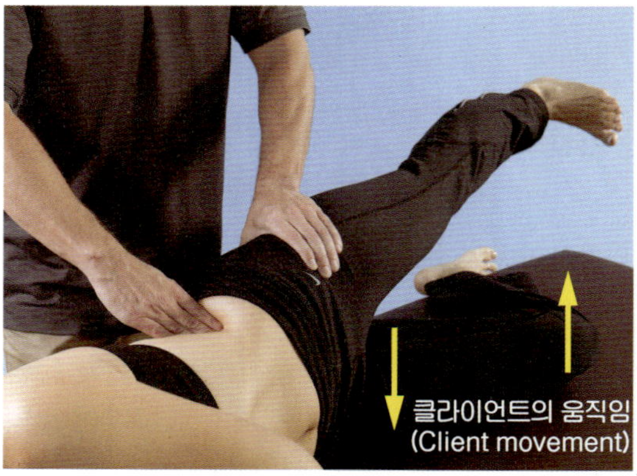

QL 근력 평가

목적	• 허리네모근의 근력저하를 평가한다.
클라이언트	• 누운 자세
치료사	• 클라이언트의 발 방향에 선 자세
양성반응	• 허리네모근에 경증에서 중등증의 근력저하에 대한 양성반응은 클라이언트가 검사 자세를 유지하지 못하면서 장골이 아래쪽으로 당겨질 때 나타난다.

과정 (Procedure)

- 치료사가 클라이언트의 다리를 측면 30° 로 벌림시키면서 약간 폄 동작을 취한다.
- 클라이언트가 이 자세를 유지하게끔 한다.
- 치료사가 계속해서 다리를 견인해서 QL에 직접적으로 당기는 힘을 가한다.

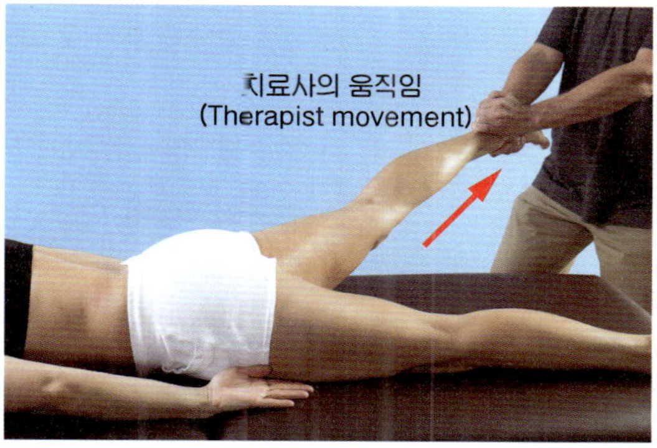

갈비뼈운동 평가

목적	• 갈비뼈 움직임의 가능 범위 및 동작 시, 비대칭성을 평가한다.
클라이언트	• 정면으로 또는 후면으로 누운 자세
치료사	• 양손을 가슴우리 위에 두고 선 자세
양성반응	• 들숨 시, 다른 쪽의 갈비뼈보다 한쪽의 갈비뼈 움직임이 비교적 덜할 때, 갈비뼈 하강을 나타낸다. • 날숨 시, 다른 쪽의 갈비뼈보다 한쪽의 갈비뼈 움직임이 비교적 덜할 때, 갈비뼈 상승을 나타낸다.

과정 (Procedure)

- 오른쪽과 왼쪽 갈비뼈를 번갈아 촉진한다.
- 클라이언트가 들숨 및 날숨을 하게끔 한다.
- 불균형한 상태 여부를 관찰한다.

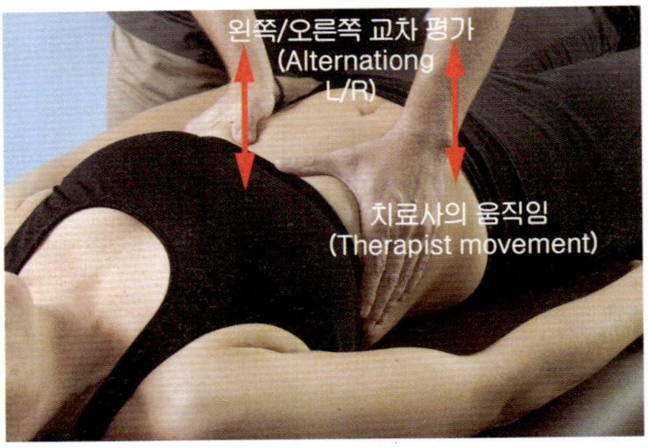

엉치엉덩관절운동

목적	• 엉치엉덩관절의 움직임을 평가한다.
클라이언트	• 선 자세 • 양손을 벽에 붙여서 안정적인 자세를 취하도록 한다.
치료사	• 클라이언트의 뒤에 무릎을 꿇은 자세 • 한 손은 영향을 받은 방향의 PSIS 위에 둔다. • 다른 한 손은 엉치뼈의 S2 가시돌기를 탐지한다.
양성반응	• SI 관절의 과운동성에 대한 양성반응은 클라이언트가 무릎을 구부리면서 영향을 받은 부위에 놓인 치료사의 엄지손가락이 높이 움직일 때 나타난다.

과정 (Procedure)

- 클라이언트가 영향을 받지 않은 다리로 서게끔 한다.
- 영향을 받은 부위의 엉덩이와 무릎을 최대한 많이 구부리게끔 한다.
- 치료사가 PSIS 움직임을 촉진한다.
- 정상적인 동작은 무릎을 구부릴 때 나타난다. PSIS 위에 놓인 엄지손가락이 아래쪽으로 움직이게 된다.

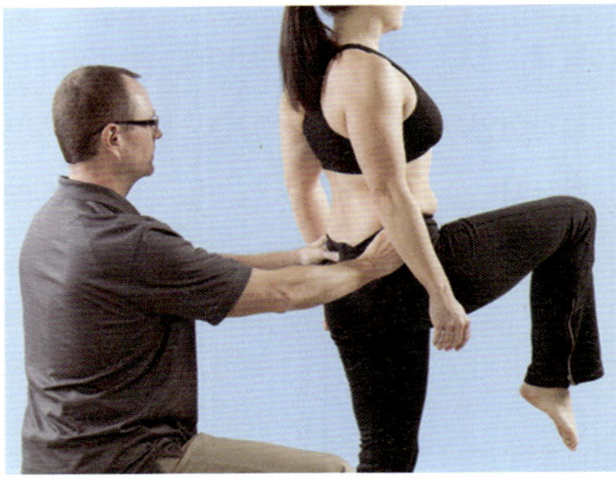

슬럼프 평가 (Slump assessment)

목적	• 궁둥신경의 병리학적 병변 및 경막관의 신경압박이나 긴장을 평가한다.
클라이언트	• 변형 1: 앉은 상태에서 양손을 등 뒤에 마주잡은 자세 • 몸통을 완벽하게 구부려 푹 수그린다. • 변형 2: 영향을 받지 않은 부위 방향으로 측면으로 누운 상태에서 양손은 등 뒤에 마주잡은 자세 • 푹 숙인 자세
치료사	• 클라이언트의 앞에 선 자세
양성반응	• 클라이언트가 척추를 따라 통증을 느낄 경우 양성반응을 나타낸다. • 이때 통증은 손상도의 수준에 따라 그 강도가 다르다. • 연관패턴에 따른 통증이 팔다리 내에 나타날 경우, 역시 양성반응을 의미한다.

과정 (Procedure)

■ 클라이언트가 머리를 가슴 방향으로 구부리게끔 한다.

■ 무릎 한 쪽을 늘인다.

■ 발목을 같은 방향으로 구부린다.

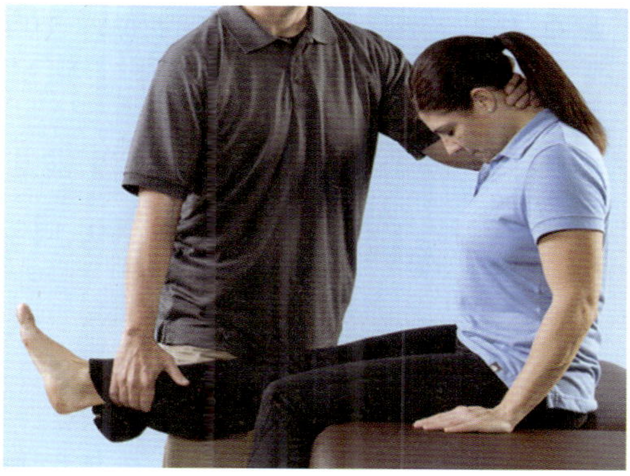

구조적 척추후만증 평가

목적	• 허리뼈부위의 척추후만증이 구조적인지 기능성인지를 평가한다.
클라이언트	• 누운 자세
치료사	• 측면에 선 자세
양성반응	• 굴곡이 유지될 경우, 구조적 척추후만증에 대한 양성반응을 나타낸다.

과정 (Procedure)

■ 클라이언트가 머리와 목을 들어올리게끔 한다.

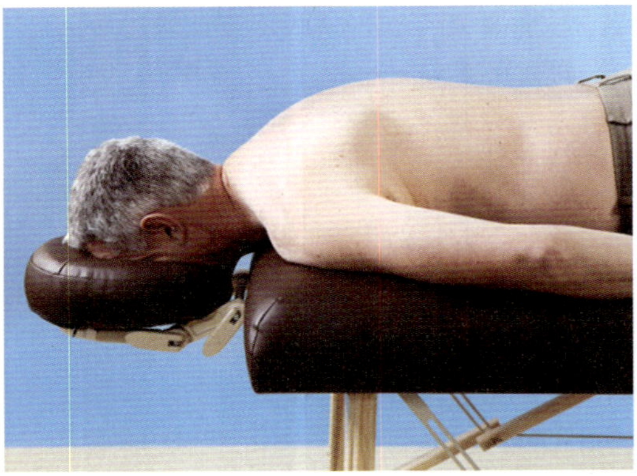

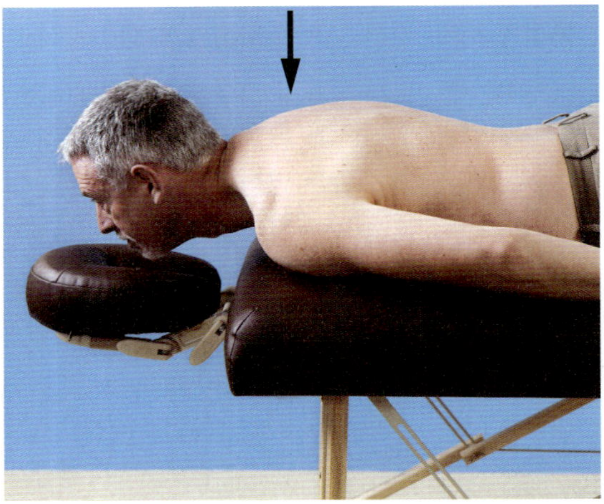

서파인투싯 검사 (Supine-to-Sit Assessment)

목적	• 기능적 장애가 외측 골반경사에 영향을 주는지를 평가한다.
클라이언트	• 누운 자세
치료사	• 클라이언트의 발 방향에 선 자세
양성반응	• 한 척추몸통이 더 위로 움직일 경우, 양성반응을 나타낸다. • 이는 동일한 QL의 과긴장으로 인한 반응이다.

과정 (Procedure)

■ 치료사가 클라이언트의 발목을 양방향으로 견인한다.

■ 치료사가 각각 안쪽 복사뼈의 위치를 비교한다.

■ 클라이언트가 바로 앉은 자세에서, 치료사가 각각 안쪽 척추몸통 위치를 비교한다.

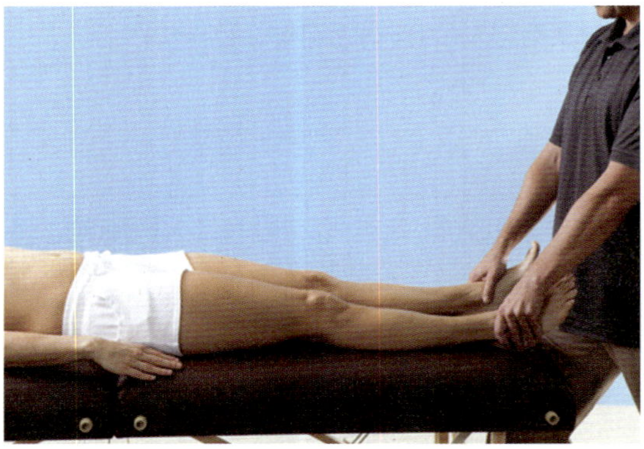

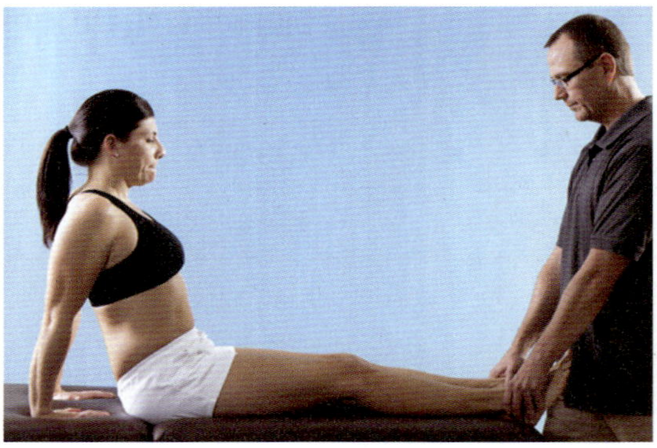

토마스 검사 (Thomas test)

목적	• 허리근의 과긴장을 평가한다.
클라이언트	• 궁둥뼈를 테이블 거의 끝에 둔 상태에서 앉은 자세
치료사	• 영향을 받지 않은 신체 방향에 선 자세 • 한 손은 목 뒤쪽을 지지한다.
양성반응	• 양성반응: 폄 자세를 취한 다리가 테이블과 병렬하거나 테이블 위에 온다. • 이는 허리근의 과긴장을 나타낸다.

과정 (Procedure)

- 클라이언트가 영향을 받지 않은 방향의 엉덩이를 구부린다.
- 무릎을 가슴 방향으로 가지고 온다.
- 치료사가 클라이언트의 등을 정면으로 만다.
- 클라이언트가 골반을 뒤쪽으로 기울여서 허리뼈 부위의 공간을 제거한다.
- 치료사가 신장된 엉덩이의 위치를 관찰한다.

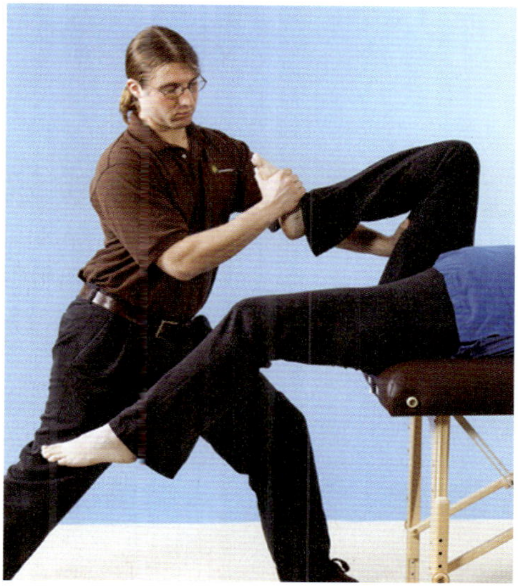

트렌델렌버그 검사 (Trendelenberg test)

목적	• 중간볼기근의 정상 상태를 평가한다.
클라이언트	• 선 자세
치료사	• 클라이언트의 뒤에 선 자세
양성반응	• 골반이 근력이 약한 근육 방향과 동일한 방향으로 위쪽으로 기울어질 경우, 양성반응을 의미한다. • 몸통은 반대쪽 방향으로 휘청하게 된다. • 근력이 약한 중간볼기근 및 SI의 이상 가능성을 나타낸다

과정 (Procedure)

■ 클라이언트가 영향을 받지 않은 다리로 서고, 다른 한쪽 다리의 무릎을 구부리게끔 한다.

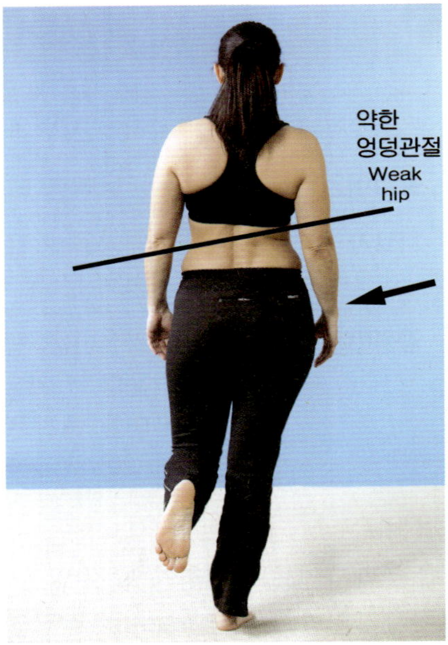

발살바 조작 (Valsalva' s Maneuver)

목적	• 척추관 내부에 압을 높일 수 있는 헤르니아성 원반 종양 또는 뼈 가시를 평가한다.
클라이언트	• 앉은 자세
치료사	• 클라이언트의 앞에 선 자세
양성반응	• 양성반응: 클라이언트가 부상 부위에 통증, 또는 방사통을 표현한다.

과정 (Procedure)

■ 클라이언트에게 숨을 깊이 들이마시고 호흡을 참은 후, 배변 운동을 할 때처럼 전력으로 몸에 힘을 주게끔 한다.

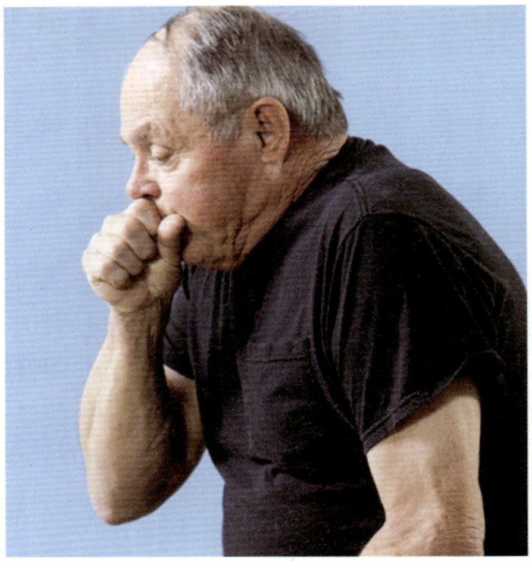

평가 차트 (Assessment Charts)

진단 결과에 해당하는 기호나 약어에 동그라미를 친다.
↑ = 증가; ↓ = 감소; L = 경증; M = 중등도; S = 중증; WNL = 정상; + = 양성, − = 음성.

AROM: 둔부										
동작	방향	ROM 결과						통증 정도		
굽힘	R / L	↓	↑	L	M	S	WNL	L	M	S
폄	R / L	↓	↑	L	M	S	WNL	L	M	S
벌림	R / L	↓	↑	L	M	S	WNL	L	M	S
모음	R / L	↓	↑	L	M	S	WNL	L	M	S
안쪽돌림	R / L	↓	↑	L	M	S	WNL	L	M	S
가쪽돌림	R / L	↓	↑	L	M	S	WNL	L	M	S

PROM: 둔부										
동작	방향	ROM 결과						통증 정도		
굽힘	R / L	↓	↑	L	M	S	WNL	L	M	S
폄	R / L	↓	↑	L	M	S	WNL	L	M	S
벌림	R / L	↓	↑	L	M	S	WNL	L	M	S
모음	R / L	↓	↑	L	M	S	WNL	L	M	S
안쪽돌림	R / L	↓	↑	L	M	S	WNL	L	M	S
가쪽돌림	R / L	↓	↑	L	M	S	WNL	L	M	S

MRT: 둔부			
동작	방향	근력 결과	통증 정도
굽힘	R / L	↓ ↑ L M S WNL	L M S
폄	R / L	↓ ↑ L M S WNL	L M S
벌림	R / L	↓ ↑ L M S WNL	L M S
모음	R / L	↓ ↑ L M S WNL	L M S
안쪽돌림	R / L	↓ ↑ L M S WNL	L M S
가쪽돌림	R / L	↓ ↑ L M S WNL	L M S

AROM: 몸통			
동작	방향	ROM 결과	통증 정도
굽힘	R / L	↓ ↑ L M S WNL	L M S
폄	R / L	↓ ↑ L M S WNL	L M S
돌림	R / L	↓ ↑ L M S WNL	L M S
가쪽굽힘	R / L	↓ ↑ L M S WNL	L M S

MRT: 몸통			
동작	방향	근력 결과	통증 정도
굽힘	R / L	↓ ↑ L M S WNL	L M S
폄	R / L	↓ ↑ L M S WNL	L M S
돌림	R / L	↓ ↑ L M S WNL	L M S
가쪽굽힘	R / L	↓ ↑ L M S WNL	L M S

특수검사		
진단법	검사/ROM 결과	통증/무감각도
드롭레그 (Drop leg)	R / L + / −	L M S
포워드 벤드 (Forward bend)	+ /	L M S
기능적/구조직 측만증	+ / − Funct / Struct	L M S
갠슬렌 검사 (Gaenslen's Test)	R / L + / −	L M S
뒤넙다리근 근력 검사	R / L + / −	L M S
엉덩관절모음근 근력 검사	R / L + / −	L M S
엉덩허리근 근력 검사	R / L + / −	L M S
라세규 검사 또는 SLR	R / L + / −	L M S
페이스 모음 (Pace abduction)	+ /	L M S
궁둥구멍근 증후군	R / L + / −	L M S
QL 기능성 모음	+ / −	L M S
QL 근력 평가	+ / −	L M S
갈비뼈 운동 평가	↓ ↑ + / −	L M S
슬럼프 평가 (Slump assessment)	R / L + / −	L M S
토마스 검사 (Thomas test)	+ / − Funct/Struct	L M S
구조적 척추후만증	R / L + / −	L M S
서파인투싯 검사	R / L + / −	L M S
트렌델렌버그 검사 (Trendelenberg test)	R / L + / −	L M S
발살바 조작 (Valsalva's maneuver)	R / L + / −	L M S

제 6 장

무릎 (Knee)

무릎의 근육 (Muscles of the Knee)

전면 (Anterior View)

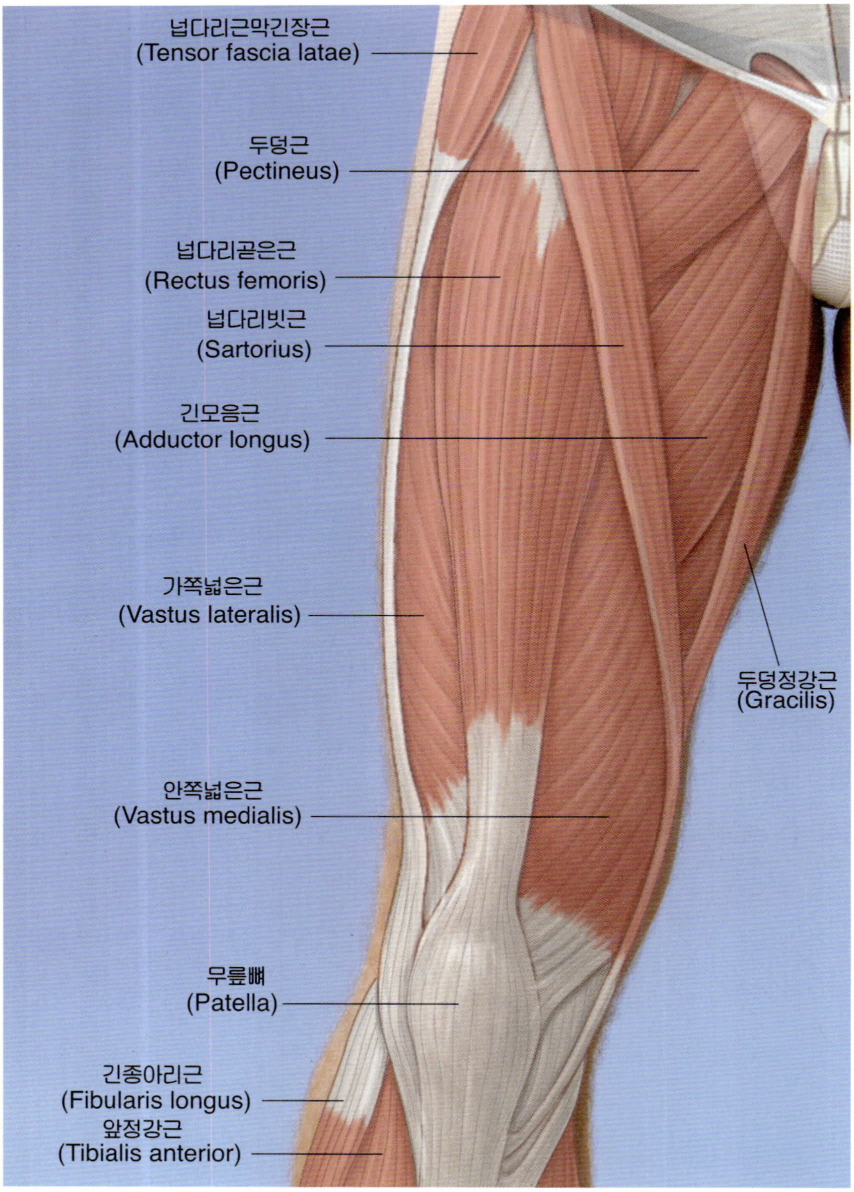

후면 (Posterior View)

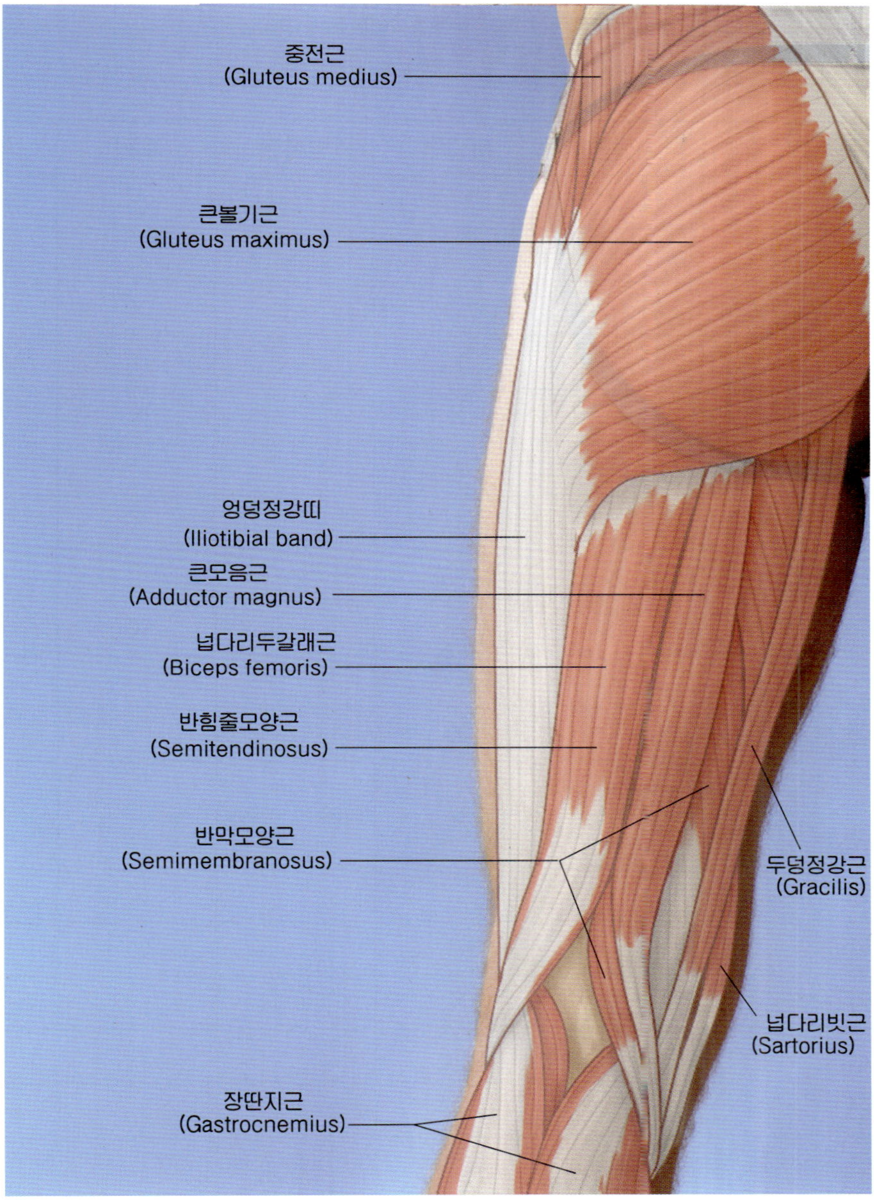

통증유발점 연관 가이드 (Trigger Point Referral Guide)

대퇴부 통증유발점 연관 패턴

근육	전면	바깥면	안쪽면	후면	무감각
긴모음근	X				
큰모음근	X		X		
넙다리두갈래근				X	
대전근		X			
작은볼기근		X		X	X
두덩근			X		
골반내 근육				X	
두덩근	X		X		
궁둥구멍근		X		X	X
허리근	X				
허리네모근	X	X			
배곧은근	X				
넙다리빗근	X				
반막모양근				X	
반힘줄모양근				X	
넙다리근막긴장근		X			
중간넓은근	X				
가쪽넓은근		X			
안쪽넓은근			X		

통증유발점 연관 차트

모음근 (Adductors)

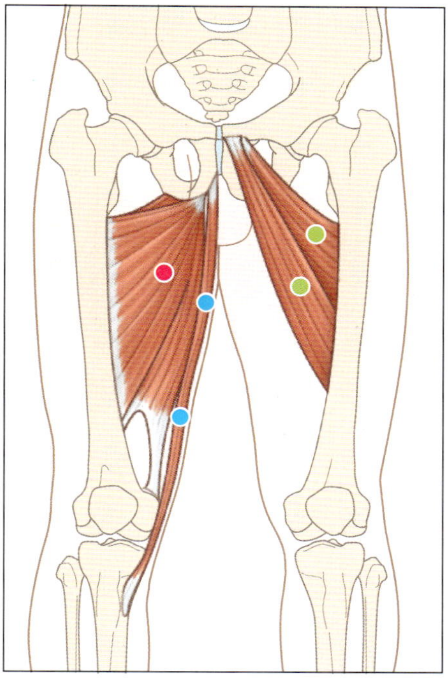

● 큰모음근 (Adductor magnus)
● 두덩근 (Gracilis)
● 단내전근 (Adductor brevis)

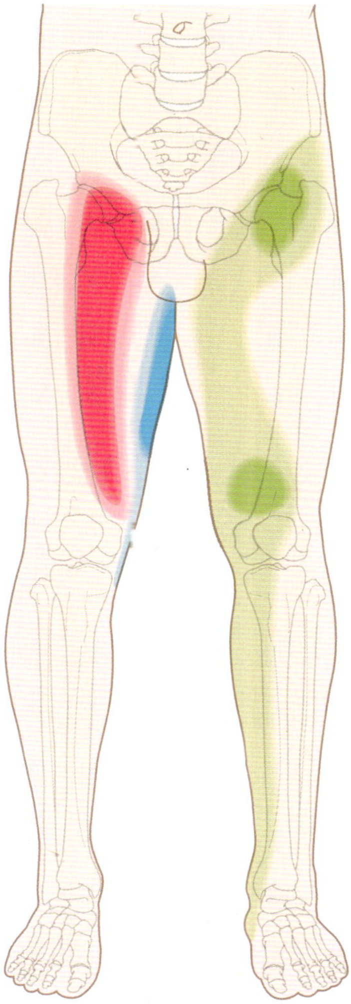

넙다리빗근, 두덩근, 중간넓은근 (Sartorius, Pectineus, and Vastus Intermedius)

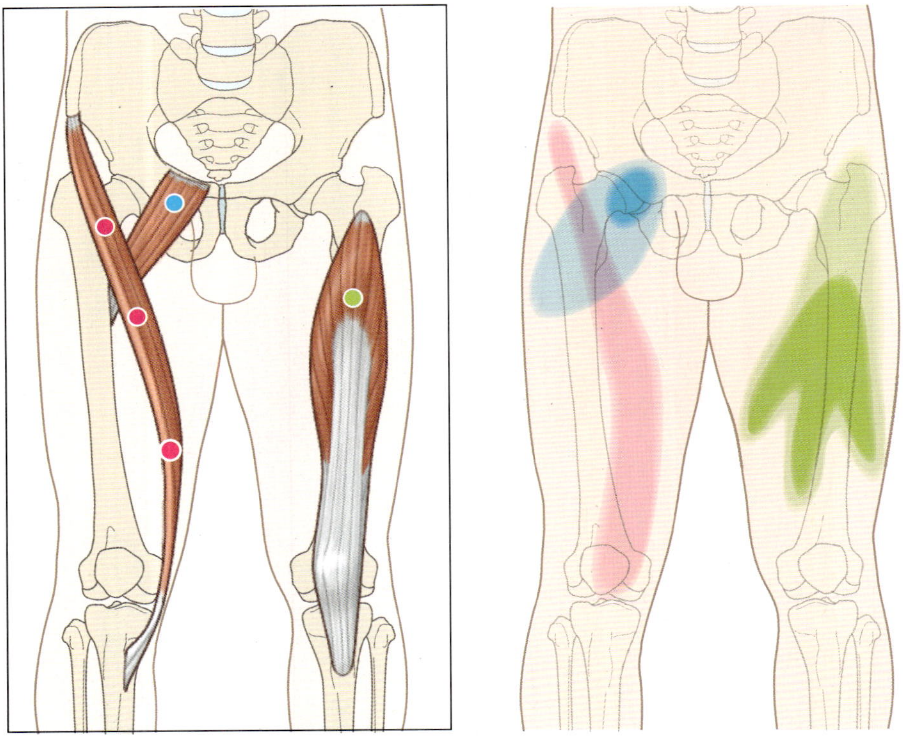

● 넙다리빗근 (Sartorius) ● 두덩근 (Pectineus) ● 중간넓은근 (Vastus intermedius)

뒤넙다리근 (Hamstrings)

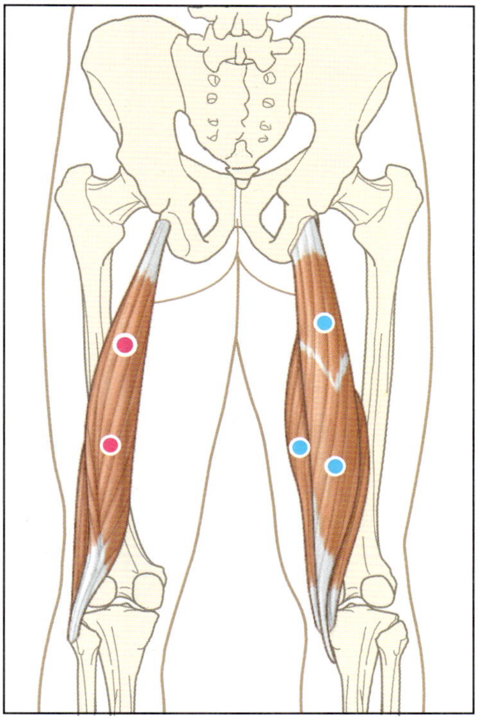

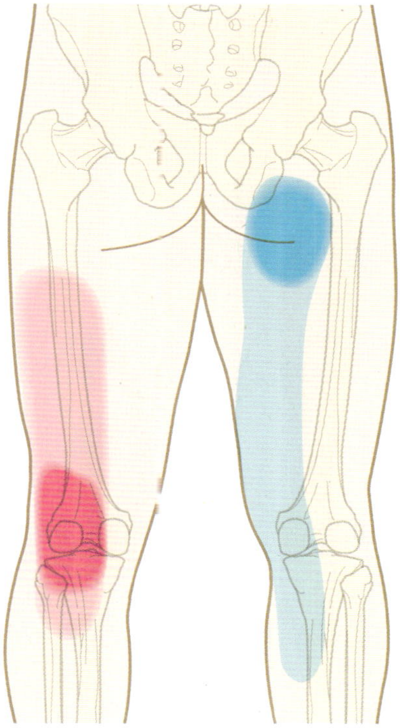

● 넙다리두갈래근 (Biceps femoris)
● 반막모양근과 반힘줄모양근 (Semimembranosus and semitendinosus)

넙다리네갈래근 (Quadriceps)

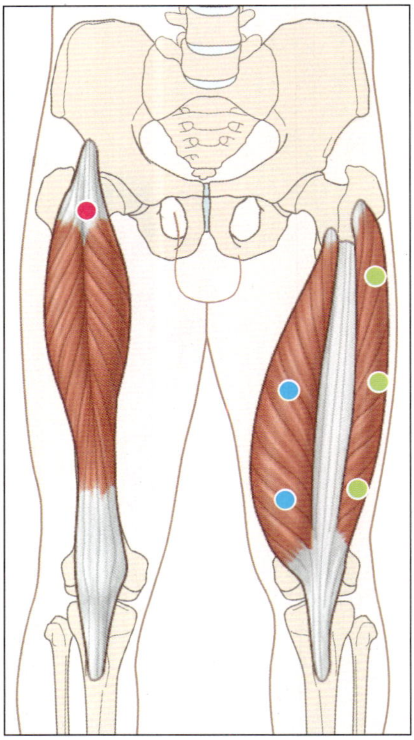

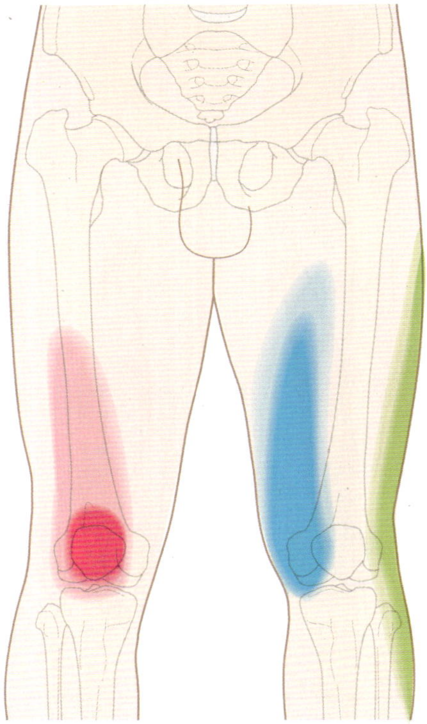

● 넙다리곧은근 (Rectus femoris) ● 안쪽넓은근 (Vastus medialis) ● 가쪽넓은근 (Vastus lateralis)

무릎 통증유발점 연관 패턴

근육	무릎 전면	무릎 바깥면	구릎 안쪽면	무릎 후면
긴모음근	X		X	
넙다리두갈래근				X
장딴지근				X
작은볼기근		X		
두덩근			X	
장딴지빗근				X
오금근				X
넙다리곧은근	X		X	
넙다리빗근			X	
반막모양근				X
반힘줄모양근				X
가자미근				X
넙다리근막긴장근		X		
안쪽넓은근	X		X	
가쪽넓은근		X		

통증유발점 연관 차트

오금근과 장딴지근 (Popliteus and Gastrocnemius)

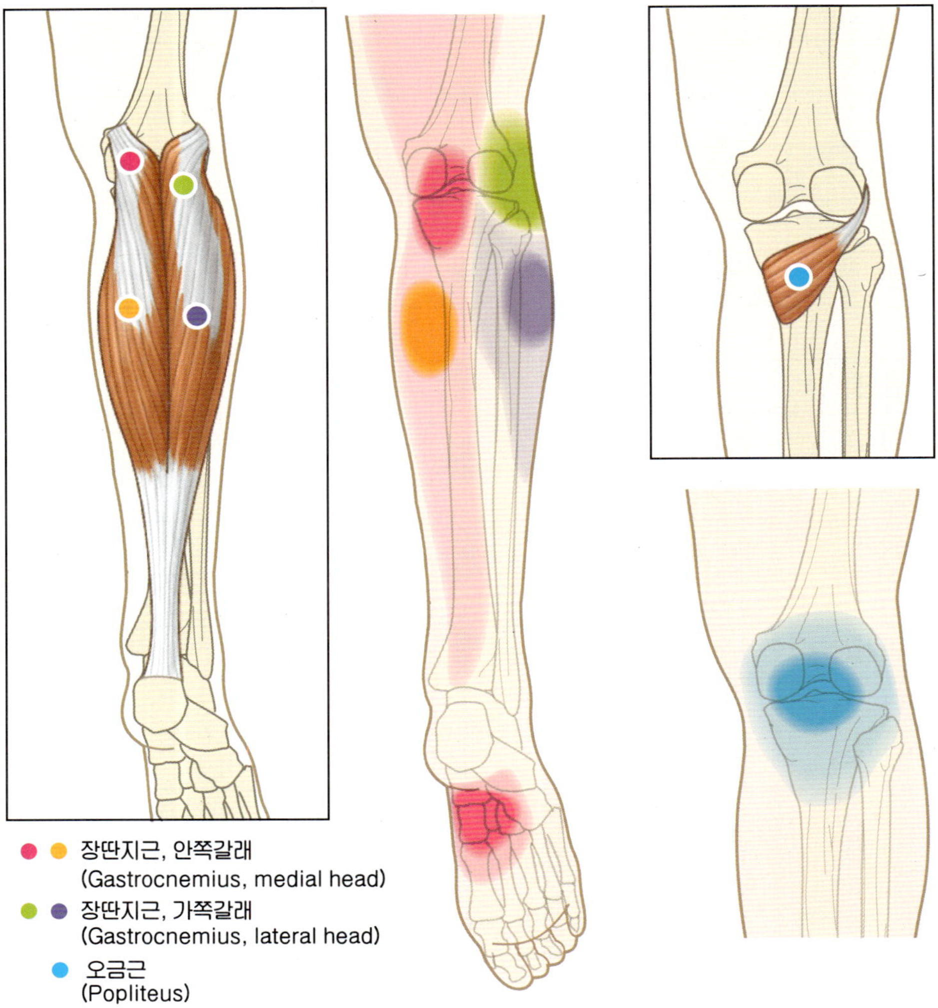

● ● 장딴지근, 안쪽갈래
(Gastrocnemius, medial head)

● ● 장딴지근, 가쪽갈래
(Gastrocnemius, lateral head)

● 오금근
(Popliteus)

가자미근과 장딴지빗근 (Soleus and Plantaris)

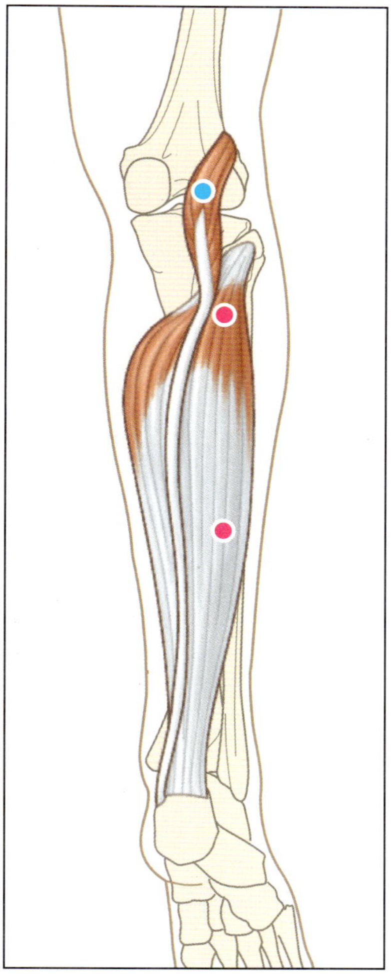

● 가자미근 (Soleus) ● 장딴지빗근 (Plantaris)

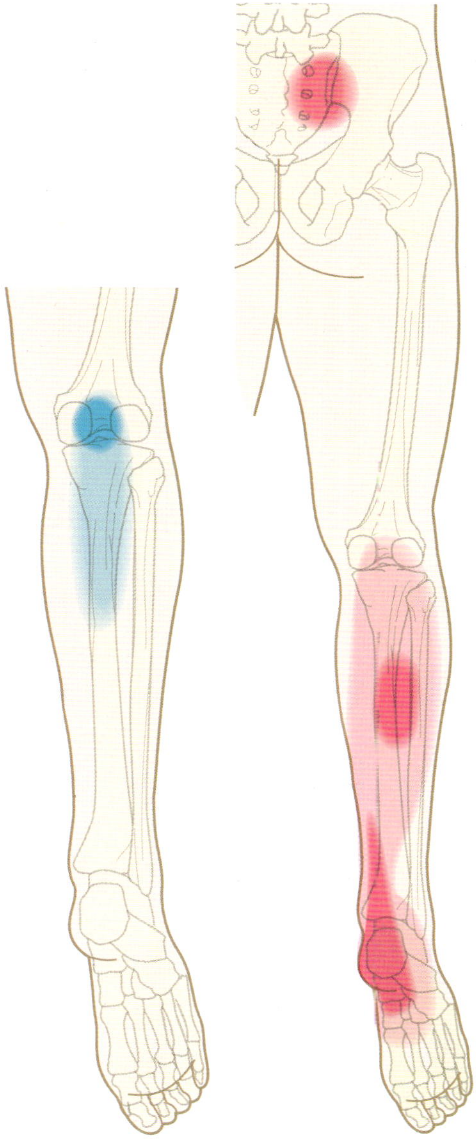

작은볼기근 (Gluteus Minimus)

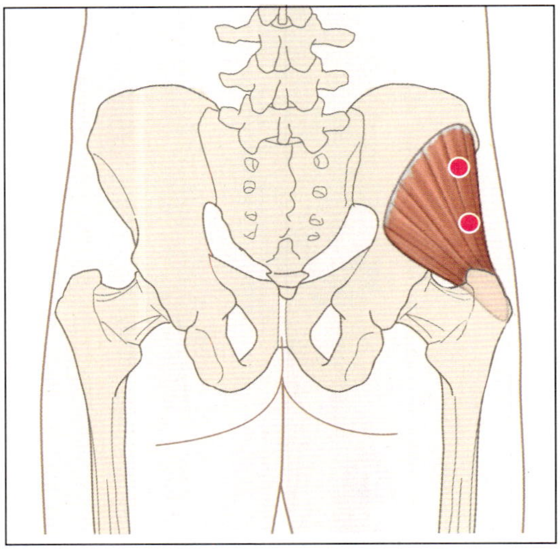

● 작은볼기근 (Gluteus minimus)

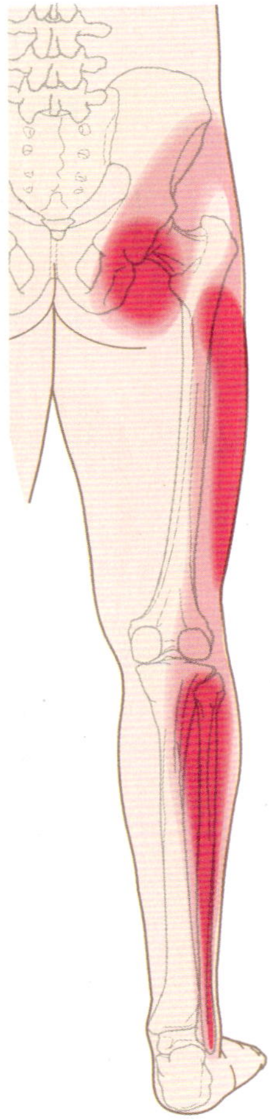

가동범위 (ROM) 평가 (Range-of-Motion (ROM) Assessments)

능동적 가동범위 (AROM): 무릎

동작	정상 ROM (정강뼈대퇴골의 관절)
굽힘	135°
폄	0°–10°
안쪽돌림 (정강뼈)	20°–30°
가쪽돌림 (정강뼈)	30°–40°

목적	• 무릎관절의 가능한 AROM 범위를 평가하고, 추가검사의 기반자료를 제공한다. • 보행 패턴을 관찰한다.
클라이언트	• 굽힘: 누운 자세나 엎드린 자세 • 폄, 내측/가쪽돌림: 테이블 밖으로 다리를 떨어뜨린 상태에서 앉은 자세
치료사	• 클라이언트의 앞에 선 자세
양성반응	• 통증과 함께, ROM이 저하된다. • 통증은 수축성 조직, 비활성 조직; 관절 병리학 (예. 관절염); 인대 부상 또는 관절낭 손상; 과긴장 근육; 신경압박; 힘줄병리; 낭종; 건막염; 또는 활성화된 연관 통증유발점, 반월판 부상을 나타낸다.

과정 (Procedure)

굽힘 (Flexion)

■ 클라이언트가 무릎을 완전한 ROM까지 구부리게끔 한다.

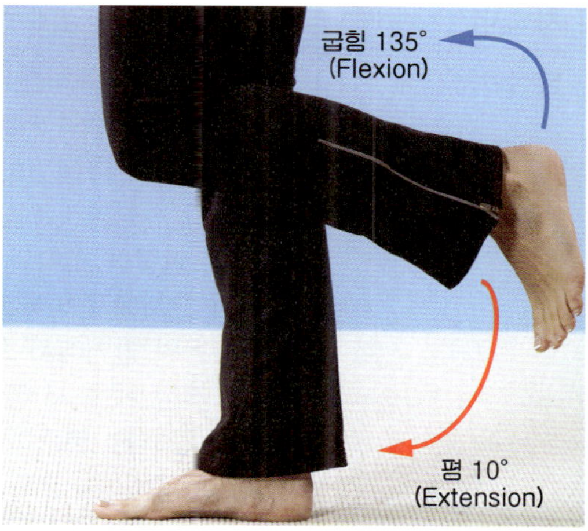

폄 (Extension)

■ 클라이언트가 무릎을 완전한 ROM까지 늘이게끔 한다.

안쪽돌림 (정강뼈) 〔Internal Rotation (Tibia)〕

■ 클라이언트가 발을 신체 정중선 방향으로 돌리게끔 한다.

가쪽돌림 (정강뼈)〔External Rotation (Tibia)〕

- 클라이언트가 발을 신체 정중선에서 바깥쪽으로 돌리게끔 한다.
- *모든 양성 검사는 PROM & MRT와 함께 진행하여야 한다.

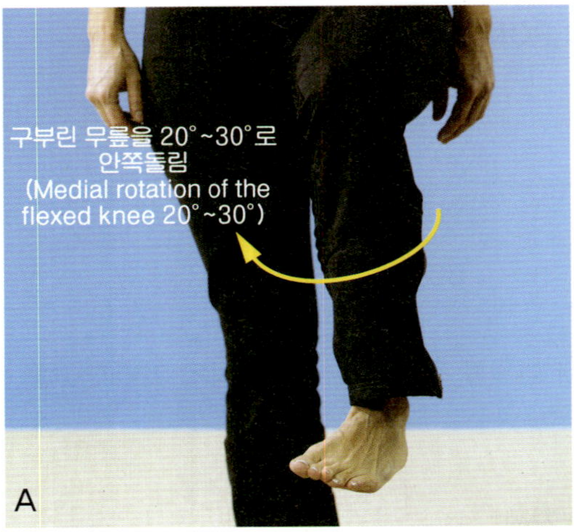

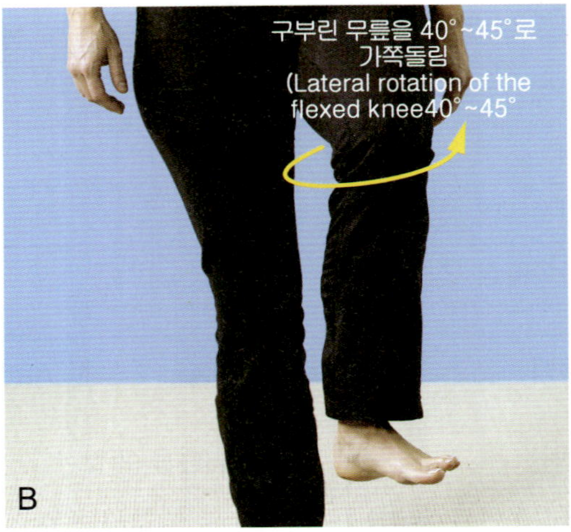

수동가동범위 (PROM): 무릎

목적	• 관절의 안정성을 진단한다. • 오른쪽과 왼쪽 무릎을 비교 및 대조한다. • 관절 및 관절내 유리체의 끝느낌을 평가한다. • 치유 단계를 확인한다.
클라이언트	• 굽힘/늘림 폄: 누운 자세 • 안쪽돌림/가쪽돌림: 테이블 밖으로 다리를 떨어뜨린 상태에서 앉은 자세
치료사	• 클라이언트의 앞에 선 자세
양성반응	• 어떤 동작을 취하든 ROM이 저하되는 것은 양성반응을 나타낸다. • 통증 및 ROM의 저하는 섬유성 상처조직 제한, 관절낭 손상, 연부조직의 충돌 (예. 점액낭 신경), 인내 부상, 퇴행성관절염, 근경련, 반월판 손상을 나타낸다. • 통증: 비활성 조직과 연관되어 있을 수 있다. • 초기 단계에서의 통증: 급성 또는 치유 초기 단계 • 가동범위 말기에서의 통증: 아급성 • 스트레칭 했을 시 통증: 만성 또는 성숙 단계 • 병리 끝느낌: 통증이 있을 수 있다. • 정상인 끝느낌; 굽힘: 부드러움; 폄: 팽팽함; 안쪽돌림/가쪽돌림: 팽팽함.

과정 (Procedure)

굽힘 (Flexion)

- 치료사가 클라이언트의 발목을 잡고 발뒤꿈치를 볼기 방향으로 움직이면서 무릎을 굽힌다.

폄 (Extension)

- 치료사가 클라이언트의 발목 아래에서 손을 약간 떨어뜨려서 두고, 다른 한손은 무릎에 가까운 곳에 위치시킨다.
- 부드럽게 무릎을 편다.

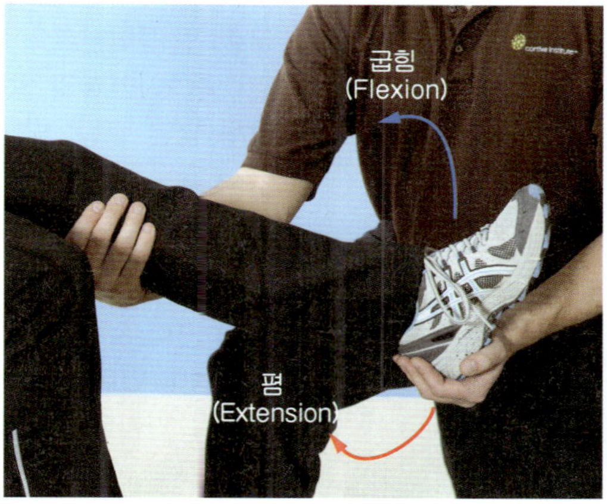

안쪽돌림 (정강뼈) 〔Internal Rotation (Tibial)〕

- 치료사가 정강뼈를 정중선 방향으로 돌림시킨다.

가쪽돌림 (정강뼈) 〔External Rotation (Tibial)〕

- 치료사가 정강뼈를 정중선에서 바깥 방향으로 돌림시킨다.

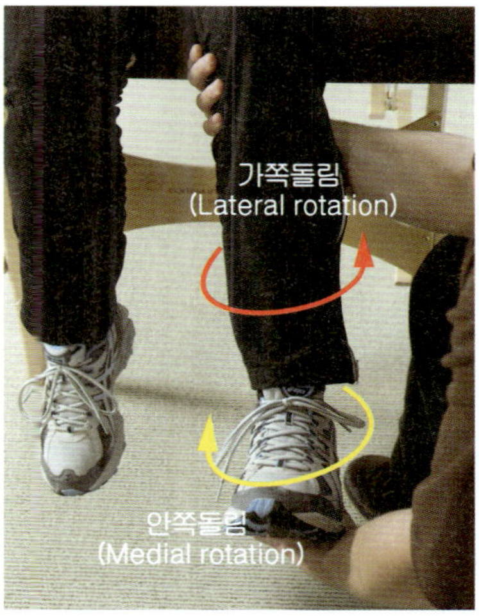

도수저항운동 (MRT): 무릎

목적	• 근력, 운동을 촉진하는, 부상과 관련된 근육을 느끼는 부위를 평가한다.
클라이언트	• 굽힘: 누운 자세 • 폄: 앉은 자세 • 발목 평면 굽힘: 누운 자세 • 모음: 측면으로 누운 자세

치료사	• 굽힘: 클라이언트의 무릎 바로 위에 손을 위치시킨다. • 폄: 클라이언트의 발목 전면에 손을 위치시킨다. • 발목 평면 굽힘: 발등 표면을 잡는다.
양성반응	• 강한 근력 & 통증이 없음: 진단한 근육/힘줄의 병변 또는 신경이상이 없다. • 강한 근력 & 통증이 있음: 진단한 힘줄/근육의 경미한 병변이 있다. • 약한 근력 & 통증이 있음: 진단한 근육 또는 힘줄에 부분적인 파열의 가능성이 있다; 골절, 종양, 또는 통증유발점에서 볼 수 있는 근육운동의 억제로 인한 통증으로 나타날 수 있다. • 약한 근력 & 통증이 없음: 진단한 부위의 근육에 연결된 신경전도에 이상이 생겼을 수 있으며, 신경학과 검사와 연계하여 진행되어야 한다; 또는 힘줄 또는 근육이 완전히 파열되었을 수도 있다.

과정 (Procedure)

굽힘 (Flexion)

- 클라이언트가 무릎을 구부린다.
- 치료사가 다리를 펴려고 할 때, 클라이언트가 이에 저항한다.

폄 (Extension)

- 다리를 시작점에서 편한다.
- 치료사가 무릎을 구부리려고 시도한다.

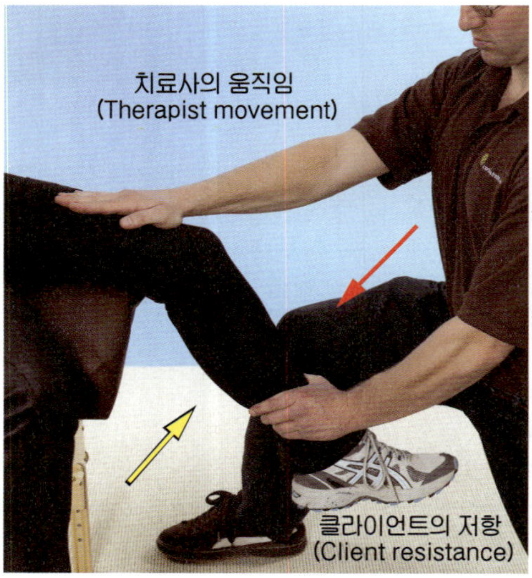

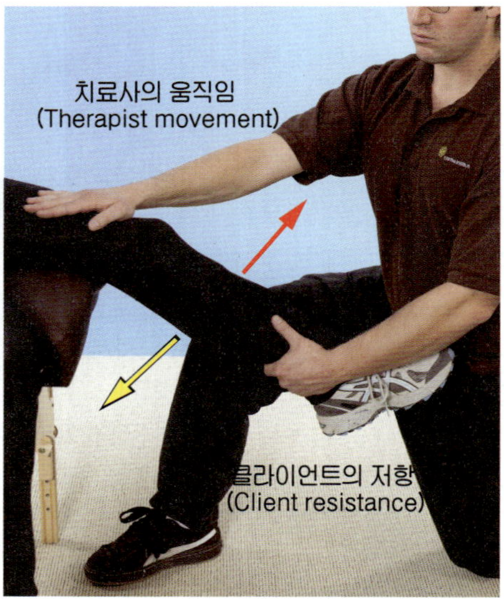

MRT 참고차트: 무릎				
근육	폄	굽힘	가쪽돌림, 무릎을 구부린 상태	안쪽돌림, 무릎을 구부린 상태
넙다리두갈래근		X	X	
장딴지근		X		
두덩근		X		X
장딴지빗근 (약한 굴근)		X		
오금근		X		X
넙다리곧은근	X			
넙다리빗근		X		X
반막모양근		X		X
반힘줄모양근		X		X
중간넓은근	X			
가쪽넓은근	X			
안쪽넓은근	X			

MRT 근력저하 참고차트								
신경 & MRT 동작	반막모양근	반힘줄모양근	넙다리두갈래근 (긴갈래)	넙다리두갈래근 (짧은갈래)	넙다리곧은근	중간넓은근	가쪽넓은근	안쪽넓은근
궁둥신경의 L5-S2 정강 부위	X	X	X					
궁둥신경의 L5-S2 종아리 부위				X				
L2-L4 넙다리신경					X	X	X	X
무릎 굽힘	X	X	X	X				
무릎 폄					X	X	X	X

평가 참고차트: 무릎

평가	앞십자인대 부상	곁인대 부상	과긴장	부적절한 무릎뼈 주행	엉덩정강띠 마찰증후군	바깥쪽 무릎 통증	LCL 염좌	MCL 염좌	안쪽 무릎 통증	반월 부상	무릎뼈 아래 통증	후방십자인대부상	염좌	좌상
전방전위검사	X										X		X	
아플리 압박				X						X	X			
아플리 견인		X											X	
AROM			X				X	X					X	X
클라크 증후군	X			X							X	X		X
라흐만 검사	X		X											
맥코넬 무릎뼈 주행				X							X			
MRT			X		X								X	X
노블 평가					X	X								
오버 평가			X		X	X								
후방견인검사											X	X		
PROM			X										X	X
Q 앵글				X							X			
밖굽이 스트레스 평가		X		X	X	X		X					X	X
안굽이 스트레스 평가		X		X			X		X				X	X

무릎 평가 (Knee Assessments)

전방전위검사 (Anterior Drawer)

목적	• 앞십자인대 (ACL)의 안정성을 평가한다.
클라이언트	• 누운 자세 • 진단하고자 하는 다리: 무릎을 구부린 상태로 발을 테이블 위에 편평하게 놓는다.
치료사	• 클라이언트의 발 앞에 선 자세 • 진단하고자 하는 다리의 발을 중립자세로 안정화시킨다. • 가까운 정강뼈를 잡는다.
양성반응	• 정상적인 상태의 ACL은 정강뼈가 앞으로 약간 움직이게끔 한다. 보완된 ACL은 정상적인 상태보다 더 많은 움직임을 발생하게 한다.

과정 (Procedure)

- 치료사가 몸쪽 정강뼈를 앞뒤로 부드럽게 움직이면서 무릎 전면에 힘을 가한다.
- 정상적인 상태의 무릎에 비하여 증가된 움직임을 평가한다.

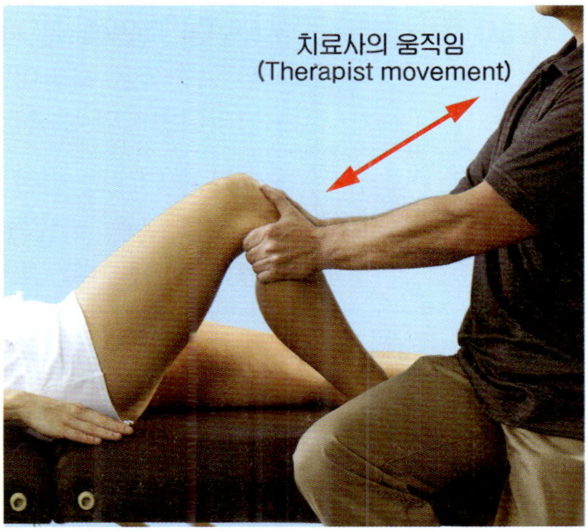

아플리 압박 (Apley's Compression)

목적	• 반달판 손상의 가능성을 평가한다.
클라이언트	• 정면으로 누운 상태에서 무릎을 90° 로 구부린 자세
치료사	• 테이블 측면에 선 자세 • 양손은 클라이언트의 발등 표면에 두도록 한다.
양성반응	• 통증: 반달판 부상의 가능성을 나타낸다.

과정 (Procedure)

- 치료사는 발과 다리 하부에 테이블을 향해서 아래 방향으로 압을 가한다.
- 치료사가 다리 하부를 안쪽과 바깥쪽으로 움직인다.

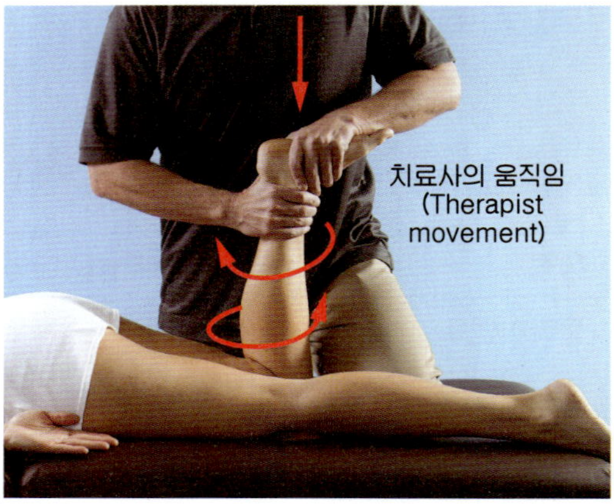

아플리 견인 (Apley's Distraction)

목적	• 무릎의 곁인대 상태를 평가한다.
클라이언트	• 정면으로 누운 상태에서 무릎을 90° 로 구부린 자세
치료사	• 테이블 측면에 선 자세 • 무릎 한쪽을 클라이언트의 다리 위에 두어서 다리를 안정화시킨다. • 클라이언트의 발목관절과 가까운 부위를 잡는다.
양성반응	• 통증은 인대의 병변 가능성을 나타낸다. • 바깥쪽 무릎: 바깥쪽 곁인대 병변 • 안쪽 무릎: 안쪽 곁인대 병변

과정 (Procedure)

- 다리를 천장 방향으로 당긴다.
- 다리 하부를 안쪽과 바깥쪽으로 돌림시킨다.

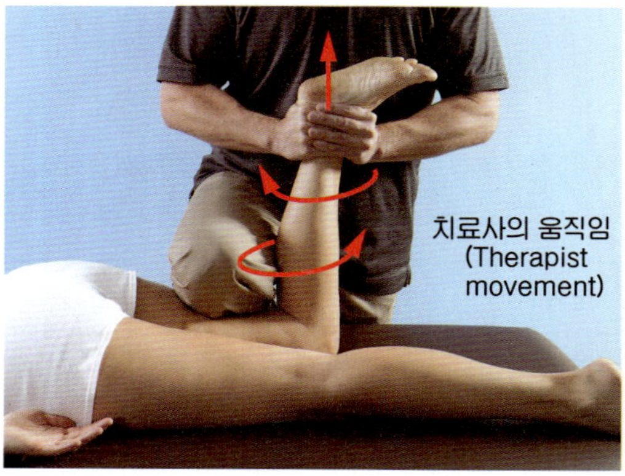

클라크 증후군, 무릎넙다리 그라인드 테스트

목적	• 무릎넙다리통증을 진단한다.
클라이언트	• 누운 상태에서 무릎을 편 자세
치료사	• 테이블 측면에 선 자세 • 위쪽 손 사이 사이를 무릎뼈 위쪽에 두도록 한다. • 아래쪽 손을 아래 그림과 같이 그 아래에 위치시킨다.
양성반응	• 무릎 아래의 통증 또는 불안정성 및 골마찰음은 무릎뼈 관절 표면의 자극을 나타낸다. • 주의: 증상이 없는 클라이언트들은 통증을 느낄 수 있다. • 검사를 여러 번에 걸쳐 진행하면서 점차 압을 높인다.

과정 (Procedure)

■ 클라이언트가 넙다리네갈래근을 천천히 수축시키게끔 한다.

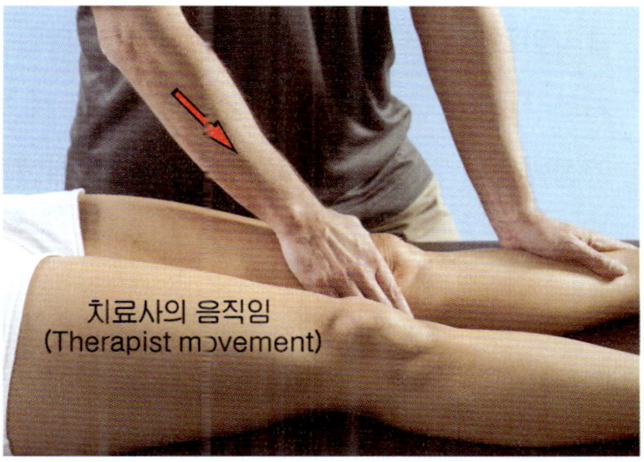

라흐만 검사 (Lachman's Assessment)

목적	• 앞십자인대 (ACL)의 상태를 평가한다.
클라이언트	• 영향을 받은 무릎을 30° 굽힘을 한 후, 정면으로 눕거나 앉은 자세
치료사	• 영향을 받은 무릎 옆에 선 자세 • 한 손은 대퇴골 먼쪽에 둔다. • 다른 한 손은 몸쪽 정강뼈에 둔다.
양성반응	• 통증 및 과도한 정강뼈의 전방 움직임이 무릎뼈밑힘줄 경사를 따라 발생할 때, 앞십자인대의 손상을 나타낸다

과정 (Procedure)

- 몸쪽 정강뼈 위에 정면으로 직접적인 힘을 가하여 압박한다.

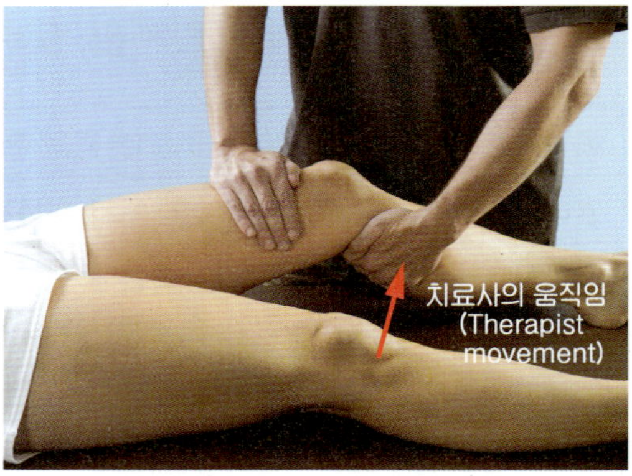

맥코넬 무릎뼈 주행 (McConnel's Patella Tracking)

목적	• 무릎넙다리관절의 주행 상태를 평가한다.
클라이언트	• 다리를 테이블 측면 바깥쪽으로 내리고 테이블 위에 앉은 자세
치료사	• 손을 클라이언트의 무릎 위에 두고 클라이언트를 마주보고 앉은 자세
양성반응	• 두번째 평가 단계에서의 통증이 첫번째 평가 단계에서의 통증보다 낮아졌다면 부적절한 무릎뼈 주행에 대한 양성반응을 의미한다.

과정 (Procedure)

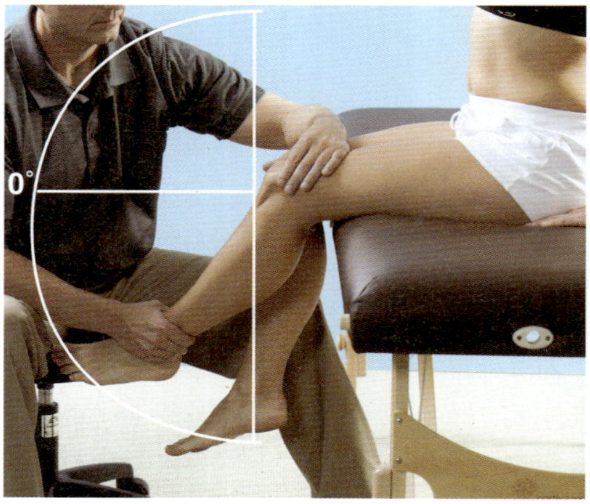

- 클라이언트가 치료사가 가하는 힘에 저항하여 넙다리네갈래근을 수축하면서 동시에 엉덩이를 바깥쪽으로 돌림시키게끔 한다.
- 이때 동작은 무릎을 특정 각도에서 구부렸을 때, 중단한다.
- 중립상태, 30°, 60°, 90°, 120°
- 수동적으로 무릎을 폄 자세로 변화시켜서 클라이언트가 다리를 이완시키게끔 한다.
- 치료사는 무릎뼈를 안쪽으로 움직이고 이 상태를 유지한다.
- 클라이언트가 넙다리네갈래근에 통증을 느낀 부위 방향으로 수축하게끔 한다.
- 마지막 단계로 무릎뼈를 바깥쪽 자세로 유지한 상태에서 반복한다.

노블 검사 (Noble's Assessment)

목적	• 마찰할 때 위관절융기 부위에 자극을 발생시키는 엉덩정강띠의 경직상태를 평가한다. • 엉덩정강띠 마찰증후군을 평가한다.
클라이언트	• 엉덩이와 무릎을 90° 로 구부리고 누운 자서
치료사	• 테이블 측면에 선 자세 • 한 손은 클라이언트의 발꿈치를 잡는다. • 다른 한손은 클라이언트의 무릎을 잡는다. • 엄지손가락은 무릎 측면에서 안쪽에서 가쪽으로의 넙다리융기 (약 1인치) 위에 두도록 한다. • 엄지손가락으로 단단한 압을 가한다.
양성반응	• 무릎을 30° 로 돌림 했을 때, 가쪽 넙다리뼈융기에 발생하는 통증은 엉덩정강띠 마찰증후군을 나타낸다.

과정 (Procedure)

- 압을 유지한다.
- 클라이언트가 무릎과 엉덩이를 천천히 펼치게끔 한다.

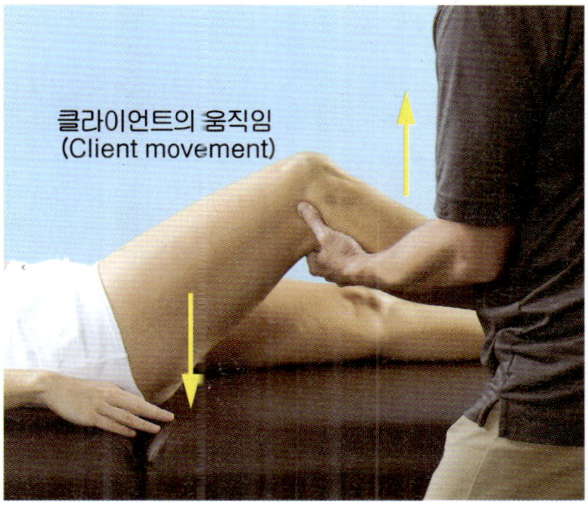

오버 검사 (Ober's Assessment)

목적	• 가쪽넙다리와 위관절융기가 마찰되어 통증을 발생시키는 엉덩정강띠의 경직상태를 평가한다.
클라이언트	• 측면으로 누운 자세 • 테이블 위에 자세를 취한 상태에서 테이블 뒤로 위쪽 다리를 내린다.

치료사	• 클라이언트의 뒤에 선 자세 • 한 손은 클라이언트의 엉덩이 위에 두어서 안정화시킨다. • 다른 한손은 무릎에서 떨어진 다리 부위를 잡고 있는다.
양성반응	• 다리를 횡단방향의 아래로 떨어뜨릴 수 없다면, 엉덩정강띠의 경직을 의미한다.

과정 (Procedure)

- 치료사는 클라이언트의 다리를 늘이고 무릎을 약간 외전시킨다.
- 천천히 다리를 아래로 내린다.
- 골반은 다리와 나란히 병렬 상태를 유지하도록 한다.

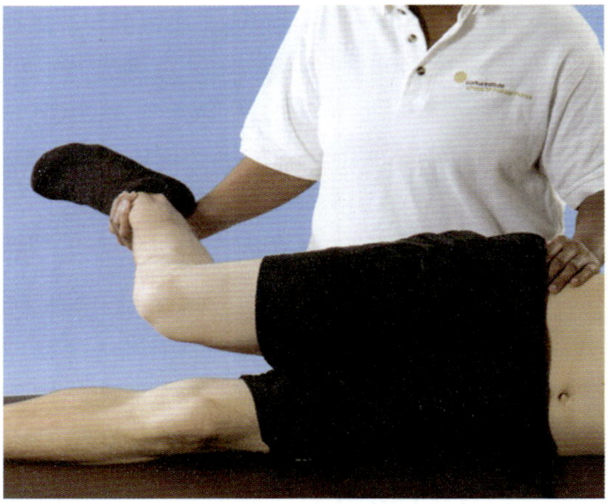

후방견인검사 (Posterior Drawer)

목적	• 뒤십자인대 (PCL)의 안정성을 평가한다.
클라이언트	• 누운 자세 • 진단하고자 하는 다리: 무릎을 구부린 상태로 발을 테이블 위에 편평하게 놓는다.
치료사	• 클라이언트의 발 앞에 선 자세 • 진단하고자 하는 다리의 발을 중립자세로 안정화시킨다. • 가까운 정강뼈를 잡는다.
양성반응	• 정상적인 상태의 PCL은 정강뼈가 뒤로 약간 움직이게끔 한다. 보완된 PCL은 정상적인 상태보다 더 많은 움직임을 발생하게 한다

과정 (Procedure)

- 치료사가 몸쪽 정강뼈를 앞뒤로 부드럽게 움직이면서 무릎 후면에 힘을 가한다.
- 정상적인 상태의 무릎에 비하여 증가된 움직임을 평가한다.

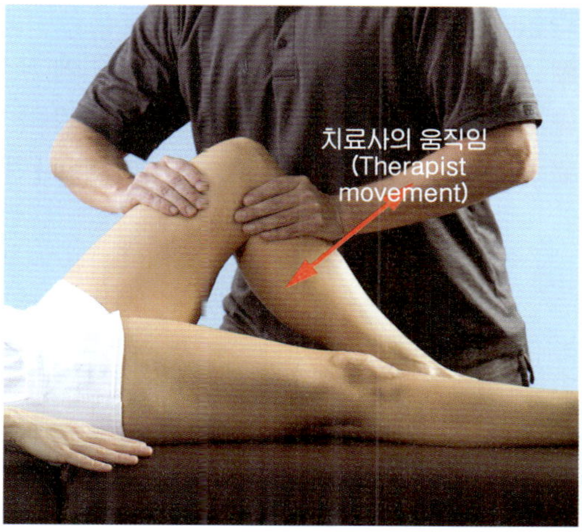

Q각 (Q Angle)

목적	• Q각 (정확한 평가를 위해서 고니오미터가 필요함)을 평가한다.
클라이언트	• 해부학적 자세를 취하며 선 상태에서 무릎을 편 자세 • 대퇴골은 중립자세를 유지한다.
치료사	• 클라이언트의 앞에 선 자세
양성반응	• 여성의 정상적인 Q각은 18°-20° 이다. • 남성의 정상적인 Q각은 13°-15° 이다. • 20° 보다 큰 각도는 무릎뼈 주행이 안쪽으로 진행되어 무릎뼈의 관절오목에 안쪽으로 압박을 주어서 무릎뼈연골연화증이 발생할 수 있음을 나타낸다. • 13° 미만의 Q각은 무릎뼈 안쪽으로 움직이는 것을 나타낸다. 이는 무릎뼈 관절면의 안쪽 방향으로 압박을 일으키게 되고, 이는 곧 무릎뼈연골연화증의 원인이 된다.

과정 (Procedure)

- 고니오미터의 축을 무릎뼈 중앙 위에 두도록 한다.
- 고니오미터의 고정팔을 ASIS와 나란히 병렬하여 대퇴사두건 위에 두도록 한다.
- 고니오미터의 가동팔을 무릎힘줄과 나란히 위치시킨다.

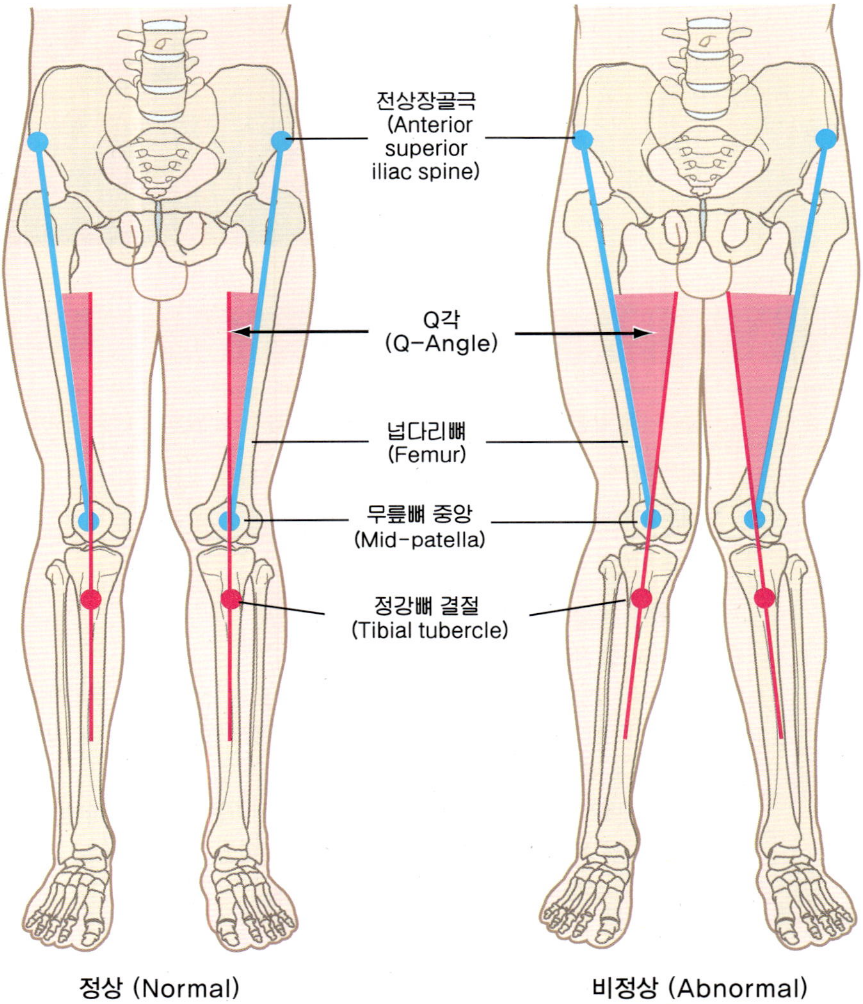

밖굽이 스트레스 검사

목적	• 안쪽무릎안정근 (medial knee stabilizer) 관절낭, 안쪽 곁인대 및 십자인대의 상태를 평가한다.
클라이언트	• 무릎을 펴고 약간 가쪽돌림 시킨 상태에서 누운 자세
치료사	• 테이블 측면에 선 자세 • 한 손을 안쪽복사뼈 위에 둔다. • 다른 한손은 무릎의 바깥면에 둔다.
양성반응	• 평가 시, 무릎의 통증과 무릎 관절의 과도한 움직임은 안쪽무릎안정근 부상을 의미한다.

과정 (Procedure)

- 바깥쪽 무릎에서 안쪽으로 압을 가한다.
- 안쪽 곁인대를 평가하기 위해서, 무릎을 20°-30° 구부린다.

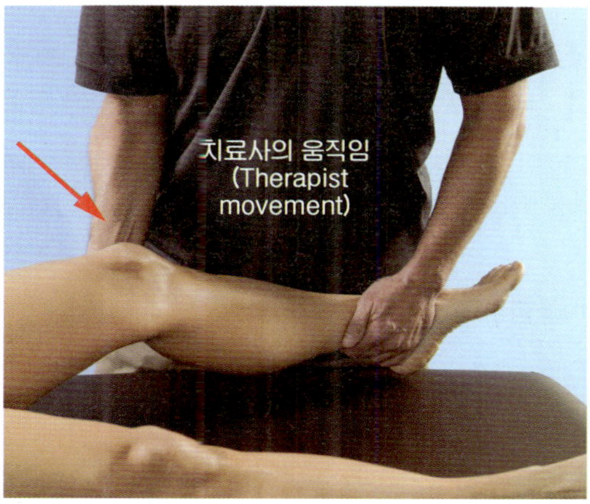

안굽이 스트레스 검사

목적	• 가쪽무릎안정근 (lateral knee stabilizer), 관절낭, 가쪽 곁인대 및 곁인대의 상태를 평가한다.
클라이언트	• 무릎을 펴고 약간 가쪽돌림 시킨 상태에서 누운 자세
치료사	• 테이블 측면에 선 자세 • 한 손을 가쪽복사뼈 위에 둔다. • 다른 한손은 무릎의 안쪽면에 둔다.
양성반응	• 평가 시, 무릎의 통증과 무릎 관절의 과도한 움직임은 가쪽무릎안정근을 의미한다.

과정 (Procedure)

- 안쪽 무릎에서 바깥쪽으로 압을 가한다.
- 바깥쪽 곁인대를 평가하기 위해서, 무릎을 20°-30° 구부린다.

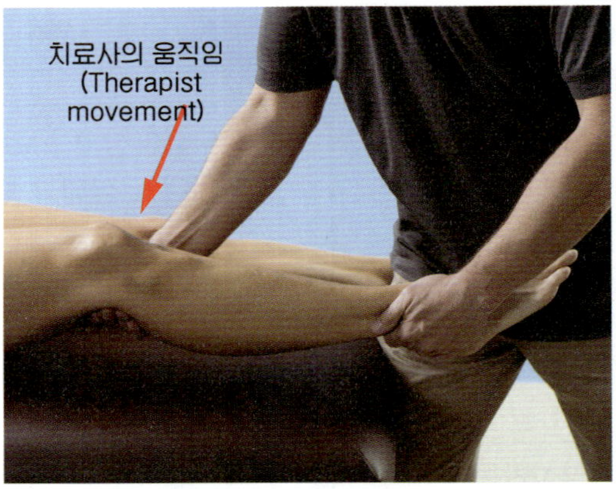

평가차트 (Assessment Charts)

진단 결과에 해당하는 기호나 약어에 동그라미를 친다.
↑ = 증가; ↓ = 감소; L =경증; M = 중등도; S = 중증; WNL =정상; + = 양성, − = 음성.

AROM									
동작/방향	ROM 결과						통증 정도		
굽힘 R/L	↓	↑	L	M	S	WNL	L	M	S
폄 R/L	↓	↑	L	M	S	WNL	L	M	S
안쪽돌림 R/L	↓	↑	L	M	S	WNL	L	M	S
가쪽돌림 R/L	↓	↑	L	M	S	WNL	L	M	S

PROM									
동작/방향	PROM 결과						통증 정도		
굽힘 R/L	↓	↑	L	M	S	WNL	L	M	S
폄 R/L	↓	↑	L	M	S	WNL	L	M	S
안쪽돌림 R/L	↓	↑	L	M	S	WNL	L	M	S
가쪽돌림 R/L	↓	↑	L	M	S	WNL	L	M	S

MRT		
동작/방향	근력 결과	통증 정도
굽힘 R/L	↓ ↑ L M S WNL	L M S
폄 R/L	↓ ↑ L M S WNL	L M S
발바닥 굽힘 R/L	↓ ↑ L M S WNL	L M S

특수검사		
진단법	검사/ROM 결과	통증/무감각도
전반전위검사	R / L + / −	L M S
아플리 견인	R / L + / −	L M S
클라크 증후군	R / L + / −	L M S
라흐만 검사	R / L + / −	L M S
맥코넬 무릎뼈 주행	R / L + / −	L M S
노블 검사	R / L + / −	L M S
오버 검사	R / L + / −	L M S
후방견인검사	R / L + / −	L M S
Q각	R / L + / −	L M S
밖굽이 스트레스 검사	R / L + / −	L M S
안굽이 스트레스 검사	R / L + / −	L M S

제 7 장

발목 & 발 (Ankle & Foot)

발목의 근육 (Muscles of the Ankle)

전면 및 안쪽면 (Anterior View and Medial View)

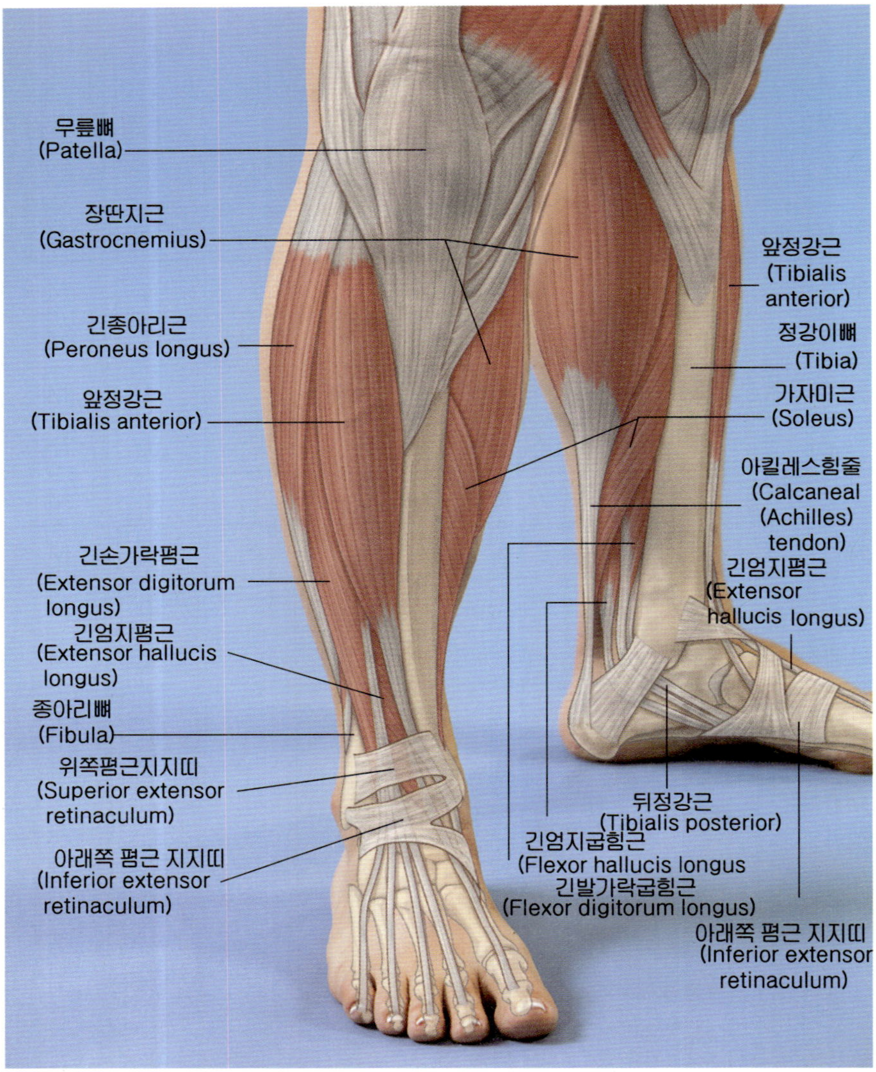

바깥쪽면 (Lateral View)

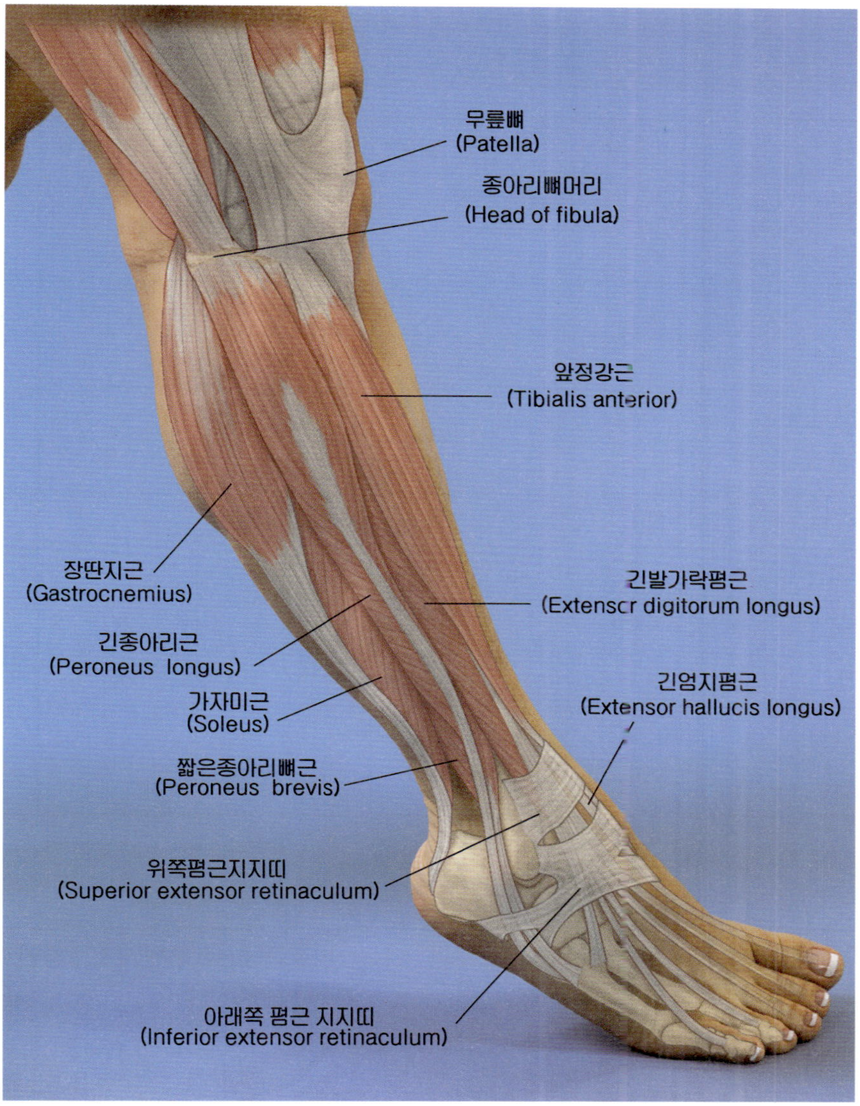

통증유발점 연관 가이드 (Trigger Point Referral Guide)

발목 통증유발점 연관 패턴

근육	종부	발등면 발목	발 감각이상	바깥쪽 발목	안쪽 발목
소지외전근				X	
엄지벌림근			X		
엄지모음근			X		X
긴발가락폄근		X	X		
긴발가락굽힘근					X
긴엄지굽힘근			X		
장딴지근					X
짧은종아리근				X	
긴종아리근			X	X	
제3종아리근		X		X	
가자미근	X		X		X
뒤정강근	X				

하퇴 통증유발점 연관 패턴

근육	대퇴 부위	바깥쪽 하퇴 부위	장딴지 부위
긴모음근	X		
긴발가락굽힘근			X
장딴지근		X	X
작은볼기군		X	X
짧은종아리근		X	
긴종아리근		X	
장딴지빗근			X
반막모양근, 반힘줄근			X

근육	대퇴 부위	바깥쪽 하퇴 부위	장딴지 부위
가자미근			X
앞정강근	X		
뒤정강근			X
가쪽넓은근		X	

발 통증유발점 연관 패턴

근육	발가락 아래	발허리뼈머리	발활과 중간발	발꿈치	발 앞쪽	모든 발가락 머리	발가락 둔감
소지외전근		X		X			
엄지벌림근			X	X			X
엄지모음근		X	X				X
짧은발가락폄근					X		
긴손가락폄근					X	X	X
짧은엄지폄근					X		
긴엄지폄근					X	X	
단소지굴근		X					
짧은발가락굽힘근		X					
긴발가락굽힘근	X	X	X				
짧은엄지굽힘근	X	X			X	X	
긴엄지굽힘근	X	X					X
장딴지근			X	X			
골간: 뼈사이근		X	X		X	X	X
긴종아리근							X
가자미근			X	X			
앞정강근					X	X	
뒤정강근	X	X	X	X			

통증유발점 연관 차트

앞정강근 (Tibialis Anterior)

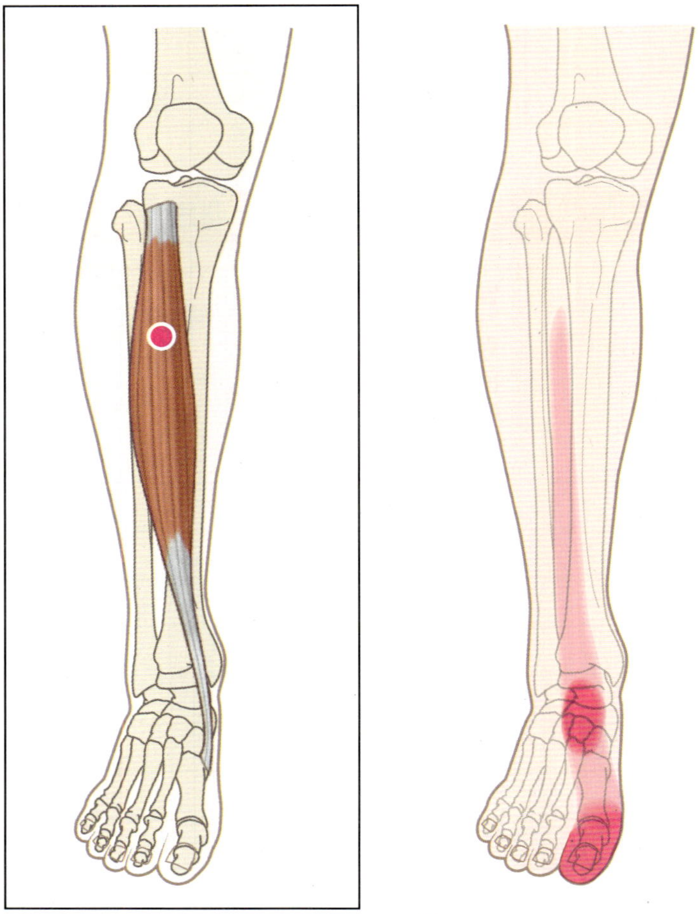

● 앞정강근 (Tibialis anterior)

폄근 (Extensors)

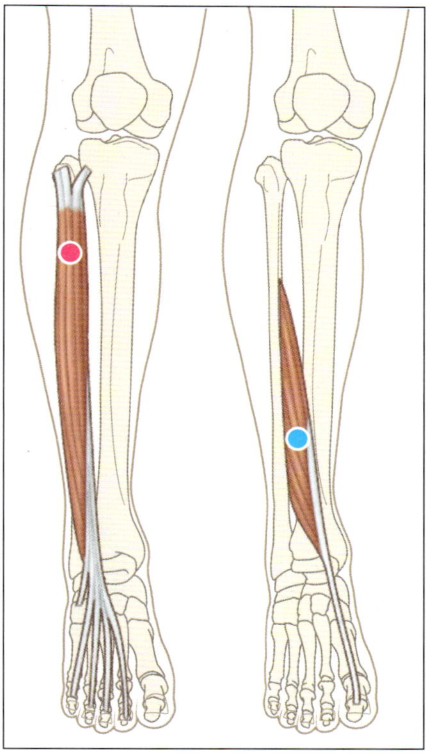

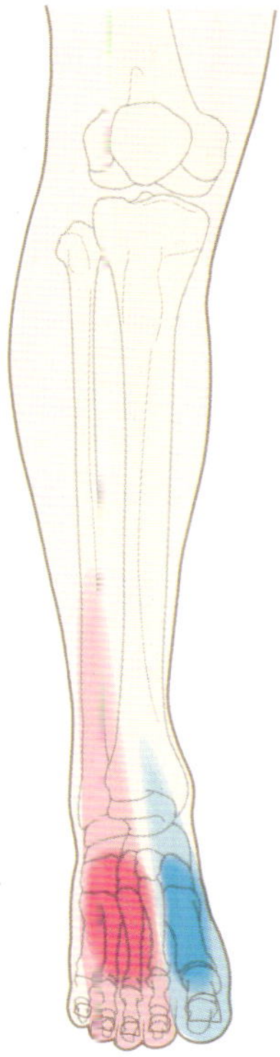

● 긴발가락폄근 (Extensor digitorum longus)　● 긴엄지폄근 (Extensor hallucis longus)

긴종아리근과 짧은종아리근 (Peroneus Longus and Brevis)

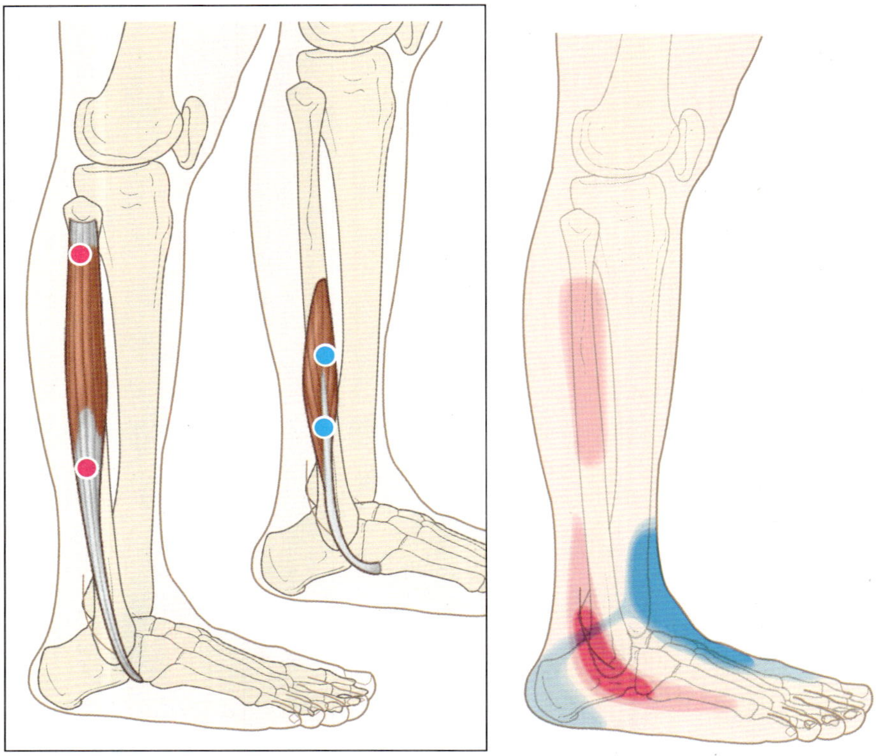

● 긴종아리근 (Peroneus longus) ● 짧은종아리근 (Peroneus brevis)

굽힘근 (Flexors)

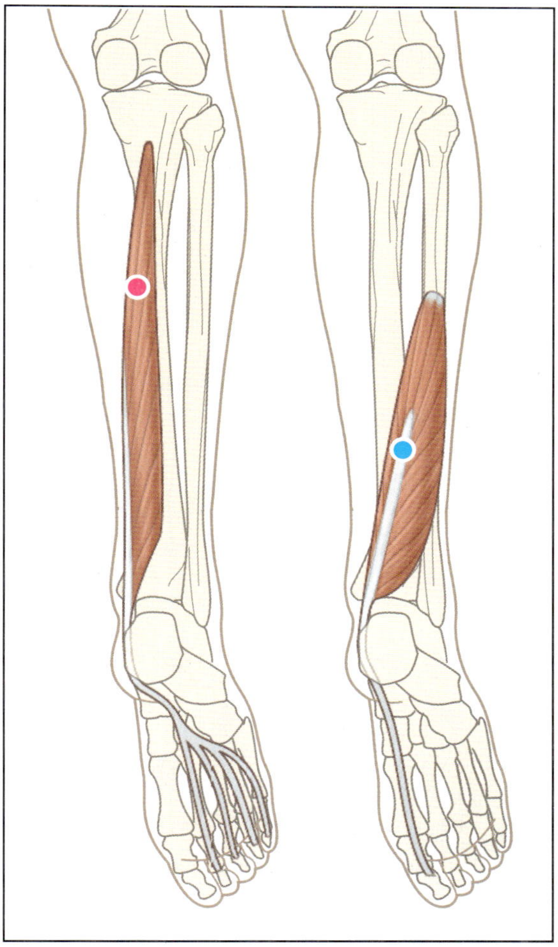

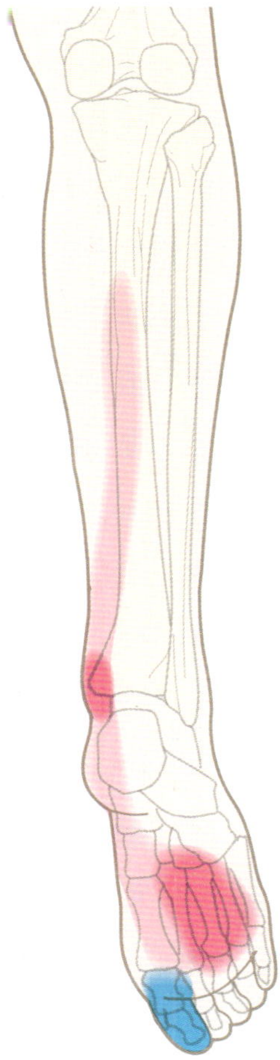

● 긴발가락굽힘근
(Flexor digitorum longus)

● 긴엄지굽힘근
(Flexor hallucis longus)

뒤정강근 (Tibialis Posterior)

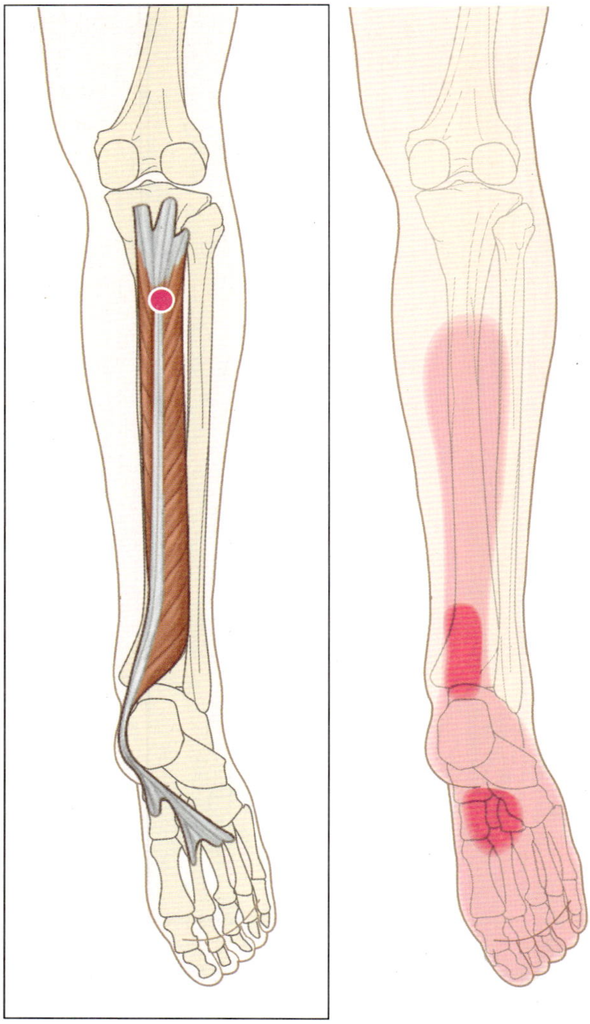

● 뒤정강근 (Tibialis posterior)

엄지벌림근과 엄지모음근 (Abductor and Adductor Hallucis)

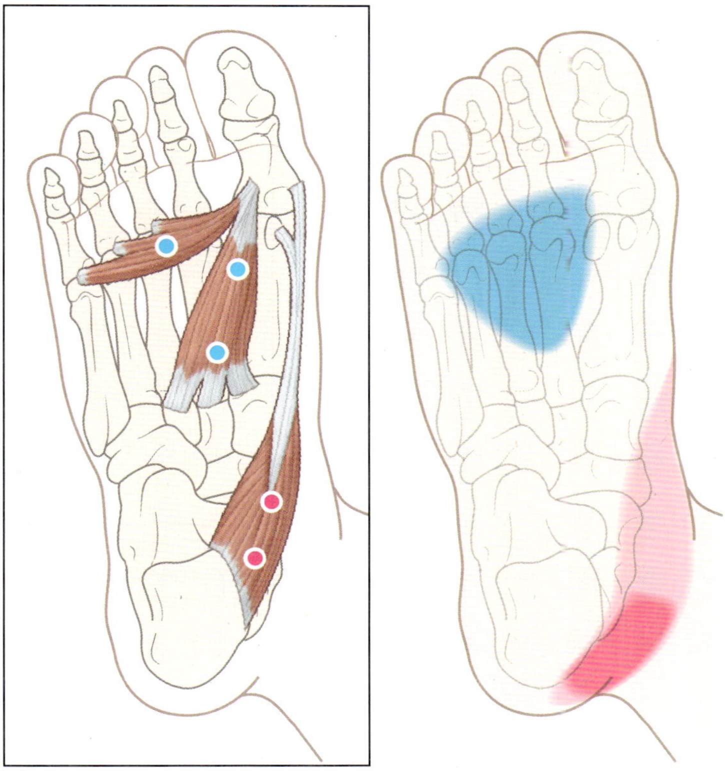

● 엄지벌림근 (Abductor hallucis) ● 엄지모음근 (Adductor hallucis)

짧은발가락굽힘근 (Flexor Digitorum Brevis) 짧은발가락폄근 (Extensor Digitorum Brevis)

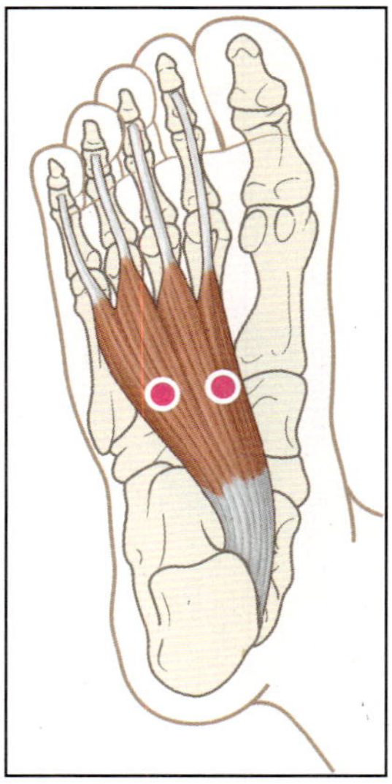

● 짧은발가락굽힘근
(Flexor digitorum brevis)

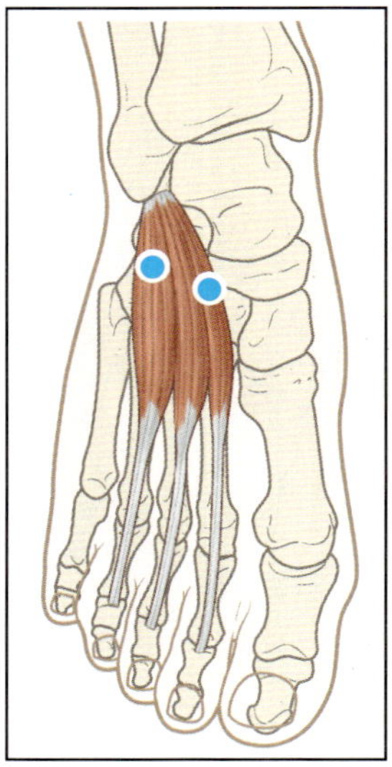

● 짧은발가락폄근, 짧은엄지폄근
(Extensor digitorum brevis)
(Extensor hallucis brevis)

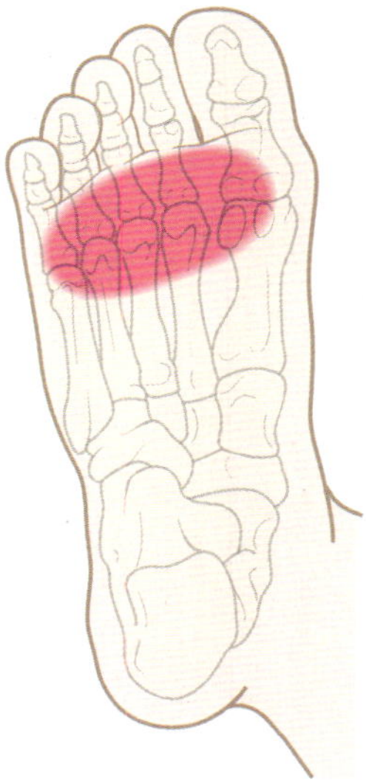

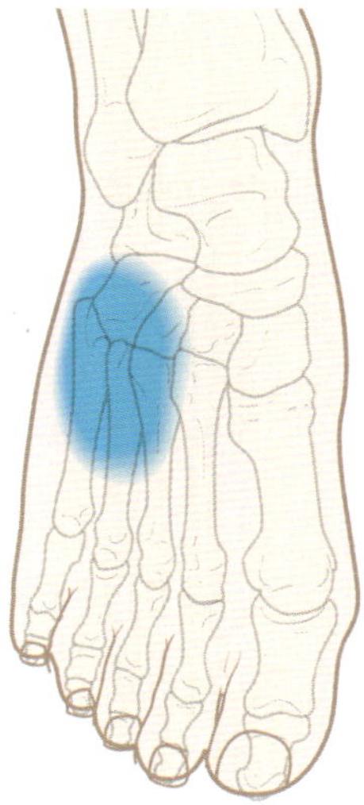

가동범위 (ROM) 평가 (Range-of-Motion (ROM) Assessments)

능동가동범위 (AROM)

동작	정상 ROM	관절
발바닥굽힘	50°	목말다리관절
발등굽힘	20°	목말다리관절
뒤침	45°–60°	목말밑관절
엎침	15°–30°	목말밑관절

목적	• 발목의 가능한 ROM 범위를 평가한다. • 추가검사의 기반자료를 제공한다. • 보행 패턴을 관찰한다.
클라이언트	• 체중을 견디는 동작: 선 자세 • 체중이 가해지지 않는 동작: 앉거나 누운 자세
치료사	• 클라이언트의 앞에 선 자세
양성반응	• 통증과 함께, ROM이 저하된다. • 통증은 수축성 조직, 비활성 조직; 관절 병리학 (예. 관절염); 인대 부상 또는 관절낭 손상; 과긴장 근육; 신경압박; 힘줄병리; 낭종; 건막염; 또는 활성화된 연관 통증유발점, 반월판 부상을 나타낸다.

과정: 체중을 견디는 동작 (Procedure: Weight-Bearing)

발바닥굽힘 (Plantar Flexion)

■ 클라이언트가 발가락으로 서게끔 한다.

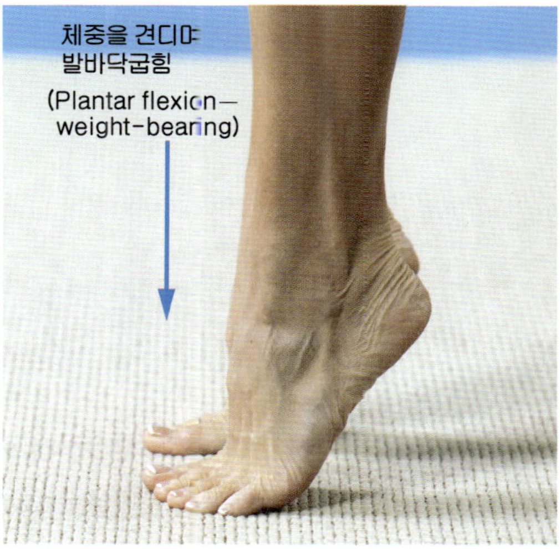

발등굽힘 (Dorsiflexion)

■ 클라이언트가 발꿈치로 서는 듯이 앞발을 땅에서 들어올리도록 한다.

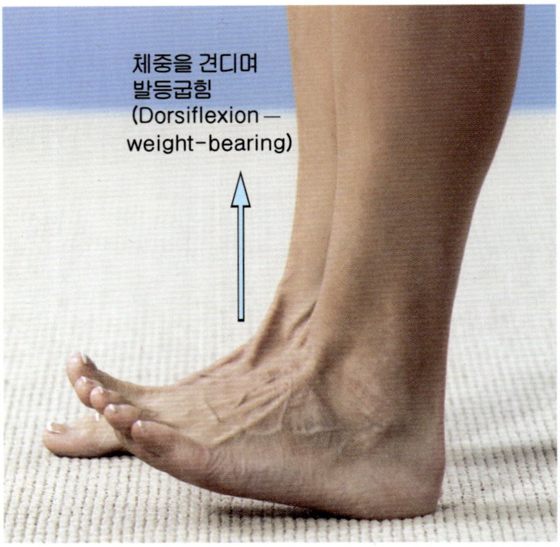

엎침 (Pronation)

■ 클라이언트가 발 안쪽으로 서게끔 한다.

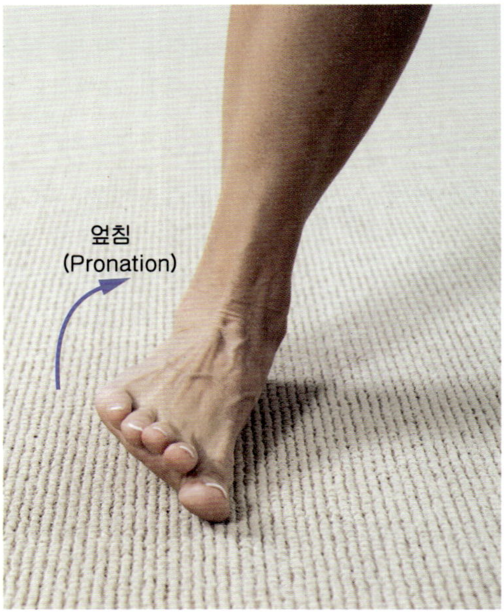

뒤침 (Supination)

■ 클라이언트가 발 바깥쪽으로 서게끔 한다.

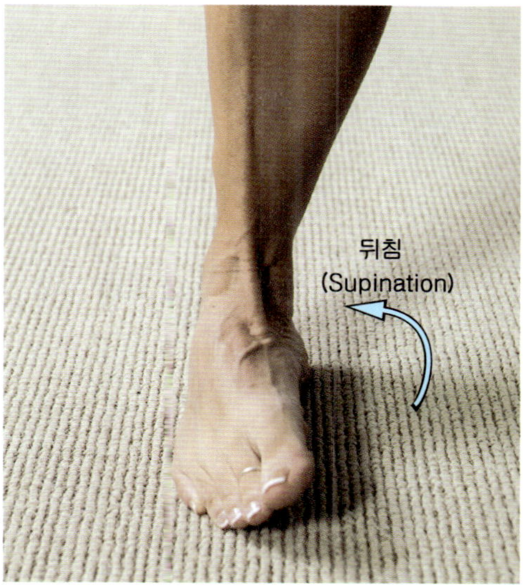

과정: 체중이 가해지지 않는 동작 (Procedure: Non-Weight-Bearing)

발바닥굽힘 (Plantar Flexion)

■ 클라이언트가 발가락을 몸에서 멀리 포인트 (point)하게끔 한다.

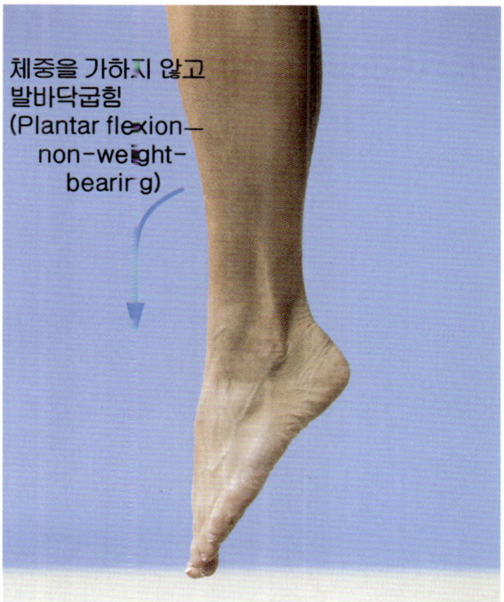

발등굽힘 (Dorsiflexion)

■ 클라이언트가 발 방향으로 발가락을 포인트(point)하게끔 한다.

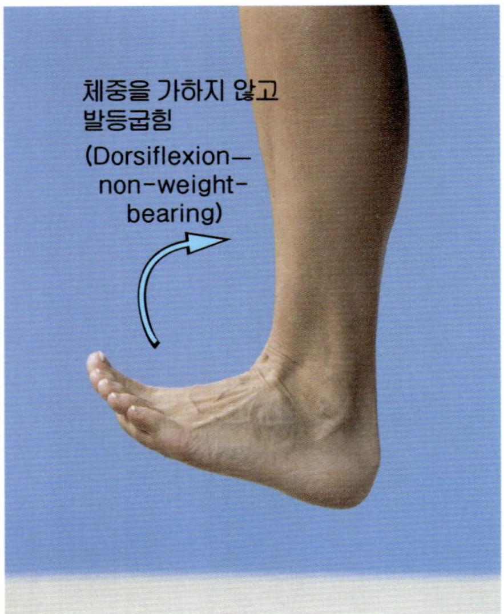

뒤침 (Supination)

■ 클라이언트가 발바닥을 안쪽으로 움직이게끔 한다.

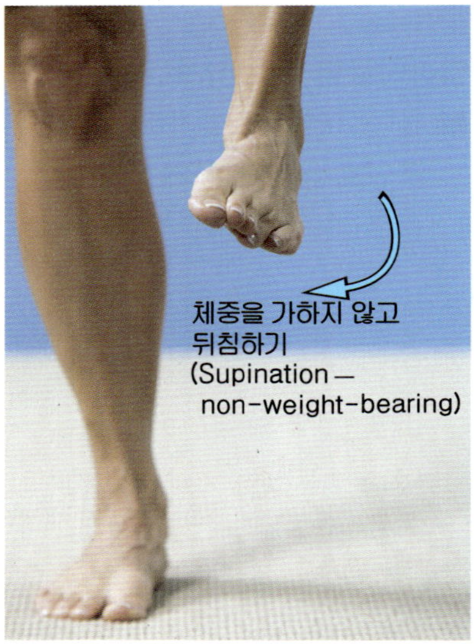

엎침 (Pronation)

■ 클라이언트가 발바닥을 바깥쪽으로 움직이게끔 한다.

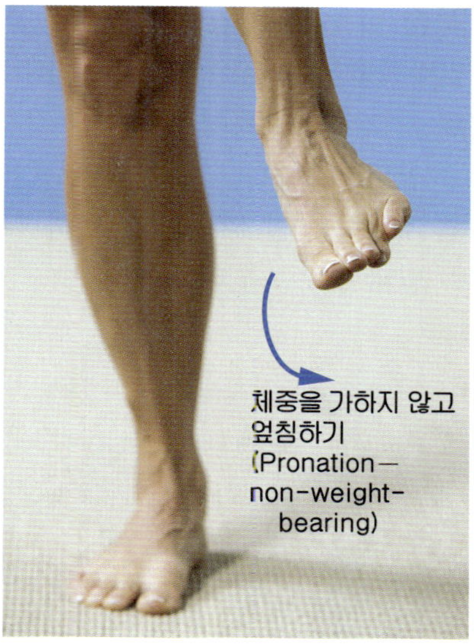

수동가동범위 (PROM)

목적	• 관절의 안정성을 진단한다. • 오른쪽과 왼쪽 무릎을 비교 및 대조한다. • 관절 및 관절내 유리체의 끝느낌을 평가한다. • 치유 단계를 확인한다.
클라이언트	• 누운 자세
치료사	• 클라이언트의 앞이나 옆에 선 자세
양성반응	• 어떤 동작을 취하든 ROM이 저하되는 것은 양성반응을 나타낸다. • 통증 및 ROM의 저하: 섬유성 상처조직 제한, 관절낭 손상, 연부조직의 충돌 (예. 윤활주머니 신경), 인내 부상, 퇴행성관절염, 근경련, 반월판 손상을 나타낸다. • 통증: 비활성 조직과 연관되어 있을 수 있다. • 초기 단계에서의 통증: 급성 또는 치유 초기 단계 • 가동범위 말기에서의 통증: 아급성 • 스트레칭 했을 때 통증: 만성 또는 성숙 단계 • 병리 끝느낌: 통증이 있을 수 있다. • 정상 끝느낌: 조직 스트레칭

과정 (Procedure)

발바닥굽힘 (Plantar Flexion)

- 치료사가 발목에서 가까운 정강이뼈를 안정화시킨다.
- 치료사가 발 위에 압을 가하면서 발바닥을 구부린다.

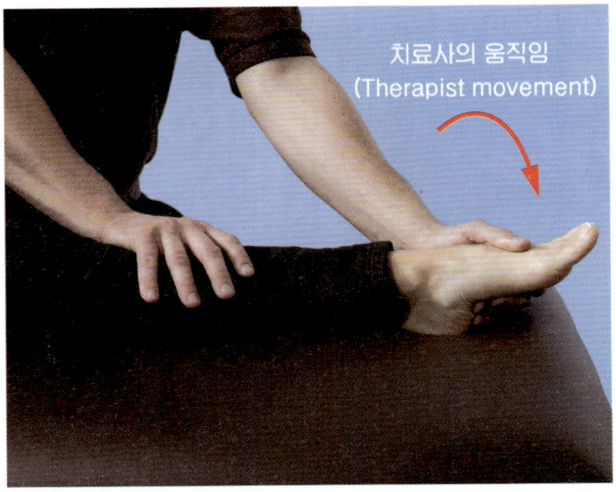

발등굽힘 (Dorsiflexion)

- 클라이언트가 무릎을 살짝 구부린다.
- 치료사가 발꿈치를 잡고 다른 발 부위를 팔뚝으로 지지한다.
- 치료사가 팔뚝으로 압을 가하면서 발등을 구부린다.

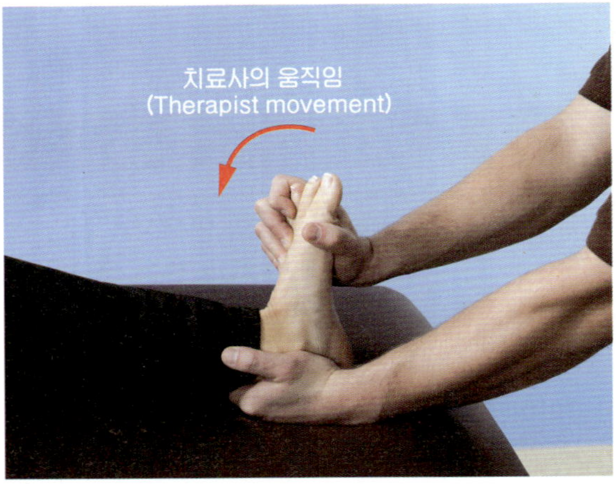

안쪽번짐 (Inversion)

- 치료사가 발을 아랫부분에서부터 잡고서는 발목과 가까운 정강이뼈를 안정화시킨다.
- 치료사가 발을 안쪽번짐시킨다.

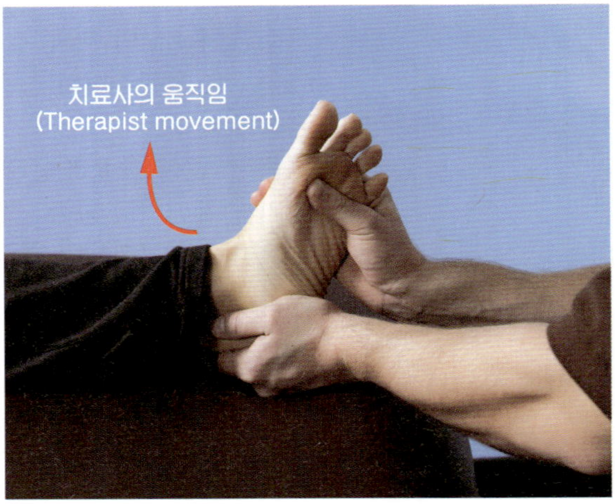

가쪽번짐 (Eversion)

■ 동작을 시작하는 위치는 안쪽번짐과 동일하며, 이 동작을 취한 후 발을 가쪽번짐시킨다.

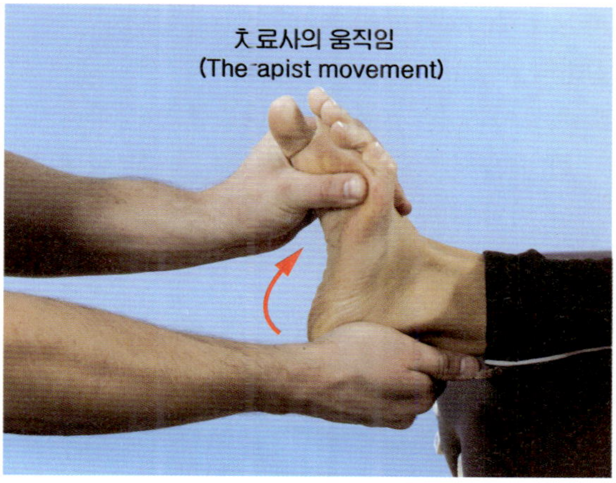

도수저항운동 (MRT)

목적	• 근력, 운동능력, 부상과 관련된 근육, 연관된 골격부위, 클라이언트가 불편함을 느끼는 예상 골격부위를 평가한다.
클라이언트	• 눕거나 앉은 자세
치료사	• 선 자세
양성반응	• 강한 근력 및 통증이 없음: 진단한 근육/힘줄의 병변 또는 신경이상이 없다. • 강한 근력 및 통증이 있음: 진단한 힘줄/근육의 경미한 병변이 있다. • 약한 근력 및 통증이 있음: 진단한 근육 또는 힘줄에 부분적인 파열의 가능성이 있다; 골절, 종양, 또는 통증유발점에서 볼 수 있는 근육운동의 억제로 인한 통증으로 나타날 수 있다. • 약한 근력 및 통증이 없음: 진단한 부위의 근육에 연결된 신경전도에 이상이 생겼을 수 있으며, 신경학과 검사와 연계하여 진행되어야 한다; 또는 힘줄 또는 근육이 완전히 파열되었을 수도 있다.

과정 (Procedure)

발바닥굽힘 (Plantar Flexion)

- 치료사가 클라이언트의 다리를 안정화시키고, 한 손을 전방 정강이뼈에 두며 다른 한 손은 발 바닥에 둔다.
- 클라이언트가 치료사의 움직임에 저항한다.

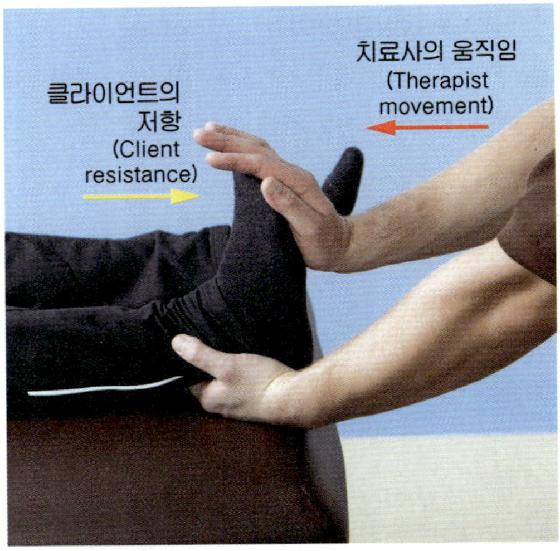

발등굽힘 (Dorsiflexion)

- 치료사가 한 손을 발목관절과 가까운 부분에 두고, 다른 한손을 클라이언트의 발 윗부분에 두어서 안정화시키며 발바닥굽힘 동작을 시도한다.
- 클라이언트가 치료사의 움직임에 저항한다.

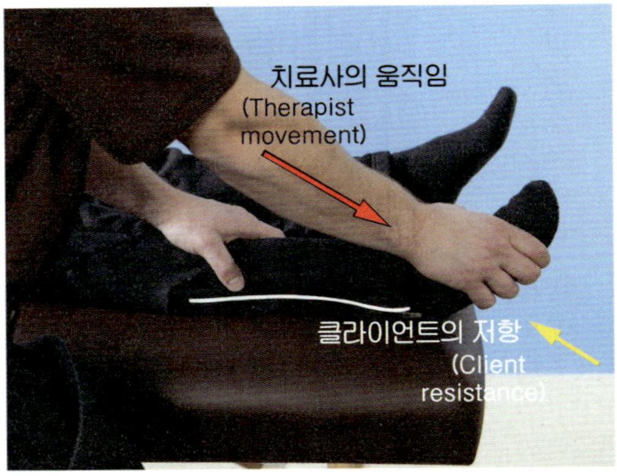

엎침 (Pronation)

- 치료사가 발목과 가까운 부분에 한 손을 두어 하퇴를 안정화시키고 다른 한손을 발 안쪽에 둔다.
- 치료사가 클라이언트의 저항력에 대항하여 발 엎침시키기를 시도한다.

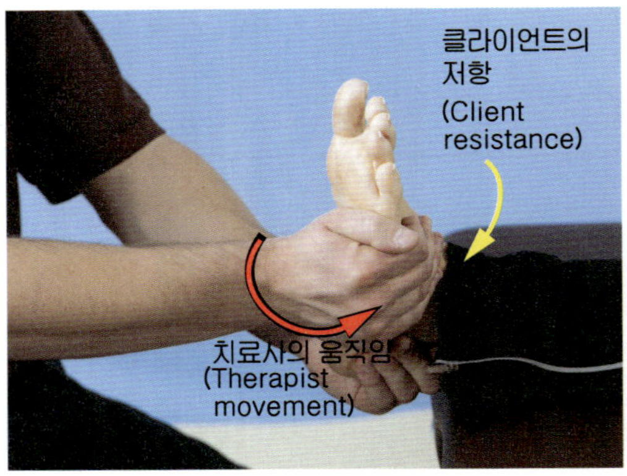

뒤침 (Supination)

- 치료사가 발목과 가까운 부분에 한 손을 두어 하퇴를 안정화시키고 다른 한손을 발 바깥쪽에 둔다.
- 치료사가 클라이언트의 저항력에 대항하여 발을 뒤침시키기 시도한다.

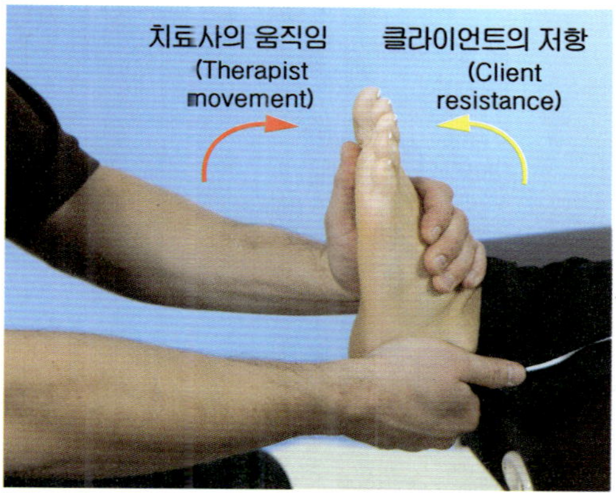

MRT 참고차트: 발목과 발

근육	발바닥굽힘	발등굽힘	안쪽번짐	가쪽번짐
긴손가락폄근		X		X
긴엄지폄근		X	X	
긴발가락굽힘근			X	
긴발가락굽힘근 (약한 근력)	X			
긴엄지굽힘근			X	
긴엄지굽힘근 (약한 근력)	X			
장딴지근	X			
짧은종아리근				X
긴종아리근				X
긴종아리근 (보조)	X			
장딴지빗근 (약한 근력)	X			
짧은종아리근 (보조)	X			
가자미근	X			
앞정강근		X	X	
뒤정강근	X		X	

평가 참고차트: 발목

평가	발목염좌	전방 정강이 통증	발꿈치힘줄병리	종아리 당김, 홍조, 열	과긴장	가쪽 발목 염좌 통증	안쪽 발목 염좌 통증	신경종	가자미근막염	후방 정강이 통증	좌상	발목근 증후군	저림, 감각이상, 둔감각
전방전위검사	X					X							
AROM	X		X			X	X		X	X	X		
발꿈치 종아리 검사	X					X							
세모인대	X						X						
장딴지근 길이			X		X				X				
장딴지근 근력			X		X								
호만징후 (Homan's sign)				X									
MRT	X	X	X		X	X	X		X	X	X		
몰턴 신경종													
PROM	X	X	X		X	X	X	X	X	X	X		X
가자미근 길이/근력			X		X				X		X		
톰슨 검사 (Thompson test)			X										
뒤정강근 압박					X					X	X		
티넬징후 (Tinel's sign)												X	X

발목과 발 평가
(Ankle and Foot Assessments)

전방전위검사 (Anterior Drawer Test)

목적	• 앞목말종아리인대의 안정성을 평가한다.
클라이언트	• 앉은 자세
치료사	• 클라이언트의 앞에 무릎을 꿇은 자세 • 한 손은 발목 관절과 가까운 부위 앞쪽에 주어서 관절을 안정화시킨다. • 다른 한손은 발꿈치뼈를 잡는다.
양성반응	• 거골의 전방 움직임에 우드득 소리가 함께 발생하면 인대 이완 또는 거비인대의 파열 가능성을 나타낸다.

과정 (Procedure)

- 치료사가 발꿈치뼈를 아래쪽으로 당긴다.
- 발목을 20° 로 발바닥굽힘 상태로 위치시킨다.
- 발꿈치뼈 앞쪽에서 압을 가한다.

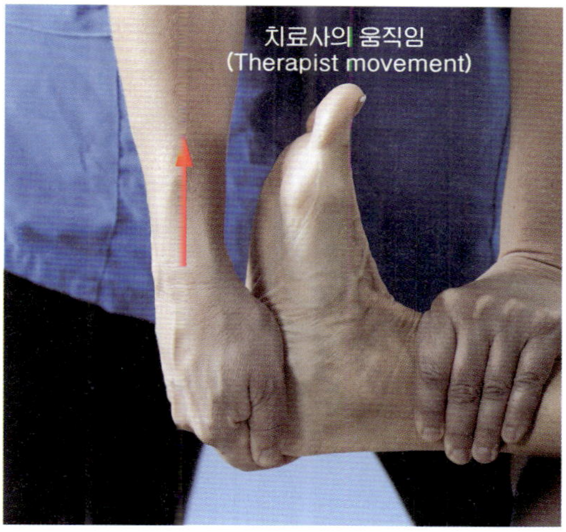

발꿈치종아리인대 스트레스 검사

목적	• 발꿈치종아리인대 좌상을 평가한다.
클라이언트	• 테이블 옆으로 다리를 떨어뜨린 후, 앉은 자세
치료사	• 클라이언트를 마주보고 선 자세 • 한 손은 하퇴 전방 표면의 발목 관절 몸쪽에 두어서 안정화시킨다. • 다른 한손으로 발꿈치뼈를 잡는다.
양성반응	• 인대 부위의 통증 및 과도한 움직임은 발꿈치종아리 좌상을 나타낸다. • 근경련 및 근긴장이 나타난다.

과정 (Procedure)

- 발꿈치뼈를 잡고 발을 중립자세로 유지한다.
- 뒤쪽발을 안쪽번짐 시키면서 PROM 말단 범위에서 과압박을 가한다.

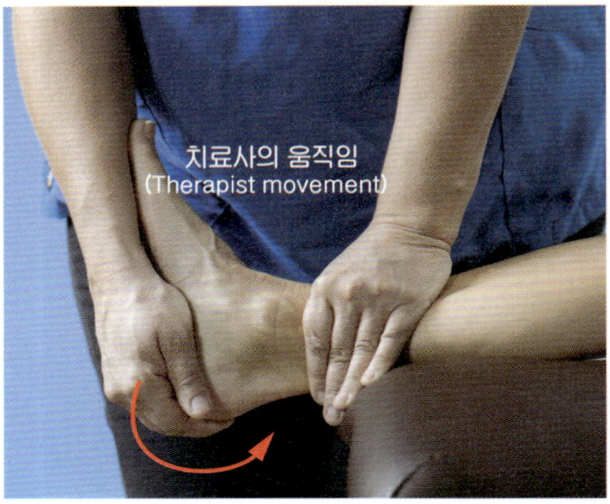

세모인대

목적	• 세모인대의 부상 가능성을 평가한다.
클라이언트	• 앉은 자세 • 다리를 구부려서 테이블 옆으로 떨어뜨린다.
치료사	• 한 손을 발목 관절과 가까운 부위 앞쪽에 두어서 관절을 안정화시킨 자세
양성반응	• 과도한 움직임 및 인대 부위의 국부적인 통증은 세모인대의 급성부상을 나타낸다. • 근경련은 아급성 부상의 일반적인 증상이다.

과정 (Procedure)

■ 전방섬유 평가: 치료사가 발등 표면을 잡고 수동 가쪽번짐 및 발바닥굽힘을 하면서 마지막에 과도한 압을 가한다.

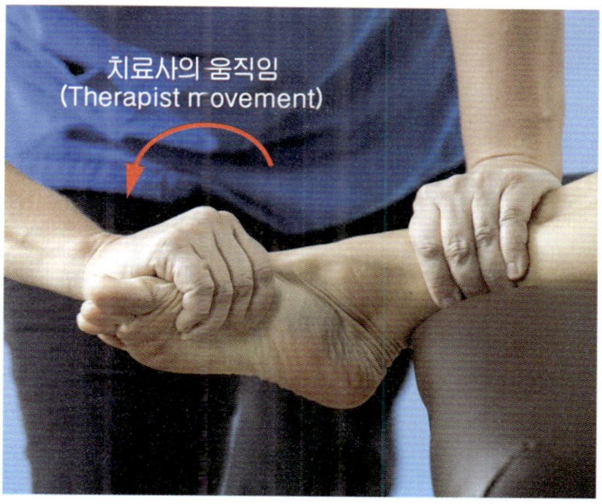

■ 중간섬유 평가: 치료사가 발꿈치뼈를 잡고 PROM을 진행하면서 후족부를 뒤침하고 마지막에 과도한 압박을 가한다.

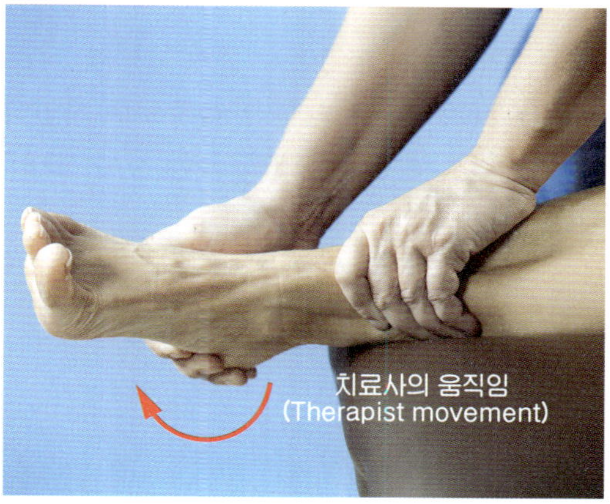

■ 후방섬유 평가: 치료사가 발바닥 표면을 잡고 수동 가쪽번짐 및 발등굽힘을 하면서 마지막에 과도한 압박을 가한다.

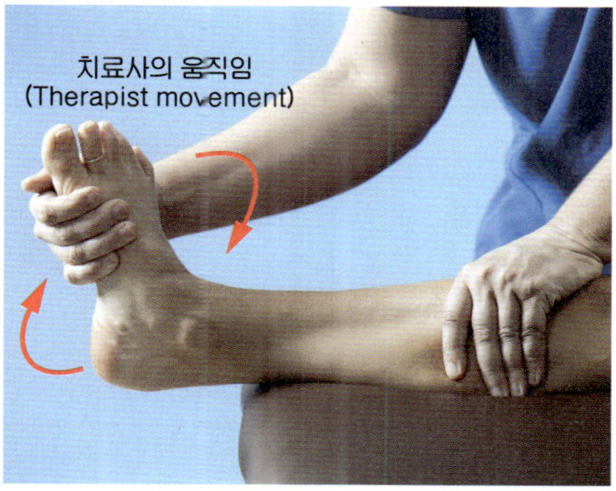

장딴지근 길이 평가

목적	• 장딴지근의 길이를 비교한다.
클라이언트	• 누운 상태에서 테이블 끝에 발꿈치를 둔 자세
치료사	• 클라이언트의 발 방향의 테이블 끝에 선 자세 • 한 손은 발꿈치뼈를 잡는다. • 다른 한손은 발바닥 표면을 잡아서 안정화시킨다.
양성반응	• ROM이 오른쪽과 왼쪽이 다른 것은 장딴지근 길이의 차이가 있음을 나타낸다. • 발등굽힘이 20° 까지 진행할 수 없는 것은 장딴지근 수축을 의미한다.

과정 (Procedure)

■ 치료사가 발꿈치뼈를 아래쪽으로 견인하면서 수동적으로 발목을 발등굽힘 자세 상태로 만든다.

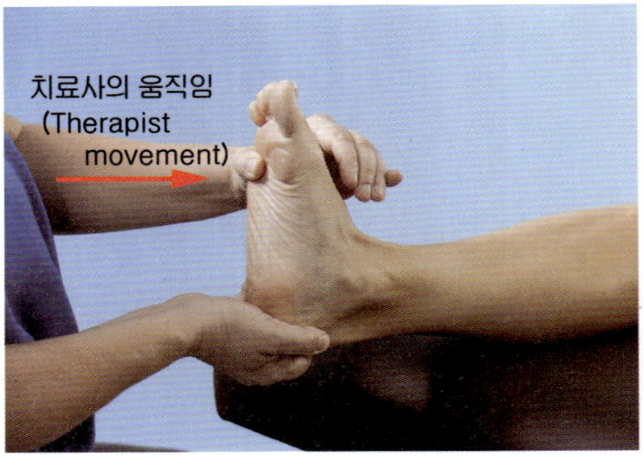

장딴지근 근력 평가

목적	• 장딴지근의 근력을 평가한다.
클라이언트	• 엎드린자세에서 진단하고자 하는 다리를 편 자세 • 발은 테이블 바깥쪽으로 늘어뜨리고, 발목은 중립 자세를 취한다.
치료사	• 클라이언트의 발 방향의 테이블 끝에 선 자세
양성반응	• 클라이언트가 압을 견딜 수 없는 것은 장딴지근 근력의 저하를 나타낸다.

과정 (Procedure)

■ 치료사가 발바닥 표면에 압박을 가하면서 발 전체를 압박한다.

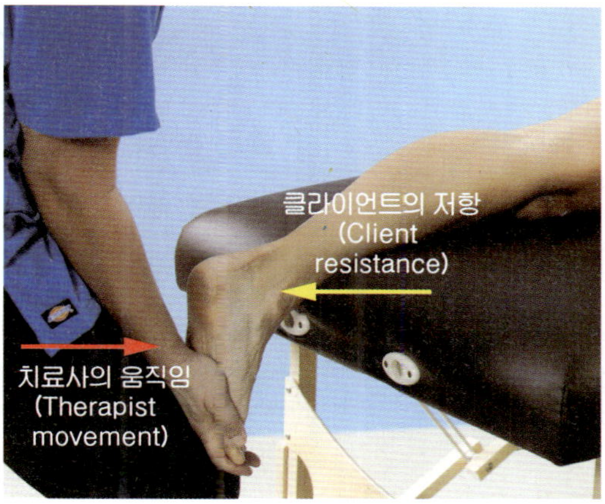

호만징후 (Homan's sign)

목적	• 심부정맥혈전증 (DVT)을 평가한다.
클라이언트	• 테이블 끝에 앉은 자세
치료사	• 테이블 끝에 선 자세
양성반응	• 발바닥굽힘 동작 시, 통증이 발생하는 것은 DVT의 가능성을 나타낸다. • 다른 증상이 DVT와 동반하여 나타날 수 있다: 하퇴 후면의 통증 및 홍조

과정 (Procedure)

■ 치료사가 클라이언트의 발에 발바닥굽힘 동작을 취하면서 발목을 지지한다.

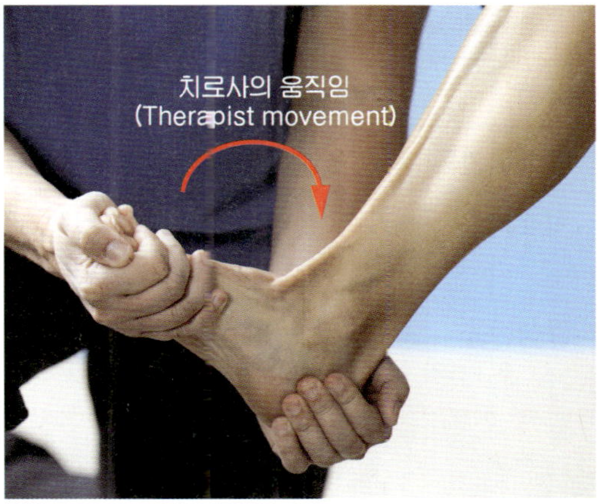

몰턴 신경종

목적	• 몰턴 신경종을 평가한다.
클라이언트	• 테이블 끝에 앉은 자세
치료사	• 테이블 끝에 선 상태에서 병변이 나타난 발을 잡은 자세
양성반응	• 양성반응: 신경종이 있는 부위에 찌르는 듯한 날카로운 통증이 나타난다. • 동작이 진행되면서 통증이 증가된다.

과정 (Procedure)

■ 발의 안쪽 및 바깥쪽에 압박을 가하면서 발허리발가락관절을 관절운동시킨다.

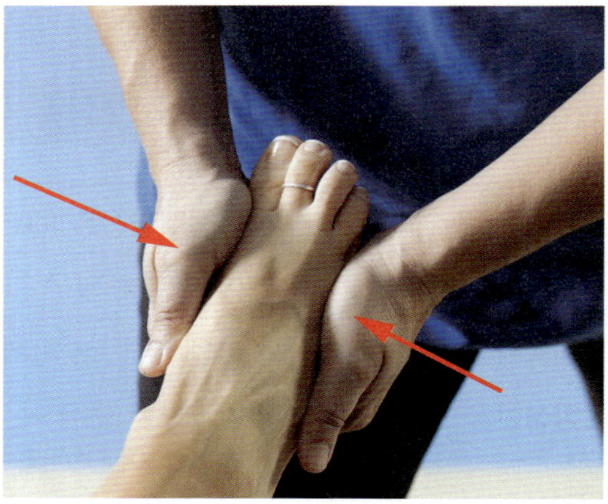

가자미근 길이 평가

목적	• 가자미근의 과긴장을 평가한다.
클라이언트	• 앉은 상태에서 무릎을 테이블 끝에서 구부린 자세
치료사	• 테이블 끝에 서서, 한 손으로 발꿈치뼈를 잡은 자세 • 다른 한손은 발허리뼈와 함께 바깥쪽 발바닥 표면을 잡아서 안정화시킨다.
양성반응	• 발등굽힘 동작이 20° 까지 진행되지 못할 시, 가자미근의 수축을 의미한다.

과정 (Procedure)

- 치료사가 발등굽힘으로 발을 움직이면서 발꿈치뼈를 아래쪽으로 견인한다.
- 클라이언트의 발을 안정화시킨 손으로 발이 엎침 또는 뒤침되지 않게끔 한다.
- 20°로 발등굽힘이 가능해야 한다.

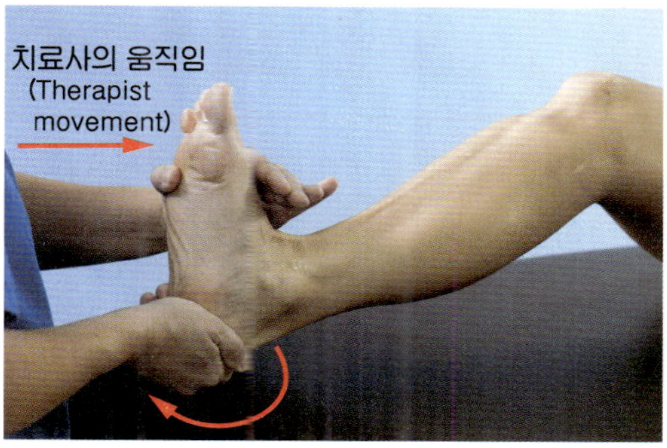

가자미근 근력 평가

목적	• 가자미근의 근력을 평가한다.
클라이언트	• 엎드려 누워서 진단하고자 하는 무릎을 90°로 구부린 자세
치료사	• 테이블 끝에 선 자세
양성반응	• 발바닥굽힘 동작 시, 발목을 유지할 수 없는 것은 가자미근 근력 저하를 나타낸다.

과정 (Procedure)

- 진단하고자 하는 다리의 발목에 발바닥굽힘 동작을 취한다.
- 클라이언트가 이 자세를 유지하게끔 한다.
- 치료사가 발바닥 표면에 압을 가한다.

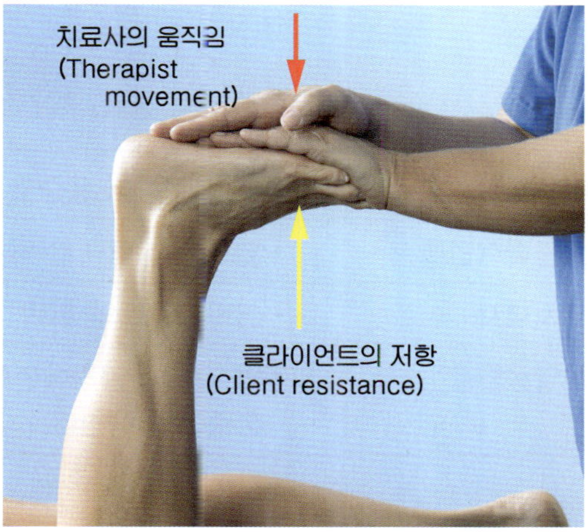

톰슨 검사 (Thompson test)

목적	• 발꿈치힘줄의 안정성을 평가한다.
클라이언트	• 엎드린 자세
치료사	• 클라이언트의 하퇴 근처 측면에 선 자세
양성반응	• 양성증상: 발꿈치힘줄 파열 가능성으로 인하여, 발바닥굽힘 동작이 진행되지 않는다.

과정 (Procedure)

- 치료사가 하퇴의 종아리 근육 움켜쥐고 근육힘줄이음부 근처를 부드럽게 움켜잡는다.

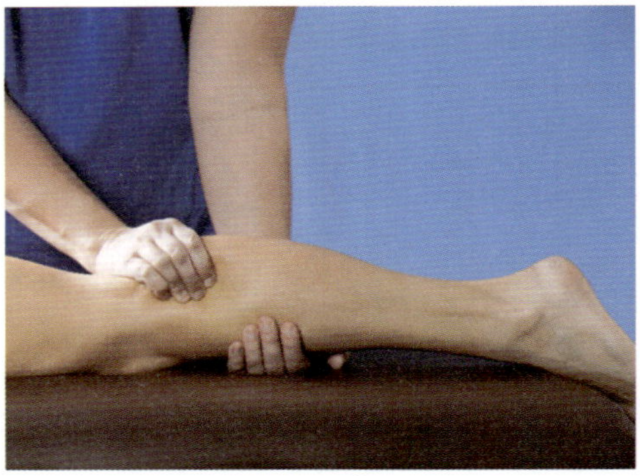

뒤정강근 압박

목적	• 후방 정강이 통증을 평가한다.
클라이언트	• 엎드린 상태에서 약간 엉덩이를 구부리고 무릎을 90° 로 구부린 자세
치료사	• 클라이언트의 하퇴 앞 부근의 측면에 선 자세
양성반응	• 양성증상: 클라이언트가 불편함을 호소하면서 하퇴의 후방 부위에 통증이 발생한다.

과정 (Procedure)

- 치료사가 양손으로 하퇴의 전방 부위를 움켜잡는다.
- 손가락으로 발꿈치뼈의 후방/안쪽 가장자리를 따라서 위치한 연부 조직에 압을 가한다.

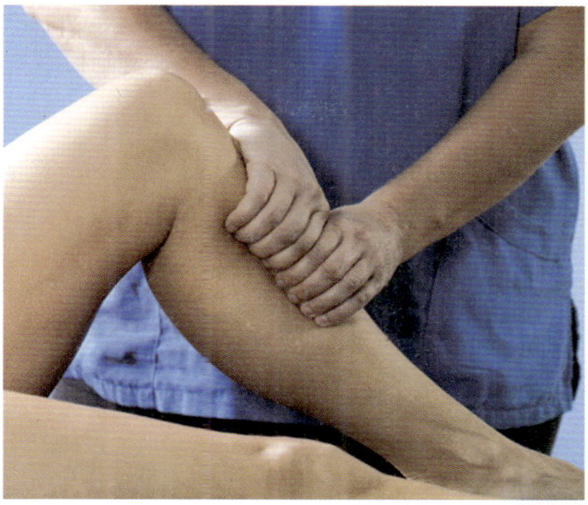

티넬징후 (Tinel' s sign)

목적	• 발목근증후군을 평가한다.
클라이언트	• 지지하고자 하는 다리로 앉은 자세
치료사	• 클라이언트의 앞에 선 자세
양성반응	• 양성증상: 저린 증상, 감각이상, 통증, 둔감각

과정 (Procedure)

- 발목을 발등굽힘 및 엎침 상태로 만든다.
- 치료사가 손가락으로 안쪽 복사뼈 먼쪽을 두드린다.

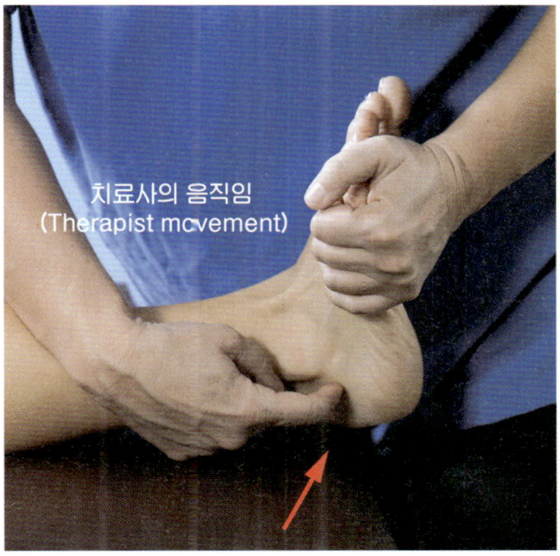

평가차트 (Assessment Charts)

진단 결과에 해당하는 기호나 약어에 동그라미를 친다.
↑ = 증가; ↓ = 감소; L = 경증; M = 중등도; S = 중증; WNL = 정상; + = 양성, − = 음성.

AROM: 체중을 견디는 동작

동작 / 방향		ROM 결과						통증 정도		
발등굽힘	R / L	↓	↑	L	M	S	WNL	L	M	S
뒤침	R / L	↓	↑	L	M	S	WNL	L	M	S
엎침	R / L	↓	↑	L	M	S	WNL	L	M	S

AROM: 체중이 가해지지 않는 동작

동작 / 방향		ROM 결과						통증 정도		
발바닥굽힘	R / L	↓	↑	L	M	S	WNL	L	M	S
발등굽힘	R / L	↓	↑	L	M	S	WNL	L	M	S
뒤침	R / L	↓	↑	L	M	S	WNL	L	M	S
엎침	R / L	↓	↑	L	M	S	WNL	L	M	S

PROM

동작 / 방향		ROM 결과						통증 정도		
발바닥굽힘	R / L	↓	↑	L	M	S	WNL	L	M	S
발등굽힘	R / L	↓	↑	L	M	S	WNL	L	M	S
뒤침	R / L	↓	↑	L	M	S	WNL	L	M	S
엎침	R / L	↓	↑	L	M	S	WNL	L	M	S

MRT		
동작 / 방향	근력 결과	통증 정도
발바닥굽힘　R / L	↓　↑　L　M　S　WNL	L　M　S
발등굽힘　R / L	↓　↑　L　M　S　WNL	L　M　S
엎침　R / L	↓　↑　L　M　S　WNL	L　M　S
뒤침　R / L	↓　↑　L　M　S　WNL	L　M　S

특수검사		
진단법	검사/ROM 결과	통증/무감각도
전방전위검사	R / L　+ / −	L　M　S
발꿈치종아리 스트레스 검사	R / L　+ / −	L　M　S
세모인대 압박	R / L　+ / −	L　M　S
호만징후	R / L　+ / −	L　M　S
몰턴 신경종	R / L　+ / −	L　M　S
톰슨 검사	R / L　+ / −	L　M　S
뒤정강근 압박	R / L　+ / −	L　M　S
티넬징후 (Tinel's sign)	R / L　+ / −	L　M　S

진단법	ROM 결과	근력 / 통증
장딴지근 길이	R / L　↓　↑	L　↓↑ M　S
장딴지근 근력	R / L　↓　↑	L　↓↑ M　S
가자미근 길이	R / L　↓　↑	L　↓↑ M　S
가자미근 근력	R / L　↓　↑	L　↓↑ M　S

제 8 장

치료 (Treatment)

일반 치료 가이드라인 (General Treatment Guidelines)

가이드라인 제안	설명
• 클라이언트의 건강병력에 대한 완벽한 이해를 한다.	• 클라이언트와의 면담 • ICAMP 및 OPQRST 사용
• ROM, 육안평가, 촉진 및 특정 평가법의 결과를 문서로 기록한다.	• 문서로 기록하지 않는 것은 그 사실이 없음이나 다름이 없다. • 문서 기록은 치료사, 클라이언트, 그리고 다른 전문가들에게 도움이 된다.
• 치료에 앞서 신체 전체를 준비운동시킨다.	• 더 깊은 치료를 진행하기 전에 해당 부위를 준비시킨다. • 클라이언트가 치료사의 터치에 적응할 수 있는 시간을 준다. • 클라이언트의 불편함을 감소시킨다.
• 균형을 발생하기 위한 과긴장을 치료한다.	• 상호억제와 함께 작용하게 된다.
• 적절하다면 근육 전체를 치료한다.	• 부속부위 및 해당 전체 부위
• 깊은 보완 에플루라지 (effleurage)를 통해 치료를 적용한 전체 부위에 홍조를 발생시킨다.	• 클라이언트가 완벽한 감각을 느낄 수 있게끔 한다. • 마사지로 인한 쓰라림을 예방 또는 조절한다.
• 치료를 적용한 부위를 늘어나게 한다.	• 조직을 정상적인 탄력 상태로 회복시킨다. • 마음-신체 간의 연결상태 회복을 돕는다. • 치료 효과가 더 오래 지속되게끔 한다.
• 오진 vs. 과잉진료 • 과도하게 활성화된 조직의 증세가 나타나지 않도록 주의한다.	• 해당 부위의 유연함 증가 • 염증 증가 • ROM 감소 • 클라이언트가 세션 중 이완상태를 할 수 없게 만든다.

• 홈케어 제안
  • 스트레칭
  • 하이드로치료
  • 라이프스타일 변화
  • 권장사항 기재
	• 스트레칭: 클라이언트에게 직접 시연한다.
	• 클라이언트가 시연한 동작을 따라하게끔 한다.
	• 지시사항을 서면으로 기재하여 전달한다: 방법, 시간, 빈도

치료 접목하기 (Putting it All together)

- 클라이언트의 건강병력에서부터 치료사는 마사지를 하기에 적절한지를 판단한다.
- 클라이언트의 부상 병력 정보를 통해서 다음 사항을 판단한다:
  - 클라이언트에게 마사지가 지시된 것인지의 여부
  - 부상의 심각도
  - 연관된 신체골격
  - 클라이언트의 치유단계 상태

치유의 3단계 (Three Stages of Healing)

부상으로부터의 치유는 세가지 뚜렷한 단계로 구분되며, 각각의 단계는 각자의 뚜렷한 징후 및 증상, 치료 목표, 권장 테크닉을 가지고 있다. 3단계는 다음과 같다.

1단계: 급성 (염증)

1 단계 : 징후 및 증상

- ROM 초기에서의 통증
- 부종, 발적, 열 발생
- 기능 손실
- 통증 분산. 움직이지 않는 통증. 동작 시 발생하는 통증

치료 목표	권장 테크닉
• 통증 한계 범위 내에서 가능한 ROM을 유지한다. • 연관된 뼈대의 기능을 유지한다. • 염증을 조절한다. • 통증을 조절한다. • 부종을 조절/경감한다. • 통증을 경감한다. • 부상 부위의 순환을 향상시킨다.	• 20분 가량 얼음찜질을 하여서 부종 및 통증을 감소시킨다. • 림프도수마사지 및 림프 키네시오 테이프 (kinesio-tape) • 가능하다면, 압박 (compression) 적용 • 부상 부위의 휴식 및 들어올리기 • 수동 포지셔닝 테크닉 • 통증 한계 범위 내에서 PROM 및 AROM • 연관된 뼈대의 기능을 유지하기 위한 마사지 • 에너지 테크닉

2단계: 아급성 (치유)

2 단계 : 징후 및 증상

- PROM 근처 또는 말기에서의 통증
- 1단계 징후 및 증상 감소
- 동작 시 통증 증가

치료 목표	권장 테크닉
• 치유 속도를 높인다: 조직이 스트레스를 받은 부위를 따라서 형성된다. • 유착력을 예방한다. • 순환을 향상시킨다. • 콜라겐 생성을 강화한다. • 통증, 염증, 경련, 출혈을 감소시킨다. • 통증이 없는 ROM을 높인다. • 2차 부종을 예방한다. • 통증유발점과 압통점이 감소한다. • 부상 부위의 침체된 조직의 순환을 향상시킨다. • 적절한 조직 배열을 향상시킨다.	• 20분 가량 얼음찜질을 하여서 부종 및 통증을 감소시킨다. • 림프도수마사지 및 림프 키네시오 테이프 (kinesio-tape) • 10분 가량 콜드 컴프레션 (cold compression)을 적용하여서 신경활동을 감소시켜 통증을 감소시킨다. • 혈관 플러시 (vascular flush)를 냉기와 열기를 3:1 비율로 하여 적용한다. (C-H-C) • PROM 및 수동 포지셔닝 테크닉 • 상호억제 테크닉 • 부드러운 근에너지 테크닉 • 상처 조직 및 유착 부위에 교차방향으로 마찰하기 • 조직 이완: 정지상태의 스트레칭, 근에너지 테크닉 (MET), 보완 에플루라지 • 키네시오테이프로 지지력을 높이고, 과긴장 및 통증을 낮춘다.

3단계: 만성 (성숙)

3 단계 : 징후 및 증상

- PROM과 함께 스트레칭 시 통증, 특정 움직임 시 통증
- 유착 & 과도한 움직임으로 인한 통증
- 근력 및 기능이 완벽하게 회복되지 않는다.
- 이 단계의 기간이 지속되면서 치유 과정이 느려진다.

치료 목표	권장 테크닉
• 조직이 구성되면서 정상적인 상태로 회복된다. • 치료로 인하여 약간의 시간동안 아급성 단계가 될 수 있다. • 근력은 이 단계에서 첫번째 목표가 아니다. 치유가 적절히 진행될 때까지 기다려서 조직이 근력이 강화에 준비할 수 있게끔 한다. • 통증이 없는 ROM을 증가시킨다. • 부상당한 조직의 기능을 증가시킨다. • 부상당한 조직의 가동성 및 근력을 증가시킨다. • 연관된 뼈대의 근력을 유지한다.	• 하이드로치료: 적용 시 20분 이상 열기를 가하지 않도록 한다. • 얼음 (한랭운동): 얼음컵 마사지를 치료 전에 적용한다. 프릭션 테크닉 전에 적용해서 조직의 감각을 둔화시켜서 통증을 감소시킬 수 있다. • 교차성 프릭션으로 잘 치유되지 않은 조직을 파괴한다. • 도수 저항 운동으로 조직을 강화한다. • 통증유발점 치료 • 스트립핑(stripping) 및 모든 프릭션(마찰법) • 핀 (pin)과 스트레칭 • 클라이언트의 적극적인 참여 • AROM과 PROM • 키네시오 테이프로 지지력을 높이고 부상 조직의 과긴장 및 통증을 낮춘다.

기본 스트로크 (Basic Strokes)

에플루라지 (effleurage) / 글라이딩 (gliding)

글라이딩 스트로크로 손 전체와 클라이언트의 신체 윤곽을 따라서 접촉하게 된다.

효과	권장 적용법
• 체액을 이동시킨다. • 국부적인 순환을 강화한다. • 웰빙에 대한 감각을 형성하고 근육을 이완시킨다. • 표면적인 열을 발생시킨다. • 표면 조직 및 근육을 압박, 스트레칭, 확장시킨다. • 통증을 경감시킨다.	• 터치 적용 • 연결 스트로크 (connecting stroke) • 플러싱 스트로크 (flushing stroke) • 조직 평가 • 윤활제 적용 • 부상 부위와 근접한 곳에 림프 도수 마사지 적용

프릭션 (friction; 마찰) 테크닉

근막 표면에서 기저부위까지 꾹 누르는 테크닉

서술	효과

• 조직을 압축하고 스트레칭 시킨다.
• 신체 저항 범위에 도달할 때까지 근막 표면에서 기저부위까지 압박을 가한다.
• 스트레칭되고 이완될 때까지 기다린다.
• 스트레칭 방향, 십자방향, 세로방향 또는 근육 섬유 운동방향을 조합시킨 방향
• 주먹, 손바닥, 손 깍지, 엄지손가락
• 국지 부위 또는 넓은 부위에 적용한다.
	• 근육을 스트레칭 하고 넓힌다.
	• 근막 제한을 낮춘다.
	• 다음을 향상시킨다.
	  • 콜라겐 섬유 재구축
	  • 전반적인 근육 유연성
	  • 비만세포의 히스타민 분비
	  • 국소적인 충혈
	  • 국소적인 체액흐름

원형 프릭션

근막 표면을 기저 부위 방향으로 고정시키고 둥글게 돌림한다.

효과	권장 적용법
• 근섬유를 직접적으로 스트레칭 하고 넓힌다. • 근막 표면을 기저 부위에서 분리시킨다.	• 과긴장 조직을 스트레칭 하고 넓히기 위해 적용한다. • 피부를 피하조직에서 분리하기 위해 적용한다. • 촉진 및 평가방법으로부터 활용한다.

허혈성/고정 압박, 직접 압박

근막 표면에서 조직 내 더 깊은 방향으로 고정하면서 조직을 압박하고, 이완될 때까지 기다린다(손가락, 손가락 관절 또는 팔꿈치 이용).

효과	권장 적용법

• 일시적인 국소 빈혈을 일으킨다. 조직 내 체액을 없앤다.
• 간접적인 동맥성 출혈: 깨끗한 혈액을 해당 부위에 유입시킨다.
• 통증, 경련을 낮춘다. 진통 주기
• 기계적으로 근절을 분리시킨다.
	• 다음 증상에 적용한다.
	  • 과긴장 조직
	  • 통증유발점
	  • 지압점
	  • 반사점

열발생 프릭션 (Heat-Producing Friction)

근막 압박 및 근막 표면을 거칠게 문질러서 열을 발생시킨다. 손의 척골 부위나 손바닥을 이용해서 열을 발생시킨다.

효과	권장 적용법
• 국소부위에 직접적으로 열을 발생시킨다. • 열 발생으로 인하여 국소부위에 혈관이 확장된다.	• 더 강도있는 치료를 적용하기 전에 해당부위를 웜업시킨다. • 국부적인 순환을 활성화한다. • 근육을 이완시키는데 적용한다.

세로방향 프릭션 (Longitudinal Friction)

저항 범위에 도달할 때까지 조직을 압박하여서, 근막의 섬유 방향을 기준으로 근막을 앞뒤로 움직인다.

효과	권장 적용법
• 근섬유를 직접적으로 분리시킨다. • 섬유 배열을 독려한다. • 교차 프릭션 테크닉보다 클라이언트에게 불편함을 덜 전달한다.	• 근섬유 방향으로 적용한다. • 랜드마크 부위 사이 • 근건접합

가로방향/교차방향/수평방향 프릭션 (Transverse/Cross-Fiber/Horizontal Friction)

저항 범위에 도달할 때까지 조직을 압박하여서, 근막의 섬유 방향을 기준으로 근막을 앞뒤 수직 방향으로만 움직이며, 이때 한 방향으로만 움직이도록 한다.

서술	권장 적용법
• 치료 부위를 약간 스트레칭 시킨다. • 손가락이나 엄지손가락을 사용한다. • 저항범위에 도달할 때까지 조직을 압박한다. 피부 위에 슬라이딩 하지 않으면서 타겟 조직에 한 방향으로만 적용한다. • 로션을 사용하지 않거나 거의 사용하지 않은 상태로 적용한다. • 치료 부위에 접촉한다. • 한 방향으로만 움직이면서, 도구를 약간 들어올려서 처음 시작점으로 돌아온다.	• 근건접합 및 근육힘줄이음부 부위에 적용한다. • 상처조직이 부적절하게 회복되었을 때 적용한다. • 콜라겐 생성을 강화할 때 적용한다. • 조직을 이완하기 위하여 골지힘줄 반응을 활성화한다.

패트리사지 (petrissage)/니딩 (kneading)

리프팅, 분리, 니딩 동작이다. 근막 표면이 기저 뼈대에서 당겨지고, 한 손 또는 양손으로 움켜쥐기, 들어올리기, 쥐어짜기 동작을 적용하게 된다.

효과	권장 적용법
• 부종을 완화시킨다. • 조직을 스트레칭, 확장, 이완시킨다. • 근경직 및 근육통을 예방한다. • 피부를 재활성화시킨다. • 근위축을 낮춘다. • 근육탄성을 높인다. • 복부의 소화 및 배출 기능을 향상시킨다.	• 전반적 및 특정 부위의 온기를 부여한다. • 유착부위를 파괴한다. • 조직을 이완 및 연화시킨다. • 조직 내 공간을 넓힌다. • 더 강한 치료에 준비한다. • 피부 및 근육 탄성을 향상시킨다. • 영양교환 기능을 높인다.

스킨 롤링 (Skin Rolling)

엄지손가락, 검지손가락, 중지손가락 사이로 조직을 움켜쥔다. 부드럽게 조직을 위로 당기면서 원하는 부위를 가로지르며 롤링한다.

효과	권장 적용법
• 근막 표면 및 심부 뼈대 간의 표면 유착을 파괴한다. • 포착된 신경말단을 풀어준다. • 순환을 향상시킨다. • 조직의 유연성 및 운동성을 향상시킨다. • 통증을 경감시킨다.	• 통증유발점 치료 적용 전에 활용한다. • 상처조직 및 유착을 감소시키기 위하여 적용한다. • 유착된 모세혈관 또는 신경말단을 풀어준다.

스트립핑 (Stripping)

조직을 기저뼈대 방향으로 압박하면서 뼈대를 고정하고, 한 손가락 누르기를 적용하여 조직의 저항력과 함께 조직을 따라서 글라이딩 한다.

효과	권장 적용법
• 근섬유를 분리한다. • 근섬유를 팽창시킨다. • 조직 내 충혈을 향상시킨다. • 조직의 유연성을 향상시킨다. • 통증유발점을 치료하기 위하여 스트로크를 더 짧게 한다.	• 유착된 근육 및 근막 • 과긴장 조직 • 허혈성 조직 • 부동선 조직 • 통증 유발점 • 근막 유착

타포트먼트 (Tapotement) / 퍼큐전 (Percussion)

조직의 리드미컬한 퍼큐전.

효과	권장 적용법
• 기계적으로 폐나 부비강 내의 점액을 연화시킨다. • 신경조직의 자극을 강화한다. • 활기를 부여하면서, 클라이언트를 깨운다. • 근육의 견인 및 반사적인 휴식을 발생시킨다.	• 근육탄성을 강화한다. • 호흡/부비강 울혈을 감소시킨다. • 생식기관/소화기관/비뇨기관을 반사적으로 활성화시킨다. (짧은 시간 동안 넙다리뼈에 적용하였을 경으) • 반사적인 휴식 효과를 발생시킨다. (긴 시간 동안 가볍게 적용하였을 경우)

바이브레이션 (Vibration)/조스틀링 (Jostling)

조직을 리드미컬하게 빠른 세기로 흔든다. 손가락 끝이나 손으로 적용한다.
균일하거나, 거칠거나, 흔드는 듯한 동작이다. 바이브레이션은 팔다리에 견인을 하거나 하지 않으면서 적용할 수 있다. 또한 터치로 변환하거나 도입할 때 적용하는 테크닉이기도 하다.

효과	권장 적용법
• 국부적인 순환 강화 • 근육의 관절수용기를 활성화시킨다. • 견인이 끝났을 때, 관절 내 윤활액을 재분비하게 된다. • 관절에 적용하였을 때, 윤활액의 기능이 활성화된다. • 국부적인 부비강 울혈이 감소된다. • 통증이 경감된다.	• 전반적인 휴식효과가 향상된다. • 긴장이 감소된다. • 표면 조직 이완이 활성화된다. • ROM이 증가된다. • 표면조직이 이완된다. • 근긴장이 감소한다. • 국부적인 세포 영양공급이 국소적인 순환 향상으로 인하여 활성화된다. • 부비강에 적용하였을 경우, 울혈 완화에 도움이 된다.

기본 하이드로치료 치료 가이드라인

하이드로치료는 치료 효과를 높이며, 클라이언트가 치료사를 다시 찾을 때까지 클라이언트의 불편함을 감소시킬 수 있는 홈케어로 권장할 수 있다.

하이드로치료 치료목표
• 염증 감소
• 신경학적 활동 감소
• 강도 높은 치료 또는 한랭운동에 앞서 조직의 감각 둔화
• 콜라겐 생성 강화
• 침체된 조직에 플러싱 (flushing) 강화

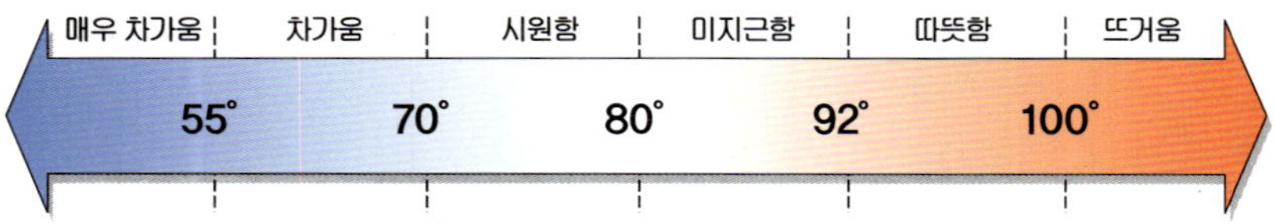

혈관 플러시 (vascular flushing) 시의 적용방법

혈관 플러시: 냉기 및 열기 적용 (Vascular Flush: Cold and Heat Application)

- 혈관 펌프 작용을 형성한다.
- 부종을 제거한다.
- 국부적인 순환을 활발하게 한다.
- 조직 내 정체 현상을 낮춘다.
- 면역반응을 활성화한다.
- 아급성 또는 만성 단계에서 적용된다.

열기와 냉기의 적용방법

열기	냉기
• 만성적인 발병상태 • 만성적인 (성숙한) 치유단계 • 혈관 플러싱 시 • 콜라겐 유연화 시 • 경련 및 과긴장 완화 시 • 더 강도높은 치료를 적용하기 전 • 통증유발점 치료 이후 • 병리학적 조직 평가 시 (건강한 조직은 이완되면서, 병리학적 조직 자체가 나타남.)	• 급성 단계 • 출혈 시 • 염증 완화 시 • 통증 경감 시 • 신경학적 활동 속도를 늦출 시 • 프릭션 치료 전 조직을 둔감하게 할 시 • 동작 전 조직을 둔감하게 할 시 • 경련 이후

일반적인 심리적 효과

열기	냉기
증가: • 국부적인 조직 내 혈액흐름 및 신진대사 • 국부적인 혈관 확정 • 피부 내 림프 및 혈액 순환 • 국부적인 표면조직의 온도 • 콜라겐과 연결조직의 유연성 • 부종 발생 (이미 발생한 상태일 경우) • 백혈구 수치가 올라가면서 치유속도가 올라가는 대사율 • 발한을 통한 노폐물 배출 **감소:** • 통증 (마취효과) • 근경련, 경련 가능성	**증가:** • 혈관 수축 • 마취효과 **감소:** • 국부 조직 대사율 • 국부 조직의 혈액흐름 (초기) • 신경전도 속도 • 스트레칭 반사 • 부종 • 림프 및 혈관 도수

열기와 냉기에 대한 일반적인 금기증

열기	냉기
• 급성 염증 • 화상, 찢어지거나 자극받은 피부 • 최근에 발생한 출혈 또는 출혈의 가능성이 있는 조직 • 높은 체온 (열) • 피부 감각 감소	• 동상, 레이노병 • 냉기에 민감할 시, 냉기를 견딜 수 없을 시 • 신경이 표면에 있는 부위 • 찢어진 피부, 화상

주의: 열기나 냉기를 적용할 때, 피부 위에 수건을 두어서 피부가 화상을 입지 않게끔 한다. 또한 클라이언트와의 소통을 통해, 클라이언트가 온도를 견딜 수 있는지를 개별적으로 확인하고, 특히 클라이언트의 연령이 높을 경우, 이를 꼭 시행하도록 한다.

급성 단계에서의 하이드로치료 적용

급성 단계에서의 하이드로치료의 목표(Hydrotherapy Goals for Acute Stage)

- 염증 및 통증 감소
- 교차 프릭션 전의 감각둔화 (필요한만큼 반복해서 적용)
- 한랭운동 전 해당부위 감각둔화 (AROM, PROM)

도구	방법	적용법	효과 및 적용 상황
• 얼음팩, 냉주머니	• 젤형 얼음팩 • 냉동야채 주머니 • 콘 시럽을 담은 지퍼로 잠겨진 주머니; 시럽이 얼었을 경우 사용	• 20분 이하로 적용 • 클라이언트의 피부와 아이스팩 사이에 항상 타월을 위치	• 염증 감소 • 통증 감소 • 신경학적 활동 감소 • 경련 감소
• 얼음목욕	• 차가운 물과 얼음 조작을 채운 대야	• 8-10분 이하 입욕 • 2-5분 대야에서 신체를 뺀 후, 다시 재 입욕, 이를 20분 가량 반복	• 통증 감소, 혈관 반응으로 인한 순환 증가 • 치료 후 통증있는 팔에 효과적
• 콜드 콤프레스	• 얼음물에 담근 해진 천을 피부에 부착	• 5-8분 가량 적용하거나 컴프레스의 온도가 체온과 같아질 때까지 적용	• 신경기관 진정 • 신경학적 활동 감소 • 통증 감소
• 얼음 마사지	• 물로 채운 종이 컵을 알림 • 적용 전 컵 아랫 부분을 찢어냄	• 작은 부위에 적용 • 작은 원을 그리면서 적용하며, 계속하서 얼음을 움직인다	• 통증있는 ROM을 적용하기 전에 관절을 둔감하기 위하여 사용 • 프릭션 테크닉 전 감각둔화

아급성 단계에서의 하이드로치료 적용

아급성 단계에서의 하이드로치료의 목표 (Hydrotherapy Goals for Sub-Acute Stage)

- 세포노폐물 제거
- 순환을 활성화하여 치유속도 강화
- 통증 감소
- ROM을 증가할 시, 윤활액 분비 작용 강화
- 콜라겐 생성 강화 (열기 적용 시)

적용도구	적용법	효과 및 적용 상황
• 혈관 플러시 • 클라이언트에게 냉기 및 열기 적용 • 선택에 따라 얼음팩 사용 • 찜질팩 사용 • 클라이언트와 열패드 또는 얼음팩 사이에 항상 타월 위치	• 20분 가량 머리찜질용 열팩과 아이스팩을 번갈아서 적용 • 3:1 비율로 적용: 3분가량 냉기 적용, 1분가량 열기 적용; 항상 마무리는 냉기를 적용	• 순환을 활성화하여 새로운 조직액이 부상조직에 유입되게끔 함. • 정체된 조직 및 세포노폐물 감소 • 통증 감소 • ROM 증가
• 급성단계에서 적용/권장	• 급성단계에서의 하이드로치료 참고	• 급성단계에서의 하이드로치료 참고

만성 단계에서의 하이드로치료 적용

만성 단계에서의 하이드로치료의 목표 (Hydrotherapy Goals for Chronic Stage)

- 통증 감소
- 순환 증가 (국소 충혈)
- 콜라겐 생성 증가
- 과긴장 감소
- 정체된 조직액 제거
- 더 깊은 조직 부위 (근육근막, 심부조직, 통증유발점)를 준비시킴

적용도구	적용법	효과 및 적용 상황
• 혈관 플러시 • 냉기와 열기를 클라이언트에게 적용 • 선택에 따라 얼음팩 사용 • 찜질팩 사용	• 20분 가량 머리찜질용 열팩과 아이스팩을 번갈아서 적용 • 3:1 비율로 적용: 3분가량 냉기 적용, 1분가량 열기 적용; 항상 마무리는 냉기를 적용	• 순환을 활성화하여 새로운 조직액이 부상조직에 유입되게끔 함. • 정체된 조직 및 세포노폐물 감소 • 통증 감소 • ROM 증가
• 따뜻한 물로 적셔진 해진 천 • 젖은 천과 피부 사이에 타월 위치	• 해진 천이 상온 온도가 될 때까지 상태 유지	• 해진 천의 열기가 히팅 패드보다 피부 깊숙이 침투됨 • 열기의 효과 증가
• 열 패드	• 1회 적용 시, 20분 이하로 적용	• 클라이언트가 쉽게 구입 및 사용할 수 있음
• 찜질팩 • 적용 전 찜질팩을 타월로 감쌈 • 열기를 적용할 부위에 타월을 위치시킴 • 찜질팩 적용 • 클라이언트에게 찜질팩 온도를 확인하고, 필요 시 추가 타월 적용 • 클라이언트가 찜질팩 위에 눕지않게끔 함	• 해당 부위에 최대 20분까지 적용 • 항상 클라이언트와 온도를 확인하도록 주의	• 건조한 열기보다 더 깊게 침투 • 모든 치료 목표가 성취됨
• 파라핀 찜질 • 신체 부위에 뜨거운 파라핀 적용	• 파라핀에 7-10분 가량 깨끗하게 씻은 손이나 발을 담금 • 뜨거운 파라핀을 7-10 코팅 적용하기 위하여 브러시를 사용할 수 있음 • 타월보다는 비닐로 감쌈 • 파라핀 온도가 상온과 같아졌을 때 파라핀 제거 • 사용한 파라핀을 재사용하지 않도록 함	• 파라핀 쉘이 왁스를 형성하여 조직 내 열기를 유지함으로써, 열기가 더 깊이 침투 • 힘줄병리, 관절염에 걸린 관절, 통증유발점, 통증있는 관절에 적용

통증의 원천 (Source of Pain)

유행성 통증 (조직)

유행성 통증은 조직 손상으로 인한 것으로 날카로운 통증, 둔한 통증 또는 쑤시는 통증 등으로 설명된다. 이 통증은 다음과 같은 두 개의 카테고리로 분류된다.

체성통	내장통
• 피부, 근육, 관절, 뼈, 힘줄에서 발생 • 손상된 조직 및 염증에서 절개 또는 좌상으로 인함 • 저산소증을 야기하는 산소 부족으로 인함 (허혈성 통증) • 국부적인 찌르는듯한 통증으로 설명됨 • 해당 부위를 움직이거나 촉진할 때 발생	• 조직 내에서 발생 • 다음과 같은 조직의 기능장애로 인하여 발생하는 경향이 있음: • 어깨뼈 부위의 통증은 쓸개질환으로 인해 발생할 수 있음 • 등 하부의 통증은 신장기능장애로 인하여 발생할 수 있음 • 염증 및 국소빈혈로 인하여 발생 • 모호하면서도 깊은 통증으로 묘사되거나 때때로 쥐어짜는 듯한 통증으로 설명됨 • 신경통로에 따라 발생하지 않는 연관통증을 발생시킴

비유행성 통증

통증은 말초신경계 (PNS)와 중추신경계 (CNS) 내 신경세포 기능장애로 인하여 발생한다.

원인	신경세포 기능장애 징후
• 신경 퇴행, 신경포착, 또는 신경압박 • 국소빈혈 • 질환: 다발성경화증 또는 뇌출혈 • 염증: 원반 병변 • 염증: 대상포진	• 과민감성 (접촉, 진동, 냉기 & 열기) • 저림, 감각이상, 감각약화 • 날카로운 통증, 찌르는 듯한 통증, 찌릿찌릿한 통증 또는 타는 듯한 통증 • 가려움증

교감신경 통증

원인	신경세포 기능장애 징후
• 교감신경조직의 과운동성 • 골절 및 팔과 다리의 연부조직 부상 후 나타나는 대표적인 증상	• 부상당한 부위 주변 및 팔다리 말단의 피부에서 과민감성이 나타남

발생할 수 있는 이차적 문제 (Secondary Problems that can Occur)

- 소모성, 관절구축
- 통증으로 인한 운동 부족으로 인하여 골다공증
- 신경병증, 신경통 또는 말초신경염

병리학 및 기본적인 치료 제안 (Pathologies and Basic Treatments Suggestions)

윤활낭염

설명	대표적인 발생부위
• 윤활주머니의 염증 • 윤활기능 손실 • 동작 시 자극 증가 • 경직된 부위는 크기 증가로 인하여 더 많은 마찰 발생 • 윤활주머니가 모래같이 거칠어짐	• 어깨, 팔꿈치, 엉덩이, 무릎, 발목

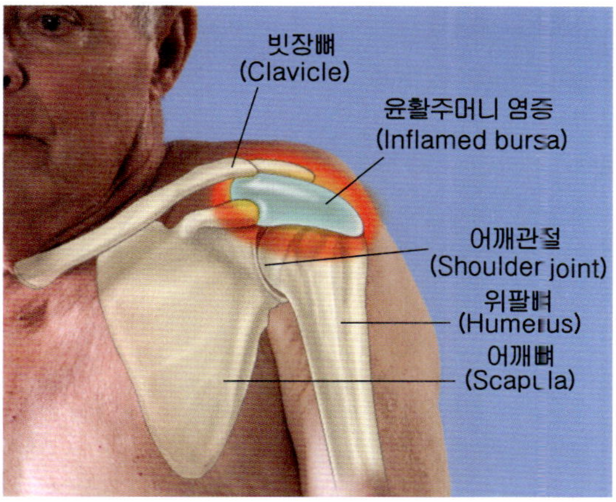

원인	징후 및 증상
• 과도한 사용 • 반복적인 동작 • 압박의 지속 또는 과도한 압박 • 잘못된 자세 또는 해부학적 비정상성 • 외상 • 칼슘축적 및 인접한 힘줄 또는 인대의 유착으로 윤활주머니의 활동을 저해하여 염증을 발생 • 전신병: 류마티즘 관절염	• 남용에 대한 장기간 또는 단기간 병력 • 특정 부위의 통증 • 촉진 시 날카로운 국부 통증 • AROM, PROM 시 발생하는 통증 • 하나의 특정 움직임으로 인하여 뚜렷하게 발생하는 통증 • 부상 부위에 부어오름, 홍조, 열 발생이 뚜렷하게 보임 • MRT는 일반적으로 통증을 발생시키지 않으나, 저항 시 점차적으로 MRT 강도를 높이면서 통증이 발생할 수 있음

가이드라인, 주의사항, 목표	테크닉

• 클라이언트에게 휴식을 취하며 해당 부위를 보호하게끔 한다.
• 치료 목표 및 테크닉을 치유단계에 따라 수정한다.
• 급성염증이 발생한 윤활주머니 부위를 강하게 활성화시키지 않도록 한다.
• 주변 조직을 다음을 위하여 치료한다:
  • 경련, 과긴장 또는 제한 감소
  • 통증유발점 연관 통증 감소
  • 신체가 효과적으로 중력에 대응할 수 있는 자세로 회복
  • 윤활낭염에 이차적인 제한 또는 보호성 경련 감소
• 윤활낭 내의 칼슘축적은 마사지에 대한 국소적인 금기증이다.
• 급성염증이 발생한 윤활주머니에는 열기를 적용하지 않도록 한다.
	• 하이드로치료 (하이드로치료 부분 참고)
	• 수동 포지셔닝 테크닉
	• 통증유발점 치료
	• 근에너지 테크닉
	• 통증 범위 내 PROM 및 AROM
	• 연관뼈대에 마사지 적용
	• 윤활주머니에 키네시오테이프 적용

좌상 (Sprains)

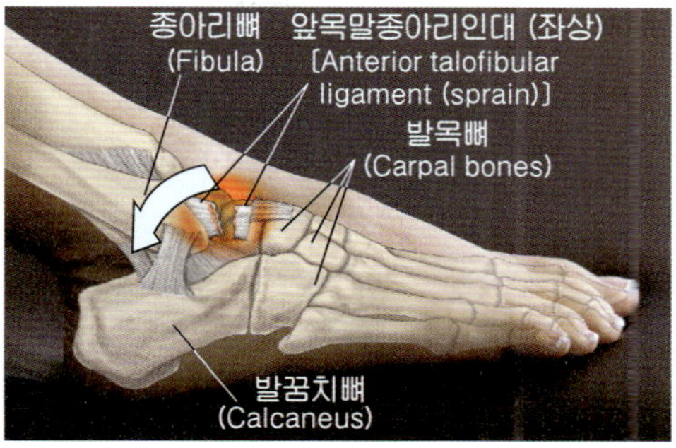

설명	대표적인 발생부위
• 정상적인 인대 허용 범위를 넘어서서 인대가 팽창된 상태	• 발목, 무릎, 손가락, 목뼈 부위

원인	징후 및 증상
• 예상하지 못한 뒤틀림 • 외상 • 자동차 사고 • 낙상	• 통증 • 붓기, 열 발생, 발적 • 멍 • 관절을 움직일 수 없음 • 부상 발생 시, 튀어오르는 듯하거나 찢어지는 듯한 감각

가이드라인, 주의사항, 목표	테크닉

• MRICE
  • 움직임 (Movement)
  • 휴식 (Rest)
  • 얼음찜질 (Ice)
  • 해당 부위 압박 (Compression)
  • 들어올리기 (Elevation)
• 치유단계에 따라 치료한다.
• 3급 (Grade III)은 일차진료 (PCP)를 받아야 한다.
	• 하이드로치료 (하이드로치료 부분 참고)
	• 수동 포지셔닝 테크닉
	• 림프 도수마사지
	• 키네시오테이프
	• 치유단계에 따른 프릭션 테크닉
	• 한랭운동
	• 치유단계에 따른 MRT
	• 치유단계에 따른 MET

좌상 (Strains)

설명	대표적인 발생부위
• 힘줄 또는 근육조직의 부상 또는 찢어짐	• 샅부위, 햄스트링, 목뼈부위, 팔꿈치, 돌림근띠

원인	징후 및 증상
• 근육 또는 힘줄이 정상 허용력을 넘어서서 팽창되었을 때 • 근육이 동시에 반대 동작을 강제로 진행하였을 때	• 부상의 심각도에 따라 다양함 • 붓기 • 통증 • 멍이 발생할 수 있음 • 동작 손실 • 클라이언트가 근육을 움직일 수 없음 (3급 열상) • 박리 시, 불룩해진 조직 (힘줄이 뼈에서 완전히 찢어졌을 때, 예. 장딴지근 또는 위팔두갈래근)

가이드라인, 주의사항, 목표	테크닉
• 치유단계에 따라 치료한다. • 3급 (Grade III)은 일차진료 (PCP)를 받아야 한다.	• 하이드로치료 (하이드로치료 부분 참고) • 수동 포지셔닝 테크닉 • 림프 도수마사지 • 키네시오테이프 • 치유단계에 따른 프릭션 테크닉 • 한랭운동 • 치유단계에 따른 MRT • 치유단계에 따른 MET

손상의 심각도

1급 (Grade I)	• 경증의 근육섬유손상 발생, 2–3주 내에 치유
2급 (Grade II)	• 근육섬유에 더 심각한 손상 발생, 3–6주 내에 치유
3급 (Grade III)	• 심각한 부상, 근육이 완전히 파열되었을 수 있음 (박리); 주로 수술치료가 필요함; 최대 3개월 치유기간 소요

힘줄병리 (Tendinosis)

설명	대표적인 발생부위
• 콜라겐 섬유가 보통 때보다 더 많이 이병화된 만성상태 • 적절하게 치유되지 않은 약간의 부상이 서서히 축적된 상태 • 힘줄이 추후 부상에 대한 대응력이 약하게 된다.	• 팔꿈치, 손목, 겅덩이, 돌림근개, 발바닥근막

원인	징후 및 증상
• 잘못된 생체역학 • 조직의 만성적이면서 반복적인 과적 • 잘못된 치유반응 • 정상적인 병렬형 번들 섬유뼈대의 기능저해를 받음 • 신규 치유단계에서 잘못 배열된 섬유뼈대 및 콜라겐 회복 및 콜라겐 퇴행 증상이 나타남 • 타입 III에서 타입 I 콜라겐 생성 시, 비정상적인 이동이 발생하여 더 약한 뼈대를 형성함.	• 깊게 타는 듯한 통증, 쏘는 듯한 통증, 촉진 시 조직의 유연함 • 염증에 대한 홍조 반응이 나타나지 않음 • 남용에 대한 병력 • 점진적인 진행

가이드라인, 주의사항, 목표	테크닉

• 치료 목표는 통증 감소 및 콜라겐 생성, 근력, 운동성 강화를 포함해야만 한다.
• 동작을 저해하는 유착 및 잘못 치유된 상처조직을 파괴한다.
• 상처조직의 재배열을 활성화한다.
• 부상 부위의 추가적인 손상을 예방한다.
• 부상 부위의 보상패턴을 나타낸다.
• 지나친 휴식은 치유를 저해한다.
• 교차 프릭션의 적용 시, 과도한 치료에 대한 증상은 다음과 같다:
  • 통증 증가
  • 치료 후 ROM 감소
  • 염증반응 증가
	• 교차 프릭션 적용 전, 얼음을 해당 부위에 3–5분 가량 적용하여 감각을 둔화시킨다.
	• 교차 프릭션
	• 20–30초 간격으로 적용하면서 최대 2–3분까지 또는 클라이언트가 견딜 수 있을 때까지 적용한다.
	• 상처조직을 재배열하고 콜라겐 생성을 증가시킨다.
	• 피부 롤링으로 유착 및 신경포착을 감소시킨다.
	• ROM으로 새로운 상처조직을 스트레스에 따라 배열하면서 운동성을 증가시킨다.
	• MRT: 해당 부위의 빌드업 (build–up) 강화
	• MET 정적 수축 및 등장성 수축
	• 연관뼈대를 치료한다.
	• 키네시오테이프로 치유력을 강화하고, 통증을 경감하며 자세의 균형을 형성한다.

힘줄염 (Tendonitis)

설명	대표적인 발생부위
• 힘줄 또는 말이집의 염증 증상	• 팔꿈치, 손목, 엉덩이, 돌림근개, 발바닥근막

원인	징후 및 증상
• 과도한 사용 • 잘못된 자세 • 구조적 비정상 • 새로운 활동 시작 • 치유반응 저하 • 혈액공급 저하 • 힘줄의 부상 및 손상에 가장 취약한 대표적인 부위: 분기점 부위 • 조직 치유를 위한 영양공급 저해	• 힘줄에 직접적인 통증 • 동작 시 발생하는 통증 • 염증에 대한 홍조 반응 • 열 발생 • 홍조 • 붓기 • 통증 • 기능 손실

가이드라인, 주의사항, 목표	테크닉
• 치유단계에 따라 치료한다. • 힘줄에 대한 오진 vs. 과잉진료 • 힘줄에 치료하기 전, 과긴장 근육을 풀어준다.	• 하이드로치료 (하이드로치료 부분 참고) • 치유단계에 대한 부분 참고 • 키네시오테이프 • ROM • 교차 프릭션 • 수동 포지셔닝 테크닉 • 통증유발점 치료 • 영향을 받은 조직의 스트립핑 (stripping)

기타 대표적인 병리학적 증상 (Other Common Pathological Conditions)

유착성관절주머니염 (오십견)

정의	증상
• 오목위팔관절 관절 및 관절주머니의 염증 • 관절주머니의 흉터, 농집, 위축을 발생시킨다. • 관절주머니가 자체적 및 연관뼈대에 유착되어서 정상적인 오목위팔관절의 움직임을 저해한다. • 병인은 알려져있지 않으며, 예상회복기간은 1–2년이다. • 이 질환이 완치되는 경우는 매우 드물다.	• 점진적 증상 형태로 나타난다. • 팔을 벌림, 가쪽돌림, 또는 정상적인 굽힘을 할 수 없다. • 매우 통증이 심하며, 어깨 관절의 상태에 따라 움직임이 제한된다. • 아플리 긁기, 어깨위팔리듬 평가, 어깨 벌림에 대한 양성검사이다.

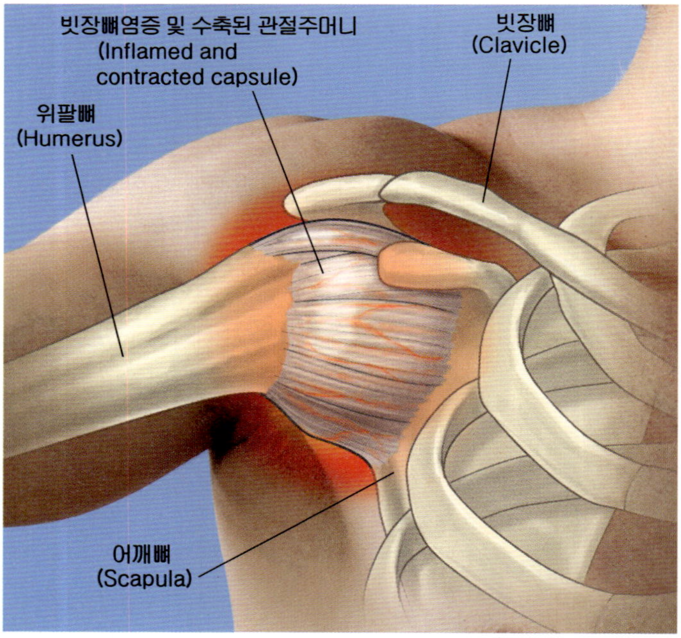

앞목갈비근증후군

정의	증상
• 말초신경압박 상태 • 팔신경얼기의 앞목갈비근과 중간목갈비근 사이에 포착되게 된다.	• 증상은 개별적으로 다르다. • 대표적인 증상으로는 날카롭게 찌르는 듯한 통증이 5번째 손가락과 4번째 손가락에서 발생하게 된다. • 클라이언트는 자신경 통로를 따라 발생하는 신경뿌리통증을 겪는다. • 정중신경이 포착된다. • 클라이언트는 또한 혈관압박으로 인하여 온도 변화를 겪거나 열기 또는 냉기에 민감해질 수 있다. • 애드손 징후 (Adson's sign), 알렌 검사, 앞목갈비근 이완 평가, 또는 목갈비근 조임 검사의 양성이 될 수 있다.

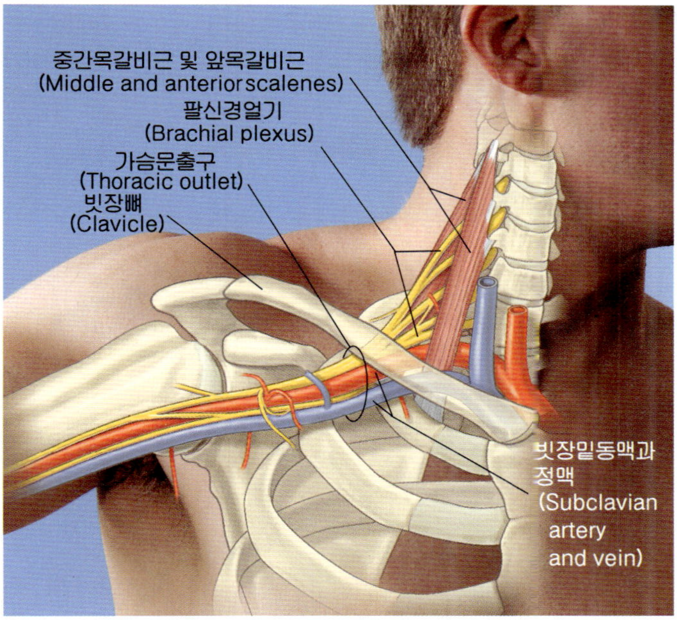

손목근증후근

정의	증상
• 말초신경압박 증후군의 한 종류 • 손목의 내측신경이 압박된 상태 • 붓기, 뼈의 과도한 성장, 또는 유착을 발생시킬 수 있다. • 목 또는 팔꿈치의 압박이 치료되어야 한다.	• 증상으로는 손목 및 손 (엄지손가락, 검지손가락, 가운데손가락)의 날카롭고 찌르는 듯한 통증, 감각둔화, 저림 등이 있다. • 손의 근력약화 및 야간통 • 이 상태는 티넬징후 및 팔렌검사의 양성 지시증이다.

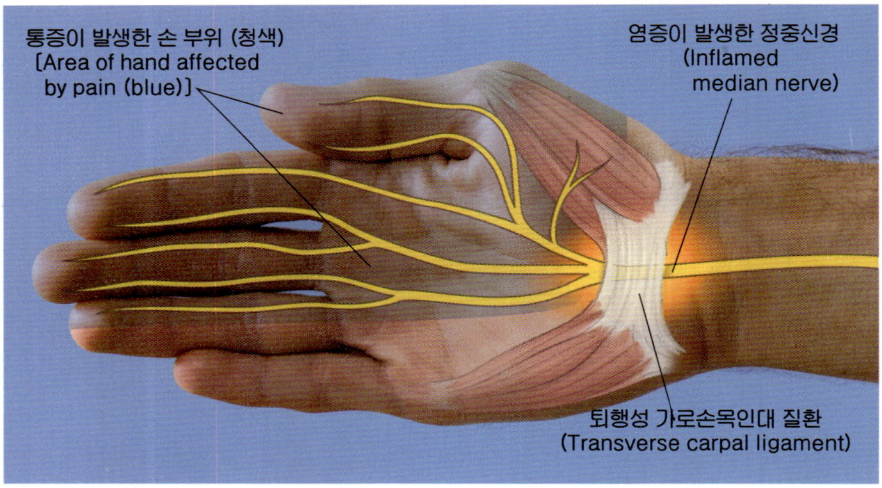

가로손목인대

정의	증상
• 나이, 탈수, 비만, 흡연, 사고로 인하여 척추사이디스크가 파괴된 상태 • 디스크가 압박이 되고 속질핵이 섬유테로 헤르니아되면서 관절내 장애라 불리는 증상이 나타나고, 때때로 관절외 장애라 불리는 완전한 헤르니아 상태가 진행된다. • 관절외 장애는 속질핵이 섬유테에서 확장되어서 척추공간으로 흡수되면서, 신경압박의 가능성이 발생할 때 나타난다.	• 날카롭게 찌르는 듯한 통증 • 감각둔화 또는 저림 • 운동반응의 손실 • 시간이 지나면서, 근육이 위축된다. • 일부 사람들의 경우, 등 아래의 통증이 동작으로 인하여 다소 감소되기도 한다.

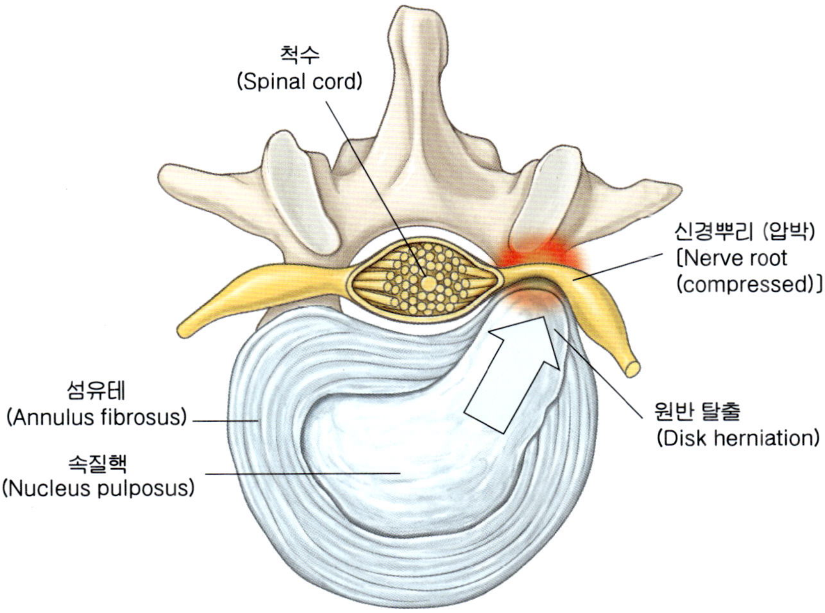

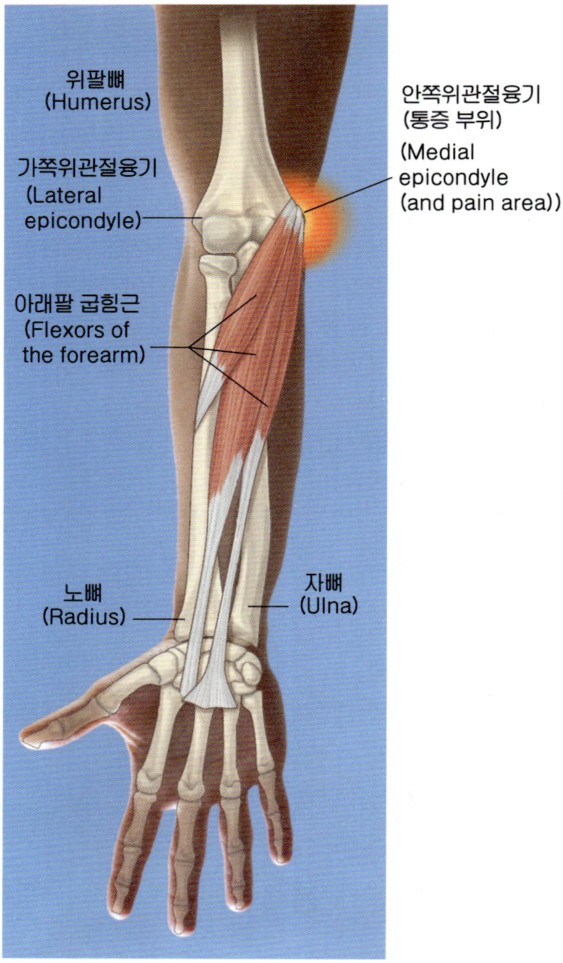

골퍼스 엘보 (Golfer's Elbow; 안쪽위관절융기염)

정의	증상
• 위팔뼈 안쪽위관절융기에 위치한 아래팔굽힘근의 힘줄염이나 힘줄병리	• 아래팔굽힘근의 MRT가 병변 부위의 통증을 끌어낸다.

신경뿌리압박

정의	증상
• 신경뿌리에 위치한 신경의 압박 또는 포착 예: • 원반 탈출 • 협착 • 뼈가시	• 날카롭게 찌르는 듯한 신경뿌리통증; 감각둔화; 저림; 영향을 받은 부위에 근력저하가 나타날 수 있다.

골관절염 (OA) (퇴행성 관절염)

정의	증상
• OA는 관절연골이 마모 및 분열된 상태이다. • OA가 진행되면서, 연골이 마모되고 뼈와 뼈끼리 마찰되면서 뼈가 과도하게 성장하게 된다. • 관절주변의 힘줄 및 근육이 이완되고 약해진다.	• 운동 후에 관절 깊숙한 곳에 통증이 증가한다. • 휴식 후에는 통증이 완화된다. • OA가 진행되면서 휴식을 취할 때도 통증이 발생한다. • 일반적인 증상은 관절운동 시, 골마찰음 및 가는듯한 소리이다. • 클라이언트가 습한 날씨에 통증이 증가함을 호소한다. • 관절 부종, 제한된 움직임, 촉진 시 통증과 함께 나타날 수 있다. • 관절운동 부족은 근력 약화를 야기할 수 있다.

무릎넙다리통증 증후군

정의	증상
• 일반적으로 모호한 징후 및 증상을 나타내는 무릎의 기능장애 • 무릎관절 및 무릎관절 주변의 통증을 발생시키는 동작의 여러 기능장애 패턴으로 발생한다. • 통증은 무릎힘줄의 힘줄병리 또는 힘줄염, 연골의 마모 또는 손상 (연골연화증), 자기수용부족 인한 부적절한 무릎뼈 주행, 목갈비근 및 안쪽넓은근의 기능장애로 인하여 발생한다.	• 무릎뼈 아래 무릎, 또는 무릎 주변의 통증 • 관절 내 염발음 • 등반하거나 계단을 내려갈 때 통증 발생 • 점프 및 무릎을 깊게 구부릴 때 발생하는 통증 • 클라크징후, 맥코넬 무릎뼈 주행, MRT의 양성반응

작은가슴근 증후군

정의	증상
• 말초신경압박 • 갈비뼈과 작은가슴근 사이의 팔신경얼기 포착	• 증상은 개별적으로 다르다. • 대표적인 증상으로는 날카롭게 찌르는 듯한 통증이 5번째 손가락과 4번째 손가락에서 발생하게 된다. • 클라이언트는 자신경 통로를 따라 발생하는 신경뿌리통증을 겪는다. • 정중신경이 포착된다. • 클라이언트는 또한 혈관압박으로 인하여 온도 변화를 겪거나 열기 또는 냉기에 민감해질 수 있다. • 라이트 벌림의 양성반응, 작은가슴근 길이 평가의 양성반응이 함께 나타난다.

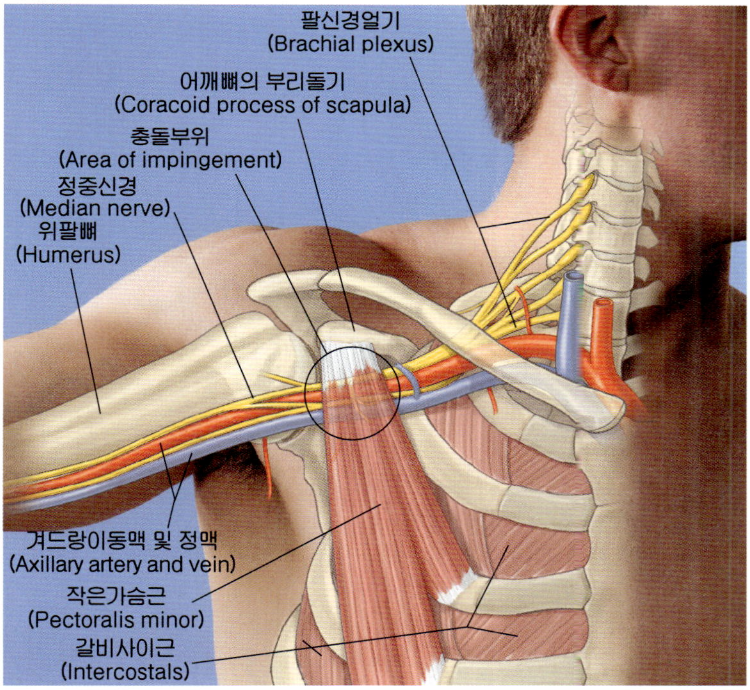

말초신경 압박

정의	증상
• 말초신경압박은 말초신경이 압박되거나 제대로 기능하지 못하는 여러 종류의 증상을 설명할 때 광범위하게 사용되는 용어이다.	• 날카롭고 찌르는 듯한 통증, 감각둔화, 저림, 기능저하 등의 증상으로 나타날 수 있다. • 예: • 손목굴증후군 • 원엎침근증후군 • 궁둥구멍근증후군

발바닥근막염

정의	증상
• 발바닥근막의 통증을 동반한 퇴행성 질환 • 발바닥근막의 일반적인 염증상태이다. • 그러나, 이 증상은 염증 상태가 아니며, 힘줄병리의 한 형태라고 증명되고 있다.	• 발꿈치뼈 및 발바닥근막의 통증 • 오랫동안 앉아있거나 아침에 처음으로 걸으려고 할 때 통증이 일반적으로 발생한다.

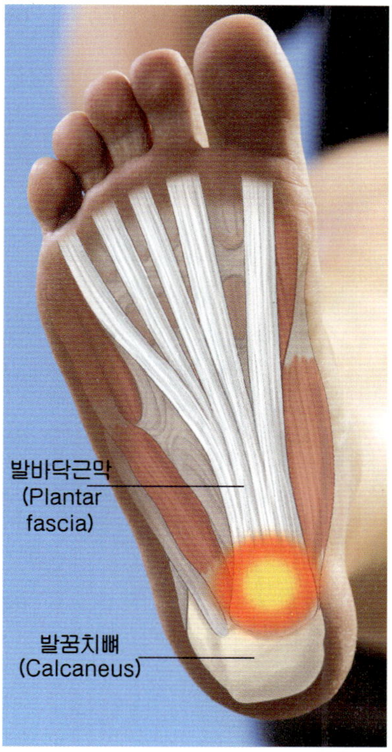

원엎침근 증후군

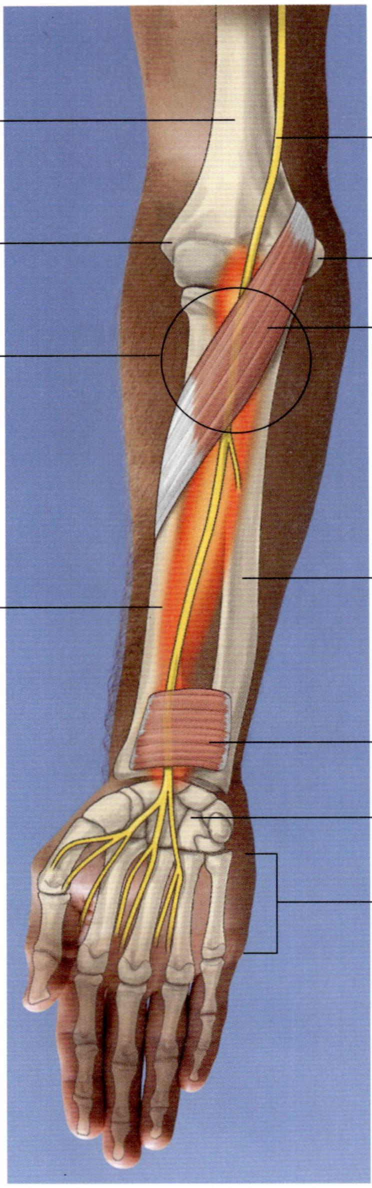
위팔뼈
(Humerus)
정중신경
(Median nerve)
가쪽위관절융기
(Lateral
epicondyle)
안쪽위관절융기
(Medial epicondyle)
원엎침근
(Pronator teres)
원엎침근증후군이
발생하는 부위
(Area of pronator
teres syndrome)
자뼈
(Ulna)
노뼈
(Radius)
네모엎침근
(Pronator quadratus)
손목뼈
(Carpals)
손허리뼈
(Metacarpals)

정의	증상
• 말초신경압박 • 정중신경이 원엎침근으로 인하여 팔꿈치에서 압박을 받는다.	• 손목과 손의 통증, 감각둔화, 찌르는 듯한 통증 등 손목굴증후군을 동반한 손과 엄지손가락의 근력저하로 나타날 수 있다. • 야간통과는 무관하다. • 이 증상은 원엎침근 평가의 양성반응이다.

궁둥신경통 (Sciatica)

정의	증상
• 궁둥신경의 신경뿌리 포착을 동반한 상태 • 이 포착은 연부조직 또는 뼈의 과도한 성장으로 발생할 수 있다.	• 찌르는 듯한 날카로운 통증이 다리 후면을 따라 발생할 수 있다. • 궁둥신경 통로를 따라 통증이 발생한다. • 감각둔화, 저림, 무거움이 한쪽 또는 양쪽다리에서 발생할 수 있다. • 움직이면서 통증이 나아진다.

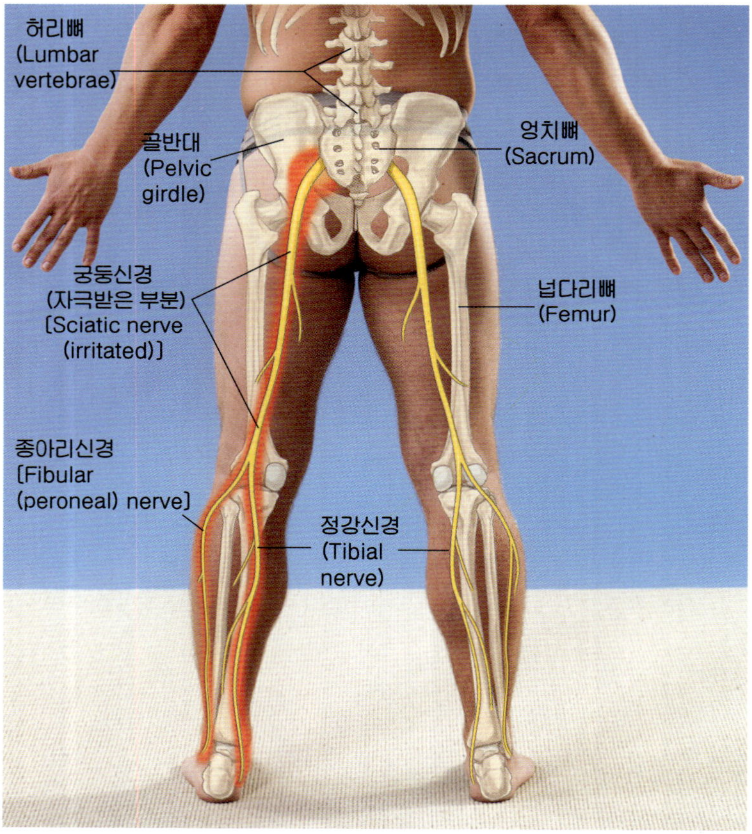

거짓궁둥신경통 (궁둥구멍근 증후군)

정의	증상
• 말초신경압박 상태 • 궁둥구멍근의 과긴장이 궁둥신경을 압박하여 여러 증상을 발생시킨다.	• 날카롭게 찌르는 듯한 통증이 궁둥신경통로를 따라 다리 후면 아래 방향으로 발생한다. • 주로 움직이면서 통증이 악화된다. • 육안검사로 병변이 발생한 엉덩이가 가쪽돌림된 상태를 확인할 수 있다. • 궁둥구멍근증후군 평가 및 궁둥구멍근길이 평가의 양성반응이 주로 이 증상이다.

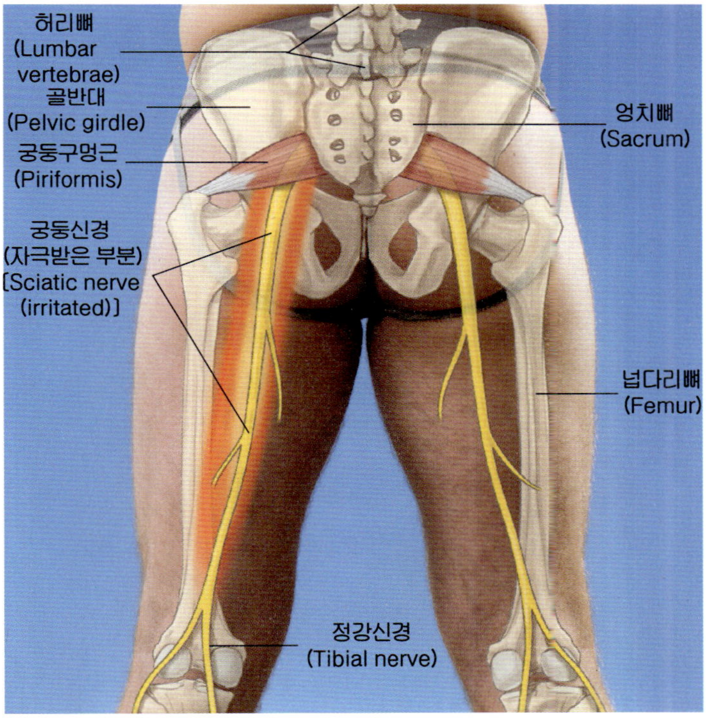

어깨 가시위근 충돌

정의	증상

• 위팔뼈머리와 봉우리돌기 사이의 공간이 감소한다.
• 가시위근 힘줄이 충돌한다.
• 발병원인:
  • 상부교차증후군
  • 견봉아치 아래의 부종
  • 봉우리돌기의 비정상
  • 어깨를 안정화시키는 조직의 기능저하
  • 어깨세모근, 위팔두갈래근, 가시위근의 과긴장
  • 가시위근의 약화 또는 찢어짐
  • 위등세모근 및 어깨세모근의 과도한 자극
	• 상부 외측 어깨의 통증
	• AROM 및 PROM의 굽힘와 어깨 벌림 시 통증이 발생한다.
	• 코트를 입거나 등 뒤에 손을 닿게하는데 어려움이 있다.
	• 육안검사로 어깨가 다른 쪽 어깨보다 높음을 확인할 수 있다.
	• 빈 깡통 비우기 검사, 니어검사, 또는 호킨스/케네디 검사의 양성반응이 해당된다. MRT는 가시위근 근력약화를 나타내기도 한다.

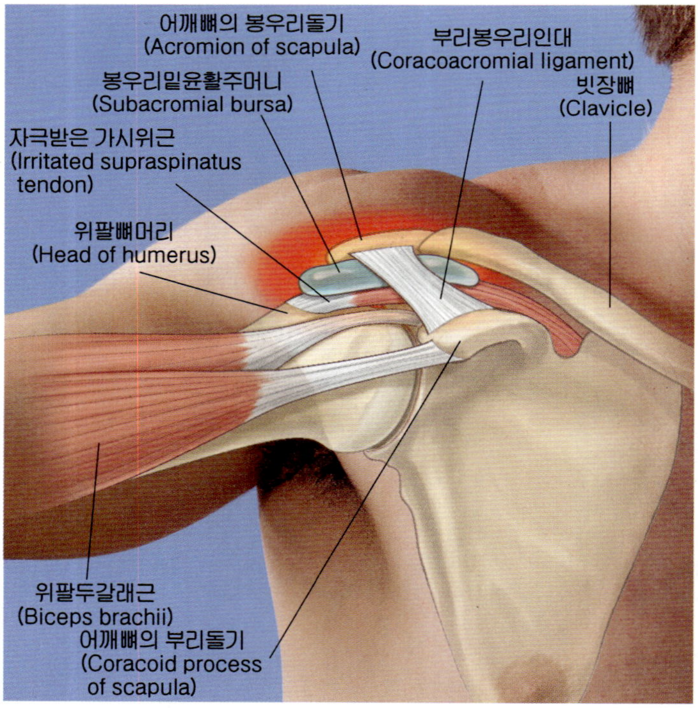

척주관 협착증

정의	증상
• 뼈가 과도하게 성장하거나 비정상적인 연부조직 성장으로 척주관이 축소된다.	• 발병 부위에 따라 증상이 다르다. • 일반적인 증상: 날카롭고 찌르는듯한 통증; 감각이상; 그리고/또는 저린 증상 • 질환이 진행되면서 근력저하를 발생시킨다.

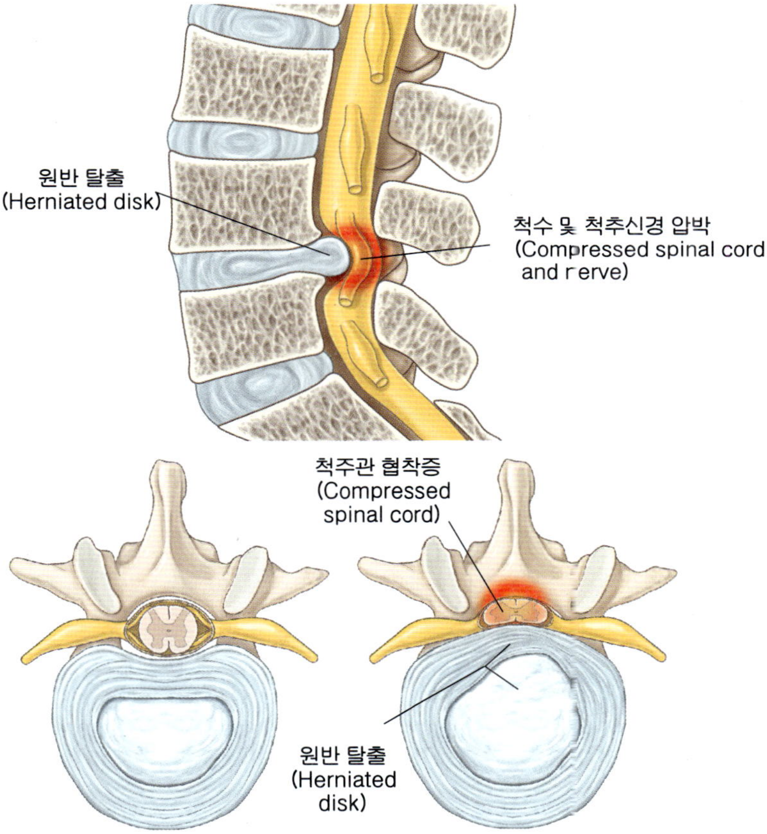

정상 상태　　척수 압박

척추전방전위증 (퇴행성관절염 질환)

정의	증상
• **퇴행성 척추전방전위증:** 관절의 퇴행이 척추뼈가 다른 척추뼈보다 앞으로 움직이게끔 한다. • **협부형 척추전방전위증:** 척추뼈가 척추 내 골절로 전방으로 움직인다.	• 과도한 뼈 성장이 대표적이다. • 척추 그리고/또는 신경뿌리와 추간관절의 압박 • 방사형 신경통증, 추간관절의 날카로운 통증, 다리의 근력저하 등의 증상을 포함한다.

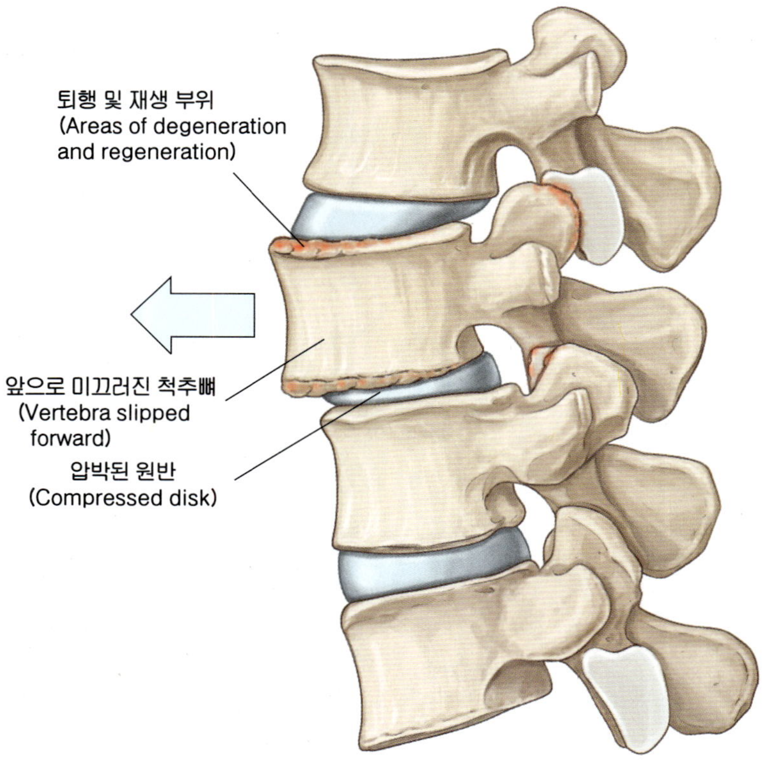

척추증

정의	증상
• 척추 부위 내 퇴행성관절질환의 형태 • 척추뼈의 윤활관절 조직의 손상 • 뼈와 뼈가 접촉되면서, 뼈가 과도하게 성장하여 신경을 압박할 수 있고, 이로 인해 신경뿌리통증이 발생하게 된다.	• 증상은 척추증이 발생한 부위와 그 심각도에 따라 다르다. • 증상의 심각도는 모호한 통증에서부터 중증의 통증까지 광범위하다. • 근력 약화 및 근경직 심화가 발생할 수 있다. • 목뼈 부위에 이 질환이 발생했다면 경추부압박으로 인한 증상이 발생할 수 있다. • 목뼈 전인으로 증상을 완화할 수 있다. • SLR 검사 및 허리 부위의 발살바조작에 대한 양성반응이다.

테니스엘보우 (tennis elbow; 외측상과염)

정의	증상
• 위팔뼈의 위팔뼈가쪽위관절융기에 위치한 팔뚝부위의 폄근에서 발병한 힘줄염 또는 힘줄병리	• 힘줄염 또는 힘줄병리 참고

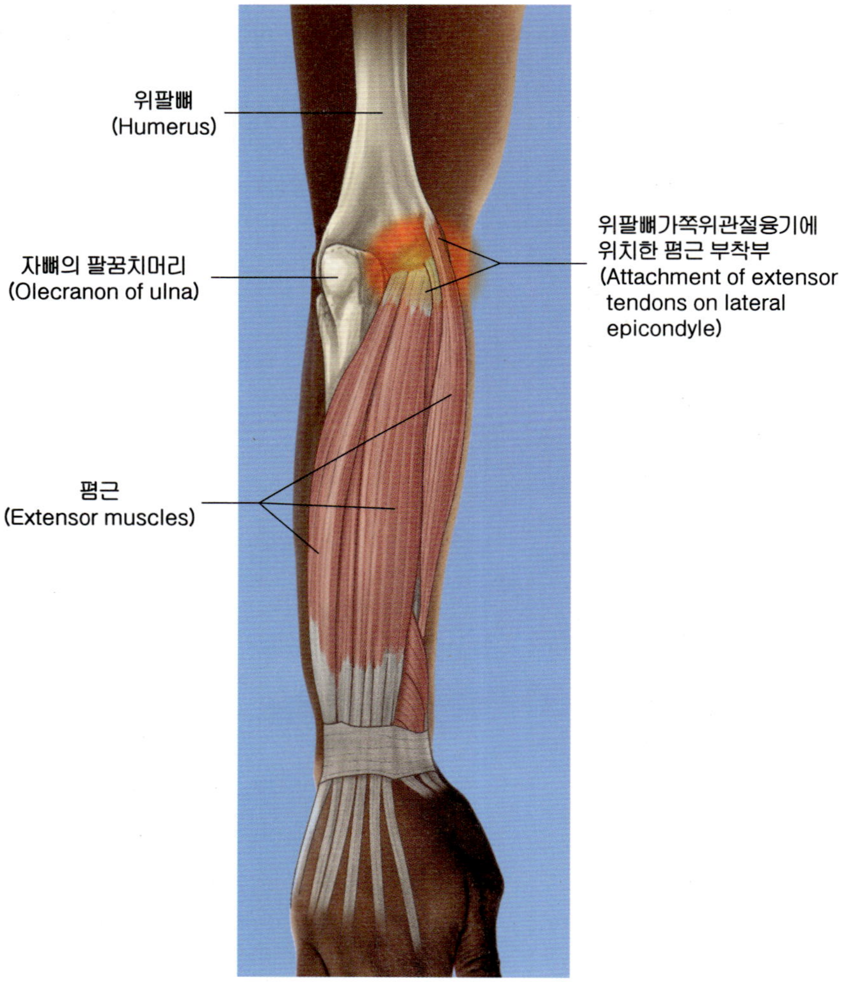

통증유발점 (Trigger Point)

정의	증상
• 압박되었을 때 통증과 연관된 조직의 과잉자극감수성 부위 • 잠복기: 병변 부위 및 통증유발점 연관 부위를 촉진하였을 시 통증이 발생하는 조직 부위 • 활성기: 연관 부위 내에서 활발하게 연관 통증이 발생하는 조직 부위 • 해당 부위를 압박하였을 때, 병변 부위가 유연해지면서 연관통증 증상이 증가한다.	• 증상은 강도와 연관 부위에 따라 개별적으로 각각 다르다. • 일반적인 증상: 휴식을 취할 때에도 통증이 발생하며, 움직일 때 통증이 급격히 고조된다. • 경직도가 높아지고 ROM이 감소한다. • 신경뿌리통증이 일반적이며, 이 통증은 신경통로를 따라 발생하지 않는다. • 통증유발점 평가에 대한 양성반응이 해당된다.

채찍질 손상 증후군 (Whiplash syndrome)

정의	증상
• 목을 휘젓듯이 폄 및 굽힘 할 때 발생하는 좌상 또는 좌상 • 추돌사고 후 발생할 수 있는 대표적인 증상이다. • 목뼈 부위에 과도한 폄 및 굽힘이 되면서 인대, 관절, 근육, 힘줄 부상이 대표적이다.	• 사고의 심각도에 따른 충격 강도에 따라 증상이 다르다. • 목과 어깨 근육의 부어오름 및 근경련 • 연관통증, 목 통증, 등 상부 및 하부 통증, 턱 통증, 두통, 턱관절 기능장애를 야기하는 통증유발점의 활성화 • 뇌진탕 및 시각장애는 일반적인 이 질환 증상이 아니다. • 매우 심각한 경우, 골절 및 원반 탈출증이 발생할 수 있다. • 증상은 사고가 발생한 후 최대 3주에 걸쳐서 나타난다.

수집 정보	평가 효과
• 금기증: 마사지가 안전하지 않은 상태 • 부상의 심각도 • 부상의 종류 • 주의 부위 • 치료 집중 부위: 근육이나 근육군의 치료가 필요한 부위	• 클라이언트의 회복속도 강화 • 서면 비용효율성 유지: 치료사가 더 빠르게 문제 부위를 찾아낼 수 있다. • 치료사가 치료하기에 더 용이하다. • 치료를 시작할 부위에 대한 정보를 얻는다. • 치유 단계에 따라 어떤 테크닉을 사용할지에 대한 정보를 얻는다. • 추후 진행할 수 있는 연구 프로젝트에 대한 문서정보를 기록한다. • 치료과정을 확인한다.

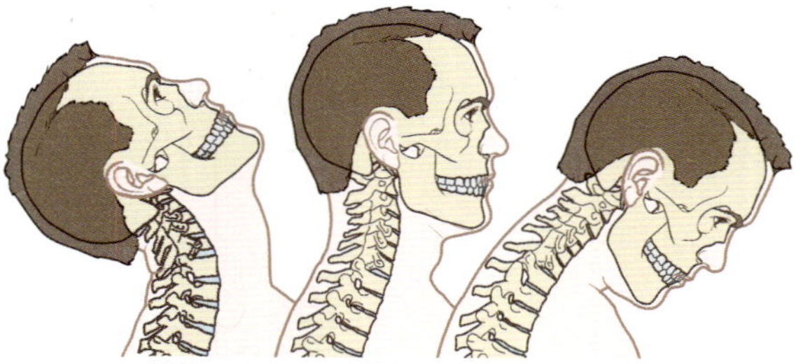

젖힘 (Hyperextension) 정상 (Normal) 과굴곡 (Hyperflexion)

찾아보기
(Index)

【ㅂ】

【ㅅ】

【ㅈ】

【ㅊ】

【ㅋ】

【ㅌ】

【ㅍ】

【ㅎ】